眼科疑难病拾零

主　编　张士元　张中宇

天津出版传媒集团

天津科技翻译出版有限公司

图书在版编目（CIP）数据

眼科疑难病拾零 / 张士元, 张中宇主编. —天津:
天津科技翻译出版有限公司, 2023.6
　　ISBN 978-7-5433-4340-5

　　Ⅰ. ①眼… Ⅱ. ①张… ②张… Ⅲ. ①眼病—病案
Ⅳ. ①R77

中国国家版本馆 CIP 数据核字 (2023) 第 055598 号

眼科疑难病拾零

YanKe YiNanBing ShiLing

出　　　版：天津科技翻译出版有限公司
出 版 人：刘子媛
地　　　址：天津市南开区白堤路 244 号
邮政编码：300192
电　　　话：(022) 87894896
传　　　真：(022) 87893237
网　　　址：www.tsttpc.com
印　　　刷：天津旭非印刷有限公司
发　　　行：全国新华书店
版本记录：787mm×1092mm　16 开本　23.5 印张　450 千字
　　　　　2023 年 6 月第 1 版　2023 年 6 月第 1 次印刷
定　　　价：168.00 元

（如发现印装问题，可与出版社调换）

内容提要

本书共收集眼科疑难病、少见病和部分常见病 92 个，涉及眼科多个领域，包括眼表疾病，眼底病，晶状体、青光眼、葡萄膜、视网膜、视神经、眼外伤及相关遗传性疾病。每个病例均附有图片，详细介绍了疾病的临床特点、诊断要点和治疗方法，也介绍了疾病在诊治过程中的经验和教训。本书对眼科临床工作具有一定的实践意义和指导价值，适合临床眼科医生阅读和参考。

编委名单

主　编　张士元　张中宇

编　委（以姓氏笔画为序）

王春亭　哈尔滨第四医院

申　令　哈尔滨医科大学附属第二医院

齐艳华　哈尔滨医科大学附属第二医院

孙大卫　哈尔滨医科大学附属第二医院

张士元　哈尔滨爱尔眼科医院

张中宇　哈尔滨医科大学附属第二医院

范晓乐　张家口市第四医院

原慧萍　哈尔滨医科大学附属第二医院

高　琳　哈尔滨医科大学附属第二医院

郭　庆　哈尔滨医科大学附属第一医院眼科医院

蒋　博　哈尔滨医科大学附属第二医院

韩　清　黑龙江省医院

滕　岩　哈尔滨医科大学附属第一医院眼科医院

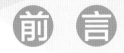

前　言

　　人的一生经常会和疾病相伴，人与人之间的各个器官看似结构和功能相同，但个体之间却存在千差万别，有先天孕育差异，也有后天成长发育不同及各种环境影响。在同样的致病因素作用下，患有相同的疾病时，临床表现却不相同，这便产生了临床上的典型病例和非典型病例。典型病例容易诊断，其症状和体征突出，可以用于教学示范；有些患者所患疾病变化多样，医生难于识别，迟迟不能做出诊断，影响治疗方案的确定；有的疾病治疗效果不好，病情在治疗过程中加重，因此医学上出现了疑难病的说法。有些严重疑难病，对机体而言，可危及生命，在眼科领域则会导致失明。疑难病成为困扰和考验医生的课题，对于疑难病，医生会有不同的见解，有时会对某个问题产生争议，即使专家会诊，也可能出现意见相左。

　　本书作者共收集眼科疑难病、罕见病和部分常见病 92 个，每个病例报告了患者的临床表现、诊断和治疗，介绍这种疾病的相关知识，分析讨论了本例患者的特点及鉴别诊断，并且每个病例报告都附有图片，便于读者直观了解病情。本书涵盖眼睑、眼眶、角膜、晶状体、玻璃体、青光眼、葡萄膜、视网膜、视神经、眼外伤和有关综合征等方面的疾病，以及全身病眼部表现，对临床工作具有一定指导价值，适合临床眼科医生阅读和参考。如若本书的某些病例分析对眼科医生尚有益处的话，则不胜欣慰。

　　由于编者学识浅薄，书中难免存在疏漏之处，诚恳希望眼科专家和同道给予批评指正。

编者

2023 年 1 月

目　录

1. 痉挛性睑外翻

病例报告

患者，男，70岁。因双眼摩擦感、流泪30余年就诊。无高血压、糖尿病、心脏病病史。眼科检查：视力右眼0.4，左眼0.5。双眼上睑皮肤松弛，内翻，睫毛乱生状，倒向眼球；双眼下睑皮肤无瘢痕，皮肤无紧张，重度外翻，睑结膜暴露（图1-1）；睑结膜充血，组织肥厚，血管纹理不清；上睑睑板下沟明显且内卷，结膜囊有黄白色分泌物；双眼角膜表层不规则形混浊，角膜边缘四周向中心伸出新生血管。前房尚清，未见渗出物；瞳孔圆，对光反应存在，晶状体无明显混浊，眼底模糊，未见显著病变。双眼泪道冲洗通畅。临床诊断为双眼瘢痕性沙眼，上睑内翻倒睫，角膜炎，下睑痉挛性睑外翻。患者入院后行手术治疗。在双眼上睑近睑缘切下一条宽8mm的松弛皮肤备用，上睑行Hotz改良法矫正上睑内翻；将下睑近睑缘皮肤

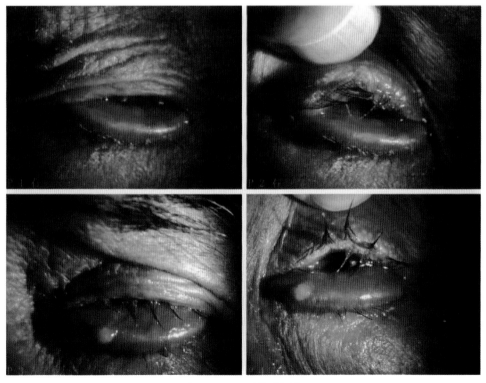

图1-1 双眼外眼图像

上为右眼；下为左眼

1

切开，分离后发现眼轮匝肌充血肿胀，僵硬状，厚度相当于正常者 5 倍，将其大部切除，把上睑切下的皮片移植于下睑切口。在下穹隆缝 3 组褥式缝合，经下眶缘至皮肤打结固定，上下睑缘缝合，加压包扎。术后右眼皮下有出血，上睑内翻和下睑外翻获得矫正（图 1-2 和图 1-3）。

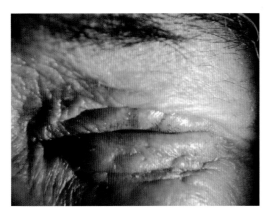 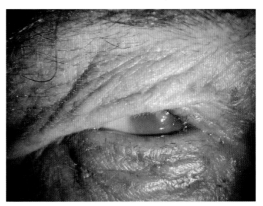

图 1-2 左眼手术后图像　　　　　图 1-3 右眼手术后图像

疾病介绍

睑外翻是指睑缘向外翻转离开眼球，睑结膜暴露在外，常合并睑裂闭合不全，角膜失去保护，上皮干燥脱落，造成暴露性角膜炎。由于破坏了眼睑和眼球之间的毛细血管作用，下睑外翻使泪小点离开泪湖，导致溢泪。暴露的睑结膜失去泪液湿润，变得干燥粗糙，高度肥厚，呈现角化现象。

（一）病因

1. 瘢痕性睑外翻是由创伤、烧伤、化学伤、眼睑溃疡、眶缘骨髓炎及眼睑手术等引起眼睑皮肤瘢痕性收缩。这是睑外翻的常见原因。

2. 老年性睑外翻仅限于下睑，由于老年人的眼轮匝肌功能减退，眼睑皮肤和外眦韧带也较松弛，使睑缘不能紧贴眼球，因下睑本身的重量使之下坠而引起下睑外翻。

3. 麻痹性睑外翻仅限于下睑，由于面神经麻痹，眼轮匝肌收缩功能丧失，因下睑的重量使之下坠，引起下睑外翻。

4. 痉挛性睑外翻发生于儿童和青少年，因角膜和结膜的炎性病变刺激，引起眼轮匝肌痉挛，导致睑外翻。

5. 先天性睑外翻极为少见，常合并眼部其他先天异常。

（二）治疗

瘢痕性睑外翻须手术治疗，游离植皮术是矫正瘢痕性睑外翻最常见的方法，原理是增加眼睑前层的垂直长度，消除眼睑垂直方向的牵引力，使眼睑恢复至正常位置。老年性睑外翻也可行整形手术，做"Z"形皮瓣矫正，也可行"V-Y"成形术。如果麻痹性睑外翻要治疗面神经麻痹，可用眼膏、牵拉眼睑保护角膜和结膜，或做暂时性睑缘缝合术。

讨　论

痉挛性睑外翻在婴幼儿可以见到。当按压上下眼眶时，小儿保护性闭睑，眼轮匝肌强烈收缩，上下眼睑外翻，睑结膜全部暴露；解除按压眼眶，整复眼睑，睑外翻消失，眼睑恢复正常状态。

本例患者少年时即有严重的沙眼，睑结膜肥厚瘢痕；20 岁左右出现并发症，上睑内翻倒睫刺激角膜，畏光、流泪、眼睑痉挛；30 岁以后即出现轻度下睑外翻，逐渐加重；50 岁时已呈现严重的下睑外翻，睑结膜大部分暴露，外观干燥肥厚。手术切开眼睑皮肤，显示出肥厚的眼轮匝肌，肌肉组织明显充血，如绳索状，厚度可达正常肌肉的 5 倍。通常，老年人的睑外翻与眼轮匝肌变薄、功能减弱有关，和本例患者的改变恰恰相反。由于角膜刺激，眼睑痉挛，眼轮匝肌痉挛肥厚，致下睑外翻，这种痉挛性睑外翻持续几十年实属少见。

对于患者的治疗，首先要考虑解除角膜刺激，矫正上睑内翻倒睫。采用 Hotz 改良法，将肥厚变形的睑板楔形切除，使上睑内翻得到矫正，去除引起眼睑痉挛的原因。矫正下睑外翻采取了以下措施：①切除肥厚的眼轮匝肌，眼轮匝肌收缩是使睑缘向外的作用力，将异常肥厚的眼轮匝肌切除，有益于眼睑向正常位置转变，但仅做眼轮匝肌部分切除仍不能解除长期形成的睑外翻；②恢复下睑结膜的位置，由于长期下睑外翻，睑结膜外露，下穹隆上浮变浅，为了改变这种状态，在下穹隆缝 3 组缝线，经下眶缘至皮肤打结固定，这样，下穹隆加深，下睑结膜贴向眼球；③游离皮片移植，这种方式一般用于瘢痕性睑外翻，为了保证该患者的手术效果，也采用了游离皮片移植，其皮片取自上睑，患者年龄 70 岁，上睑皮肤松弛，在做上睑内翻手术时取下 8mm 宽的一条皮片，将其移植于下睑切口，增加了下睑皮肤垂直方向的长度，促进下睑紧贴眼球，此时下睑外翻已获矫正；④上下睑缘缝 3 组缝线，使眼睑处于闭合状态，术毕时双眼行绷带加压包扎，隔日换药，术后见一眼有皮下出血，术后 10 天拆除皮肤缝线，术后 2 周拆除睑缘缝线。

患者上睑内翻矫正后，角膜刺激症状减退，以后不会出现眼睑痉挛，因消除了痉挛性睑外翻的原因。本例睑外翻采取 4 项措施：切除肥厚的眼轮匝肌、下穹隆结膜加深、游离皮片移植和睑缘缝合。如果单用一种方式，很难解除这种长期持续眼睑痉挛引起的睑外翻。

（哈尔滨爱尔眼科医院　张士元　哈尔滨医科大学附属第二医院　张中宇）

参考文献

[1]　李凤鸣.眼科全书[M].北京：人民卫生出版社，1996，1022–1023.

2. 儿童睫毛阴虱感染

病例报告

病例1 患者，女，7岁。右眼痒两周。查体：右眼上睑外侧睫毛根部有数个半透明卵圆形乳白色颗粒黏着其上，用棉签擦拭颗粒在原位不动，浸湿棉签擦拭形态无变化（图2-1）。结膜无充血，角膜透明，无炎症病变。临床诊断右眼睫毛阴虱感染。

病例2 患者，女，3岁。近3周经常用手揉眼。查体：双眼上睑睫毛有较多卵圆形颗粒，琥珀色，光滑，有些成簇状堆积，有的在一根睫毛上多达10粒。用棉签不能擦拭掉睫毛上黏附的颗粒（图2-2）。双眼结膜无充血，角膜透明。临床诊断双眼睫毛阴虱感染。

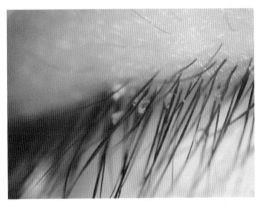 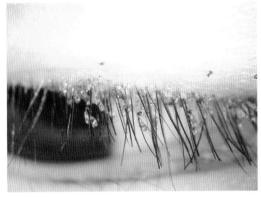

图2-1 病例1患者的右眼上睑缘图像　　图2-2 病例2患者的左眼上睑缘图像

疾病介绍

人虱是节肢类昆虫，寄生于人体。按寄生部位不同，分为头虱、体虱和阴虱。虱生活史为不完全变态，发育过程有卵、若虫、成虫三个阶段。卵为椭圆形，表面光滑，乳白色，半透明，长约0.8mm。雌虫产卵时分泌胶液，使卵黏着于毛发或衣物的纤维上，卵经过7~8天的孵化，成为若虫。若虫和成虫相似，但体形较小，体虱和头虱的若虫经过三次脱皮，羽化为成虫，时间需8~9天，而阴虱的此过程需要27~34天。成虫即可交配，1~3天内可产卵。虱的成虫寿命约1个月，头虱一生可产卵50~150粒，体虱可产卵250~300粒，而阴虱最多能产卵30粒。头虱和体虱的成虫背腹扁平，体狭长，灰白色，雌虫长 2.5~4.2mm，雄虫较小。其头部小，呈菱形，触角分 5 节，眼只有一个小眼面，口器为刺入式，由吸喙和口针组成。胸部三节融合，腹部分八节，胸和腹前部有三对粗壮的足。阴虱体形宽短，如蟹状，雌虫长 1.5~2.0mm，雄虱稍小。

头虱栖居于头皮，尤其是枕骨部位及耳后发根处，产卵于发根。体虱栖居于内衣的皱褶及衣缝内，虫卵也多在这些部位。

阴虱栖居于阴毛部位，偶尔附着在腋毛，极少见附着于睫毛上。虫卵斜附于阴毛，为铁锈色或淡红色。阴虱在成年人发生，往往因性接触直接传染，也可由内裤、床垫或坐便器间接传染。世界卫生组织（WHO）已将阴虱感染列为性传播性疾病范围。

虱对温度和湿度都很敏感，怕冷，怕热，怕湿度高，其最适宜温度是 30℃。当人体发热或出汗时，虱不能耐受，常常离开人体寻找新宿主，这一习惯在虱散布和传染疾病上也有重要意义。虱作为传染媒介可引起流行性斑疹伤寒和回归热。

讨 论

本文介绍的两例患儿均为女孩，长者 7 岁，幼者 3 岁，患儿因眼部痒，用手抓搔，家长带来医院检查。两例患儿均在上睑睫毛上发现虱虫卵。在 60 多年前，我们都见过虱和虫卵，形态和文献中介绍的相似。方洪元教授在《朱德生皮肤病学》著作中记录的阴毛上的阴虱卵为铁锈色或淡红色。本文病例 1 右眼睫毛上的虫卵为乳白色，半透明，椭圆形，和头虱卵相似，或许头虱爬到睫毛产卵也未可知，因为头发距睫毛很近。本文病例 2 双眼睫毛上虫卵很多，虫卵呈琥珀色，与方洪元教授描述的相似。本文两例患儿在睫毛上发现虫卵，未见阴虱。在上下眼睑闭合时，上下睑睫毛相互接触，睑裂处于皮肤和黏膜接触部位，其温度和湿度可能适合阴虱生存，很可能是在儿童睡眠时阴虱爬到睫毛产卵后离开。阴虱的来源多是其父母或监护人，因为小儿活动范围有限，与父母和监护人密切接触较多，一定嘱其父母或监护人到皮肤科检查。若发现传染源，令其剪除阴毛，可涂 0.5% 的百部酊；父母（监护人）和患儿的衣服要用沸水煮烫，要勤洗浴，勤换衣服。

本文两例患儿的睫毛阴虱卵用棉签擦拭均不能使其脱落，用剪刀剪除睫毛，睫毛根部涂碘酊，文献介绍可以涂 0.25% 毒扁豆碱溶液。

儿童睫毛阴虱感染已经成为罕见病，在门诊工作中，遇到儿童眼痒，要仔细检查眼睫毛，以防漏诊。

（哈尔滨爱尔眼科医院 张士元 刘海荣 刘玉超）

参考文献

[1] 方洪元. 朱德生皮肤病学[M]. 北京: 人民卫生出版社, 2020, 335–337.

[2] 王侠生, 徐金华, 张海军. 现代皮肤病学[M]. 上海: 上海大学出版社, 2020, 464–466.

[3] 诸欣平, 苏川. 人体寄生虫学[M]. 北京: 人民卫生出版社, 2018, 226–228.

[4] 郑优优, 朱文元, 范卫新. 3岁女童眼睑睫毛阴虱感染1例及文献复习[J]. 临床皮肤科杂志, 2012, (12): 734.

[5] 杨艺, 谢学军, 程小芳, 等. 3岁女童睫毛及头部阴虱寄生1例[J]. 临床眼科杂志, 2021, 29(3): 266.

[6] 梁庆丰, Antoine, 孙旭光, 等. 眼睑阴虱感染一例[M]. 眼科, 2012, 21(6): 380, 428.

3. Theodore上角膜缘角结膜炎

病例报告

患者，女，31岁，主诉双眼磨痛感、流泪1周，于2011年4月2号就诊。患者在北京某医院被确诊为甲状腺功能亢进，曾药物治疗6周。患者既往无眼部疾病史，否认高血压及糖尿病史。

眼部检查：右眼视力1.0，左眼视力1.0。眼压：右眼16.8mmHg，左眼16.3mmHg（1mmHg ≈ 0.133kPa）。双眼睑板腺开口脂栓阻塞，双眼上睑结膜充血水肿，散在乳头增生，双眼下睑无异常；双眼角膜上部新月形白色浸润，混合充血，上方球结膜扇形血管扩张、水肿，其余部球结膜无异常（图3-1）。双眼荧光素钠染色：双眼泪河窄，双眼角膜上方点状着染，其余部分无染色。双眼前房中深，瞳孔圆，直径3mm，对光反射灵敏，晶状体透明，眼底检查未见异常。

临床诊断：双眼Theodore上角膜缘角结膜炎。

治疗：氟米龙眼液、富马酸依美斯汀滴眼液、普拉洛芬滴眼液、妥布霉素地塞米松眼膏。1周后复诊，双眼磨痛感、流泪症状无明显好转，双眼球结膜充血减轻，角结膜着染。给予双眼亲水性软性接触镜治疗，同时继续应用原有药物治疗。1周后复诊，双眼症状减轻，但仍有磨痛感；眼部检查，双眼球结膜血管扩张及水肿明显减轻，双眼角膜上部白色浸润范围缩小（图3-2）。双眼旁中央角膜白色组织，摘接触镜后荧光素染色，白色组织区角膜着染。给予停戴接触镜。药物：重组牛碱性成纤维细胞生长因子滴眼液、妥布霉素眼膏。两周后复诊，双眼磨痛感消失，无其他眼部不适，上方球结膜血管扩张缓解，角膜浸润消失（图3-3）。药物：普拉洛芬滴眼液。

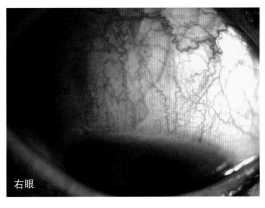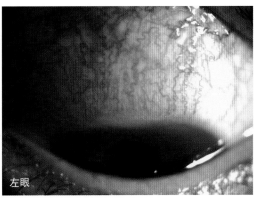

图3-1 治疗前双眼前节照片

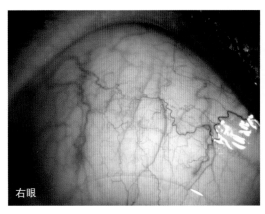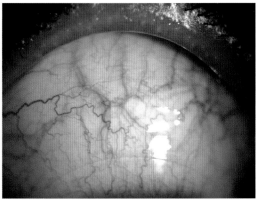

图 3-2　治疗后两周双眼前照片

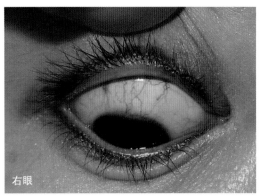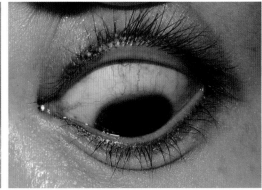

图 3-3　治疗后 4 周双眼前节照片

疾病介绍

　　Theodore 上方角膜缘角结膜炎（SLK）由 Theodore 于 1963 年首先报道并命名，无遗传性、种族倾向及季节变异性，平均发病年龄 50 岁，男女比例约 1∶3，有同卵双生儿同患病的报道。病因尚不明确，现有研究结果显示，SLK 与感染及自身免疫无关。临床研究发现，约 30% 的 SLK 患者同时伴有甲状腺功能不良（特别是甲状腺功能亢进）；25%~30% 的 SLK 患者同时患有干燥性角结膜炎。该病在我国较少被报道，希望能引起国内眼科医师的重视。

　　对于本病的致病机制，Wright 提出的机械理论得到广泛支持。机械理论认为，SLK 起源于上睑结膜，睑结膜与上方球结膜和上部角膜的机械摩擦导致相应区域的病变，由于睑结膜和球结膜不同的解剖学特点，使得球结膜的病变重于睑结膜；同时，甲状腺疾病引起的眼球突出和干燥性角结膜炎导致的泪眼分泌减少，加重了病变区的机械摩擦作用。

本病的典型症状是异物感、畏光、疼痛。当角膜出现丝状物时，可以引起眼睑痉挛，同时黏液性分泌物增加。本病主要累及上睑结膜、上方球结膜、上部角膜缘和角膜，上睑结膜均匀的乳头增生，上方球结膜扇形充血、水肿、松弛、角质化。角膜病变主要表现为上部角膜的浅层点状角膜炎，随着病程进展，可以伴发角膜丝状物、炎症性上睑下垂和黏液性分泌物出现。组织病理学通过活检发现，睑结膜上皮层正常，有多核巨细胞、淋巴细胞和浆细胞浸润；球结膜上皮层角化、棘细胞层增厚和气球样变性，有多核巨细胞浸润。

本病的治疗方法多样。① Theodore 最初推荐表面麻醉后在上睑结膜原位应用 0.5%~1% 硝酸银溶液，通过化学清创缓解症状，多数患者在 1 个月后症状复发，同时，长期使用硝酸银可以引起银离子在眼部组织的沉积和角膜化学性烧伤，限制了硝酸银在本病中的治疗；②热烧灼法：结下注射利多卡因表面麻醉后，在炎症浸润的上部球结膜组织使用热灼烧术，73% 的患者症状缓解，并伴随球结膜杯状细胞的恢复，烧灼术的作用机制尚不清楚；③病变区球结膜切除术：患者的眼部症状可以得到显著改善或消失，且可以获得长期效果，也有关于此方法治疗后复发的报道；④接触镜：使用直径 13.5mm 的亲水性软性接触镜治疗，可以明显缓解 SLK 患者的症状和体征，尤其适用于有丝状物的患者，Mondino 建议在硝酸银、结膜切除治疗失败后可以使用此法治疗 SLK 患者；⑤其他治疗：还可以局部使用色甘酸钠滴眼液、维生素 A 滴眼液、乙酰半胱氨酸、缩血管药物及类固醇药物。

讨　论

本例 SLK 患者年龄较小，处于病程早期，球结膜松弛不明显，故硝酸银和手术治疗不作为首选，我们按药物、接触镜的顺序给予治疗，取得了治愈的效果。戴接触镜后可以减少结膜间的接触面积，避免上睑结膜对球结膜和角膜上皮持续的机械摩擦作用，保护球结膜和角膜上皮，同时利于其恢复正常上皮结构，从而缓解症状。需要注意的是，戴镜期间应密切随诊观察，防止组织脱落物损害角膜上皮。对于症状较重的患者，可以延长戴镜疗程，并定期更换接触镜。对于给予激素治疗的患者，注意治疗过程中监测眼压。

诊断要点是上方球结膜扇形区充血、松弛，同时患有甲状腺功能不良和干燥性角结膜炎时支持本病的诊断。本病需要和接触镜性角结膜炎鉴别，两者的临床表现相似，主要鉴别如表 3-1。

表 3-1 SLK 与接触镜性角结膜炎的鉴别

类别	SLK	接触镜性角结膜炎
性别	女性多见	无性别倾向
年龄	中老年	青年
病因	不详	与接触镜有关
病原体	无	可见细菌
与甲状腺疾病	有关	无关
视力	多正常	严重下降
丝状物	常见	少见
停戴接触镜后	—	症状迅速好转
病程	长、反复	短

（哈尔滨医科大学附属第二医院　申　令）

参考文献

[1] Theodore FH. Superior limbic keratoconjunctivitis[J]. Eye Ear Nose Throat Mon, 1963, 42: 25–28.

[2] Darrell RW. Superior limbic keratoconjunctivitis in identical twins[J]. Cornea, 1992, 11(3): 262–263.

[3] Tenzel RR. Comments on superior limbic filamentous keratitis: II [J]. Arch Ophthalmol, 1968, 79(4): 508.

[4] 夏瑞南, 方谦逊, 罗成仁. 上角膜缘角结膜炎[J]. 中华眼科杂志, 1981, 17(6): 365–367.

[5] 周清, 陈剑, 徐锦堂. Theodore上方角膜缘角结膜炎[J]. 中国实用眼科杂志, 2000, 18(9): 514–515.

[6] Wright P. Superior limbic keratoconjunctivitis[J]. Trans Ophthalmol Soc UK, 1972, 92: 555–560.

[7] Theodore FH, Ferry AP. Superior limbic keratoconjunctivitis. Clinical and pathological correlations[J]. Arch Ophthalmol, 1970, 84(4): 481–484.

[8] Theodore FH. Superior limbic keratoconjunctivitis[J]. Arch Ophthalmol, 1983, 101(10): 1627–1629.

[9] Mondino BJ, Zaidman GW, Salamon SW. Use of pressure patching and soft contact lenses in superior limbic keratoconjunctivitis [J]. Arch Ophthalmol, 1982, 100(12): 1932–1934.

4. 以囊肿为主的结膜色素痣

病例报告

患者，女，69岁。体检中发现右眼上方球结膜色素性肿物5天。眼部检查：双眼最佳矫正视力1.0。眼压正常。双眼睑未见异常。双眼睑结膜无充血及滤泡；右眼上方距离角膜缘约10mm处球结膜可见一卵圆形棕褐色肿物，大小约8mm×5mm×3mm，肿物主要由多个排列紧密的半透明囊泡样腔隙构成，其内为大小不均匀的透明囊样隆起于球结膜表面，囊泡周围散在色素及灰白色间隔，肿物边界清晰（图4-1和图4-2）；余双眼未见异常。临床拟诊：右眼球结膜色素痣，待除外右眼结膜淋巴管瘤。全身常规检查未见异常。行右眼球结膜肿物切除术。组织病理学检查如下。大体：肿物呈棕褐色，大小约8mm×5mm×2mm，病变内可见数个大小不等的囊泡样物；镜下：在结膜上皮下组织内，可见多个大小不等的上皮组织形成的囊腔样结构，囊腔中可见淡染的分泌物；在囊壁之间的间隙组织内可见棕褐色的色素痣细胞呈巢状排列，可见少量小血管组织。组织病理学诊断：结膜色素痣（皮内痣）合并多发上皮囊肿（图4-3和图4-4）。术后两周复查，右眼术区结膜对合良好，局部结膜轻充血。

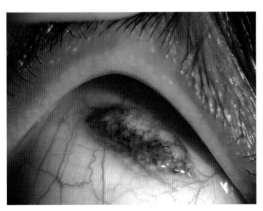

图4-1 右眼结膜色素性肿物照片
右眼结膜色素性肿物，表面多囊样隆起

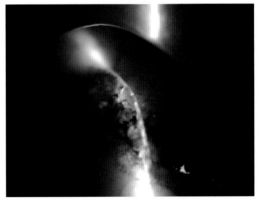

图4-2 裂隙灯侧照法照片
裂隙灯侧照法显示结膜肿物，囊样隆起周围散在色素及灰白色间隔

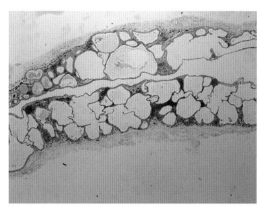

图 4-3　低倍镜下图片

低倍镜下可见上皮下上皮囊肿，棕褐色痣细胞位于囊壁周围（HE，4×）

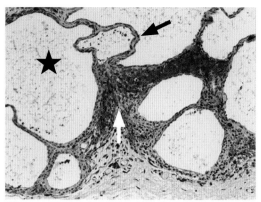

图 4-4　高倍镜下图片

高倍镜下可见上皮细胞构成的囊腔样结构（黑色箭头），囊腔中淡染的分泌物（黑星），囊壁周围棕褐色的色素痣细胞呈巢状排列（白色箭头）（HE，20×）

疾病介绍

结膜黑色素痣是常见的结膜良性肿物，在胚胎基础上的一种错构瘤样病变，多见于后天形成。结膜的色素痣可分为交界痣、皮内痣和复合痣。痣细胞位于上皮基底层时称为交界痣，仅限于上皮下组织内，无交界性活动时称为皮内痣，复合痣则具有交界区和上皮下的两种成分。结膜色素痣常见于角膜缘附近，鼻侧及颞侧多见。本例色素痣的位置靠近上穹隆结膜，与上方角膜缘距离较远（约 10 mm），若不充分暴露穹隆结膜，难以发现肿物，也提示临床医生在裂隙灯检查中，充分暴露穹隆结膜的重要性。

讨　论

本例组织病理学检查可见，色素细胞的发生位于上皮下组织，上皮的基底膜完整。少数结膜色素痣可伴有小囊肿，本例患者的囊肿性病变数量较多且形态较大，形态以囊腔样为主的结膜色素痣在临床上比较少见，裂隙灯下检查时易与结膜淋巴管瘤相混淆，后者好发于穹隆结膜，呈弥漫且平整的扁平增生，结膜表面伴发透明卵样囊泡时多呈局限性，可以合并出血，淋巴管瘤最终需要组织病理学诊断。临床表现以多发性上皮囊肿为主的结膜色素痣比较罕见，希望临床医生给予关注。

（哈尔滨医科大学附属第二医院　申　令）

参考文献

[1] 孙宪丽. 结膜黑色素性病变[J]. 中华眼科杂志, 1996, (06): 71–73.

[2] 孙宪丽. 结膜黑色素性病变(一)[J]. 眼科, 2005, (03): 206–207.

[3] 孙宪丽. 眼部肿瘤临床与组织病理诊断[G]. 第1版. 北京: 北京科学技术出版社, 2006, 83–98.

[4] 李彬, 戴京, 张勇, 等. 角结膜缘色素性肿物免疫组织化学及图像分析定量测定研究[J]. 眼科, 1999, (1): 43–47.

5. 眼睑渐进性坏死性黄色肉芽肿

病例报告

患者，女，21 岁。因发现双眼睑肿胀半年，于 2008 年来我院就诊。该患者于半年前无明显诱因而出现双眼睑肿胀，最初起始于左下睑，逐渐遍及双眼上下睑，近 3 个月左眼睁眼困难，曾就诊于当地医院，诊断为双眼睑黄色瘤，给予抗炎及小剂量激素治疗，症状不见缓解。患者既往史：曾患二尖瓣脱垂半年，否认其他病史。患者母亲死于心脏病，确诊为马方综合征。眼科检查：右眼视力 0.8，左眼视力 0.6，双眼上下睑皮肤潮红，质硬，红肿边界清楚，移动度欠佳，触之无压痛，双眼睑闭合不全，双眼结膜略充血，透光体未见明显异常，眼球活动自如（图 5-1）。双眼 B 超检查未见明显异常（图 5-2）。全身检查：血常规，白细胞计数 15×10^9/L，中性粒细胞百分比 74%，淋巴细胞百分比 18.1%，嗜酸性粒细胞百分比 0.1%；血脂未见异常。入院期间请皮肤科会诊，诊断为渐进性类脂质坏死，建议：①甲强龙冲击，逐渐减量；②局部对症治疗；③病理科会诊，取局部组织进行病理检查，诊断为双眼渐进性坏死性黄色肉芽肿（图 5-3），又名伴副球蛋白血症的渐进性坏死性黄色肉芽肿。

入院后给予生理盐水 250mL，青霉素 800 万 IU，米乐松 120mg，每日一次静脉滴注。每 10 天米乐松减量 20mg。请心内科会诊，诊断为马方综合征、二尖瓣关闭不全。建议转入心外科进一步治疗。后行二尖瓣成形、二尖瓣置换、主动脉根部人工血管包埋固定术。现患者双眼肿胀明显减轻，眼科检查：右眼视力 0.8，左眼视力 0.6，右眼上睑、左眼上下睑肿胀，质硬，较前质硬范围缩小，皮肤潮红减轻，移动度欠佳，触之无压痛，双眼睑闭合不全，双眼睑裂较正常人小，比术前大，双眼球活动自如（图 5-4）。

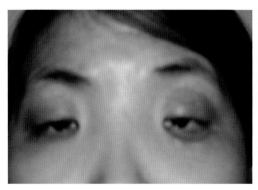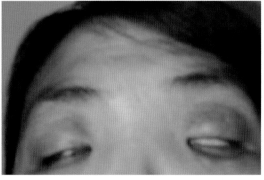

图 5-1　双眼外观图像

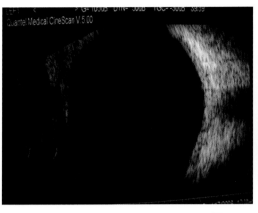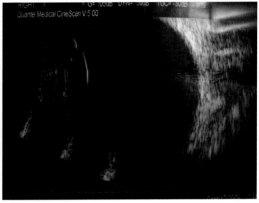

图 5-2　B 超图像

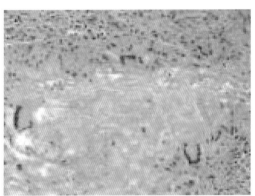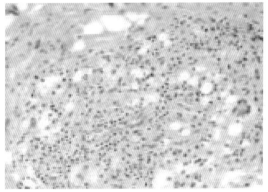

图 5-3　病理组织图像

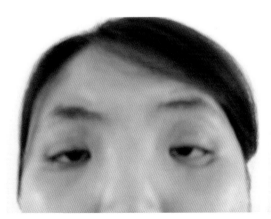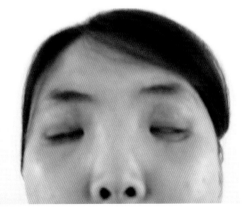

图 5-4　术后外观图像

疾病介绍

双眼渐进性坏死性黄色肉芽肿多发于老年人，病因未明。多数患者的蛋白电泳条带上有副球蛋白带和其他浆细胞异常。皮损多见于眶周、躯干和四肢近端，为多发性不规则暗红色斑块和结节，质硬，中央淡黄色，表面萎缩，有瘢痕及毛细血管扩张，偶可破溃。眶周损害有时可累及眼内容而致视力障碍，多数患者有疲倦、背痛、恶心、呕吐和 Raynaud 现象，有的患者可伴发骨髓瘤或淋巴瘤，病程缓慢，白细胞总数减少，血沉增快，偶见血脂增高，蛋白电泳条带上有副球蛋白带。其重要病理改变为真皮和皮下组织内毛玻璃样渐进性坏死，外围有组织细胞、泡沫细胞、Touton 巨细胞、异物巨细胞和其他炎细胞浸润，可见胆固醇结晶裂隙和脂质空泡。此病对糖皮质激素治疗敏感，而对其他疗法（如环磷酰胺、α- 干扰素）无效。

讨 论

此病主要与类脂质渐进性坏死、双眼睑黄色瘤及多中心网状组织增生症相鉴别。

1. 类脂质渐进性坏死与糖尿病有关，是糖尿病小血管病变的结果，也可能由免疫复合物性血管炎引起。皮损 80% 发生于小腿胫前，呈暗红色丘疹、红黄色斑块及褐色斑块。病理检查为真皮中层渐进性坏死，周边有组织细胞，巨噬细胞形成栅状肉芽肿。其治疗药物为曲安奈德、双嘧达莫及阿司匹林。

2. 双眼睑黄色瘤多发生于上睑内侧，为双侧病损。病变呈扁平黄色斑。老年人、遗传性高脂血症患者、糖尿病患者多发。病理检查为脂质物质沉积在眼睑皮下。对有美观要求者可行手术治疗，复发率不高。

3. 多中心网状组织增生症的病因不清，1/5 合并结核。50~60 岁女性多发。病变呈多发性丘疹及结节伴关节炎，主要分布于头面及手背，约有 15% 的患者可发生在面部。病理检查为大量多核巨细胞，纤维组织增生，脂质沉着，大量嗜酸性毛玻璃样组织细胞。其治疗药物为皮质类固醇及雷公藤。

（哈尔滨医科大学附属第二医院　原慧萍）

6. 复发性多发性软骨炎

病例报告

患者，男，74岁。无明显诱因而出现双眼红、胀痛2个月来院就诊。双眼无分泌物，视力不受影响。曾多次就诊治疗，应用抗生素、抗病毒及降眼压药物治疗，无好转。期间伴有双耳郭肿胀、疼痛、咳嗽、气促症状。既往身体健康，家族中无人患此类眼病。

眼部检查：右眼视力0.8，左眼视力0.8；双眼球结膜及表层巩膜弥漫充血，结膜囊无分泌物（图6-1），角膜透明，前房周深AC=2/3CT，晶状体核淡黄色，玻璃体透明，眼底检查可见双眼视盘色正界清，大小一致；右眼眼压18mmHg，左眼眼压19mmHg。全身检查示双耳郭软骨压痛，略肿胀，右外耳道口狭窄，右肋软骨压痛明显。实验室检查白细胞13.6×10^9/L，中性粒细胞72%，淋巴细胞11%，红细胞2.9×10^{12}/L，血红蛋白72g/L，血沉132mm/h，球蛋白45.1g/L，ANA（＋）、抗RNA（＋）。电测听示双耳听力正常，纤维喉镜见双侧声带明显充血肿胀，胸部X线片正常。局部用百力特滴眼液后球结膜及巩膜弥漫充血减轻（图6-2）。

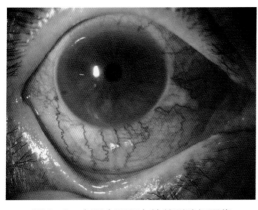 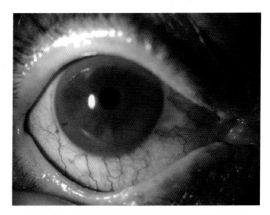

图6-1 右眼应用百力特前裂隙灯图像 　　图6-2 右眼应用百力特1天后裂隙灯图像

疾病介绍

（一）病因

本病的病原及病因目前尚不清楚，可能与自身免疫有关。Glynn推测细菌或病毒与软骨中的硫酸软骨素和蛋白结合形成某种抗原性物质，该物质诱发自身抗体，这种抗体再作用于软骨，使其破坏形成自身抗原，自身抗原与抗体结合，加上补体的参与，使软骨细胞释放微粒体，促使软骨基质中酸性黏多糖损耗，软骨被进一步破坏。

（二）生理病理改变

患者的血清中常查到多种自身抗体，如类风湿因子、抗核抗体、抗Ⅱ型胶原抗体、抗软骨蛋白多糖抗体。病理主要表现为软骨的变性、坏死、溶解及炎症反应。本病各年龄均可发病，40~50 岁年龄组的发病率最高，无性别差异。

（三）临床表现

全身多处软骨反复发作的慢性进行性炎症，并可累及心血管系统及肾脏、眼、内耳、皮肤等器官。软骨炎的表现可有鼻塌陷呈鞍状，耳红肿、疼痛，后期呈塌陷畸形，关节病变。支气管软骨的再生不均可致管腔狭窄甚至阻塞。可有巩膜炎、结膜炎。内耳受累可有听力下降。心血管累及可有主动脉关闭不全、二尖瓣反流、心包炎、大动脉炎。部分患者有轻度贫血。

（四）治疗

目前治疗轻症患者可用非甾体抗炎药，重症患者则需用糖皮质激素治疗。糖皮质激素虽不能改变复发性多发性软骨炎（RP）的自然病程，但可抑制病变的急性发作，减少复发的频率及减轻严重程度。开始用泼尼松 30~60mg/d，在重度急性发作的病例中，如喉、气管及支气管、眼、内耳被累及时，泼尼松的剂量可达 80~100mg/d，待临床症状好转后，可逐渐减量为 5~25mg/d，维持用药 3 周至 6 个月，平均 4 个月。少数患者需长期持续用药或联合应用氨苯砜治疗，用量为 50~200mg/d，平均 75mg/d。目前环孢素治疗 RP 也取得了很好疗效。对于严重的呼吸道软骨炎症后期造成软骨破坏、塌陷及不规则再生所致气管狭窄、偏歪者，单用上述药物的治疗效果差。

讨　论

目前，复发性多发性软骨炎的病因及发病机制仍不明确，多数学者认为其是一种在一定的遗传易感性基础上由多种诱发因素刺激导致的自身免疫性疾病，是一种少见疾病，与自身免疫有关；血清中常查到多种自身抗体，表现为全身多处软骨反复发作的慢性进行性炎症。

本患者以双眼红、耳郭痛 2 个月为主诉入院，伴有血沉快，轻度贫血，关节痛并有病理证实关节软骨炎症存在，但无其他系统典型表现，故给诊断带来很大难度。入院后给予百力特滴眼液每日 6 次点眼，请内科会诊后，口服泼尼松，30mg/d，症状明显缓解，咳嗽减轻。双眼表层巩膜充血减轻。左耳郭肿胀减轻，耳郭及肋软骨处疼痛消失。复查血象，白细胞 6.2×10^9/L，中性粒细胞 53%，淋巴细胞 45%，红细胞 3.45×10^{12}/L，血红蛋白 90g/L，血沉 89mm/h。患者病情稳定出院。

本病应与以下疾病鉴别：感染性结膜炎、结膜充血、结膜囊分泌物及异物感，应用抗生素或抗病毒药有效，血象检查不会出现血沉及风湿因子的改变。青光眼表现为眼压高，视野及眼底改变，发作时患者眼胀痛，睫状充血，角膜上皮水肿，瞳孔散大，给予降眼压药物后症状缓解。

（哈尔滨医科大学附属第四医院　刘国丹　黑龙江省医院　韩　清）

参考文献

[1] 陈敏章. 中华内科学[M]. 北京: 人民卫生出版社, 1999, 3636–3638.

[2] 王丛妙, 蔡醒华, 肖玉兰. 复发性多软骨炎四例报告[J]. 北京医学, 1997, 19: 374.

[3] 耿洁, 叶霜, 鲍春德. 复发性多软骨炎22例临床分析[J]. 现代医学, 2010, 38(1): 53–56.

7. 眶内原发性恶性黑色素瘤

病例报告

患者，男，64岁。2年前发现右眼视力下降，曾在当地医院治疗，诊断为前部缺血性视神经病变，给予营养神经等治疗，症状未见好转。近1年右眼视力下降明显且眼球逐渐突出，故来我院就诊。眼部检查：右眼视力仅为眼前手动，左眼视力0.8，右侧眼球较对侧突出约5mm，眼睑无皮下淤血、发绀，结膜轻度水肿、充血，眼球运动上转受限，瞳孔直径约5mm，光反应弱，眼底视网膜水肿、视盘颜色淡白。头部CT、肺部CT及腹部彩超检查未见异常。

辅助检查：眼B型超声检查示右眼球后探及巨大回声暗区，边界不清，内回声不均匀，压迫球后壁（图7-1）；眼眶CT示右眼球后下内侧可见不规则肿块影，密度较均匀，边界欠清晰，与内直肌及下直肌界限不清，右眼视神经显示不清，右眼环受压变形（图7-2）；眼眶增强CT（图7-3）示右眼球后下内侧可见不规则肿块影，增强不均匀强化；彩色多普勒超声检查示右眼球后偏鼻侧可见2.1cm×2.0cm的等低回声团，边界欠清，内回声欠均匀，右眼球后异常回声团内未见血流信号。右侧视网膜中央动静脉受压向颞侧移位（图7-4）；术后病理检查示瘤细胞弥散呈巢状分布，呈上皮样，细胞内有细小色素，并可见色素细胞，核呈圆形或卵圆形（图7-5）。

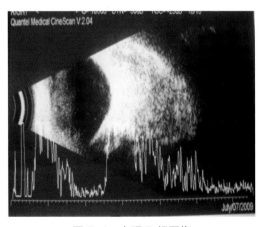

图7-1 右眼B超图像

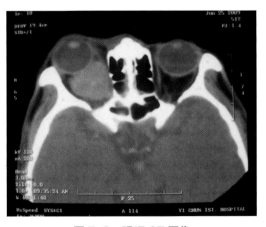

图7-2 眼眶CT图像

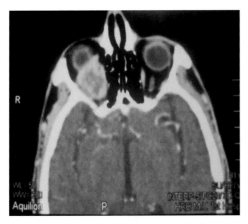

图 7-3　眼眶增强 CT 图像

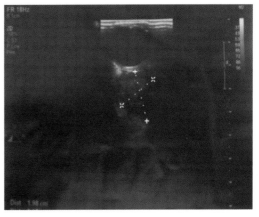

图 7-4　右眼彩色多普勒超声检查图像

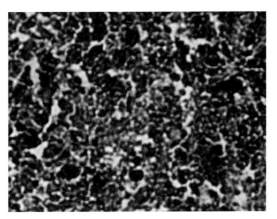

图 7-5　右眼眶肿瘤切除病理检查图片

疾病介绍

　　恶性黑色素瘤是一种恶性程度极高的黑色素细胞肿瘤，19 世纪初由 Cattsgwell 首先命名，1951 年国内首次报道。在胚胎时期，色素细胞由神经嵴细胞分化而来，恶性黑色素瘤大多发生在皮肤，如躯干、头颈、手背、下肢等部位，也可发生于皮肤以外的黏膜、脑膜、脉络膜、腮腺、呼吸道、胃肠道等。恶性黑色素瘤在眼部最常发生于脉络膜，发生于眶内的少见。原发性眶内恶性黑色素瘤是发生于眶内色素细胞的一种恶性肿瘤。眶内色素细胞可见于以下各种组织：①视神经周围的脑膜，特别是软脑膜内，色素细胞散在分布；②眼睑、结膜以及眶周围皮肤蓝色细胞痣或色素细胞病，色素细胞侵犯眶内软组织；③脉络膜色素细胞沿巩膜导血管周围间隙增生至眼前表面，继而蔓延至眶内。这些位于眶内的色素细胞均可发生恶性黑色素瘤。

　　眶内恶性黑色素瘤多由脉络膜、结膜或皮肤蔓延而来，原发者甚为罕见。患者可见于 13~75 岁，平均 45 岁，女性稍多于男性。病程长短不一，有的病例数月内血性播散死亡，也有的病例可延长数年，甚至有静止期。眶内恶性黑色素瘤是一浸润病变，边界不清，缺乏包膜或仅具有不完整的假包膜，软性或硬性黑色肿物。镜下瘤细胞弥散成片或巢状分布，呈梭状或上皮样。前者核较大，椭圆形；上皮样细胞圆形或多角膜，胞质多，核大，核仁清楚。

眼眶恶性黑色素瘤的最常见临床症状为眼球突出及眼睑皮下肿物伴眼睑肿胀，同时可伴有视力下降、复视、眼红、眼部不适等继发症状。最常见的体征为眼球突出、眼球运动受限及眶压升高，其次为眼睑肿胀和扪及皮下肿物，除脉络膜恶性黑色素瘤侵及眼眶者，其他眼眶恶性黑色素瘤患者的眼底多无明显受累，偶可由于肿瘤挤压而产生视盘水肿及视网膜皱褶等改变。极少原发性眶内恶性黑色素瘤患者的眼球突出可随体位而改变，其症状似静脉性血管瘤表现，有的患者可同时伴有结膜、眼睑皮肤、口周皮肤黑色素沉着。B 型超声探查显示为低回声性占位病变，形状不规则，边界欠清或较清，内回声少，有时成块状，声衰减显著或中等。彩色多普勒显像可见中等丰富的血流，且为动脉型频谱图。CT 扫描显示为形状不规则的高密度块影，边界清楚，均质，注射阳性对比剂可增强，与眼球接触时很难分出界限，这是恶性肿瘤的一个特殊 CT 征。在 MRI，一般肿瘤因弛豫时间延长，T_1WI 显示为中或低信号强度，T_2WI 为高信号。黑色素瘤内含有色素，此物质有顺磁作用，T_1 和 T_2 均明显缩短，因而黑色素瘤与一般肿瘤信号强度相反，T_1WI 呈高信号，T_2WI 呈低信号，可以此作为鉴别诊断的依据。

讨 论

眼眶恶性黑色素瘤是一种发生于眶内黑色素细胞恶性程度极高的恶性肿瘤，可较早通过血循环转移，分原发性和继发性。继发者常由皮肤、结膜或脉络膜恶性黑色素瘤蔓延而来，原发者罕见。

本例患者就诊时右眼视力仅为眼前手动，右侧眼球较对侧突出约 5mm，眼睑正常，结膜轻度水肿、充血，眼球运动上转受限。眼底视网膜水肿、视盘颜色淡白，符合球后占位的临床表现。CT 扫描显示为形状不规则高密度块影，边界不清，与眼球、内直肌及下直肌界限不清，但眼球尚完整。眼 B 超和彩色多普勒超声检查亦明确球后占位。本例患者在全身麻醉下行右眼外侧开眶肿瘤切除术，术中见肿瘤呈软性棕黑色咖啡渣样，包裹视神经，无明显边界，无包膜。视神经增粗，并沿视神经向四周扩散，呈弥漫生长，侵及四条直肌及眶内结缔组织，眼球壁结构尚完整，后巩膜见黑色素沉着。将肿瘤尽量完整切除并用双极电凝处理。术后病理检查示瘤细胞弥散呈巢状分布，呈上皮样，细胞内有细小色素，并可见色素细胞，核呈圆形或卵圆形。病理诊断为右眼眶内恶性黑色素瘤。术后对本例患者进一步检查，脉络膜、结膜及皮肤均未见黑色素瘤，结合术中所见肿瘤包裹视神经，并沿增粗的视神经向四周扩散生长，考虑为视神经周围脑膜内色素细胞恶变所致。故诊断为右眼原发性眶内恶性黑色素瘤。原发性眶内恶性黑色素瘤治疗应采用广泛切除，如进展较慢，切除完全，可存活 10 年以上。对于肿瘤较软，边界不清，浸润周围眶内软组织，则应将眶内容物摘除。放射治疗（简称"放疗"）需达到 100Gy 才可能有一定效果，但放疗本身可诱发肉瘤。术后建议本例患者行全眶内容物切除加局部淋巴结清扫，患者选择放弃治疗。术后 3 个月患者眼睑皮肤发绀，眼球转动明显受限，预示患者预后不良。

（哈尔滨医科大学附属第一医院眼科医院　郭　庆　孙守彬）

参考文献

[1] 宋国祥. 眼眶病学[M]. 北京: 人民卫生出版社, 1999, 228–229.

[2] Polito E, Leccisotti A. Primary and secondary orbital melanomas: a clinical and prognostic study[J]. Ophthal Plast Reconstr Surg, 1995, 11: 169–181.

8. 眶内海绵状血管瘤

病例报告

患者，男，53岁。患者因右眼球渐进性突出15年就诊。询问病史否认患有全身疾病。眼科检查：右眼视力仅为眼前手动，左眼视力1.0，右眼球向正前方突出24mm，各方向运动略受限，球结膜水肿，静脉迂曲扩张（图8-1），屈光介质尚透明，眼底视网膜水肿，视盘色淡白，左眼前后节未见异常。

辅助检查：右眼眼压23mmHg，左眼眼压15mmHg；A超示球后肿瘤波峰较高，内反射成中、高波，高、低反射均匀交替，呈中等的声衰减，可显示45°κ角（图8-2）；B超示眶内圆形或类圆形占位，有肿瘤晕，边界清楚，圆滑，内回声多而强，分布均匀，有明显的可压缩性，透声性中等（图8-3）。眼眶CT示右眶肌锥内椭圆形高密度占位，边界清楚，密度均匀（图8-4）。

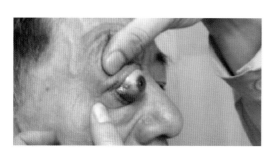

图8-1 右眼球突出图像

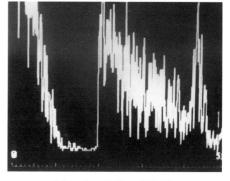

图8-2 右眼A超图像

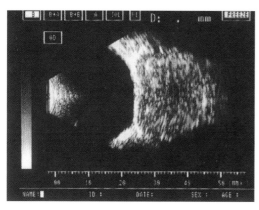

图8-3 右眼B超图像

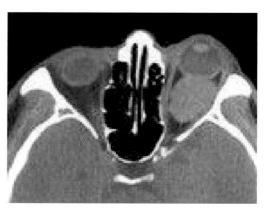

图8-4 右眼眶CT图像

疾病介绍

眼眶海绵状血管瘤（OCH）是成年人最为常见的眼眶内原发性良性肿瘤，女性多见，好发于20~40岁，多见于肌锥内，多为单发。临床表现为缓慢进行性眼球突出，是引起眼球突出的第二位原因。由于海绵状血管瘤具有完整的包膜，通常与周围组织无明显的粘连，大多经结膜入路手术即可将肿物完整摘除，所以术前定性诊断特别重要。

（一）临床表现

1. 多数患者肿瘤发生在眶深部或肌锥内，表现为成人时期的单侧缓慢进展的眼球突出。发生在眶前部或眶周可致眼球移位，可在眶周扪及软性肿物，光滑，边界清，无触痛，可推动。

2. 肿瘤体积过小或发生部位较深，可无任何症状，常在查体行头部CT时发现眶内占位而就诊。

3. 缓慢视力下降可因肿瘤压迫眼球后极部，眼轴缩短，引起远视和散光。肿瘤发生在眶尖，长期压迫视神经导致原发性视神经萎缩。

4. 肿瘤过大可导致眼球运动受限，出现复视。

5. 眶压与肿瘤体积、发生位置有关，一般眶压增高。按压眼球有弹性阻力。

（二）影像学表现

1. 超声　由于海绵状血管瘤由许多血管窦及纤维隔构成，A超表现为肿瘤波峰较高，内反射成中、高波，高、低反射均匀交替，呈中等的声衰减，可显示特征性45°κ角；B超图像较典型，表现为圆形或类圆形的规则肿块，内回声光点多且分布均匀，声衰减少并有轻度可压缩性等特点，可以较精确地反映瘤体。但由于超声波穿透力较弱，每幅图像只显示一个有限的层面，不能很好地提供肿瘤的空间位置，定位诊断作用局限。

2. 彩色多普勒超声　彩色多普勒超声示眼眶海绵状血管瘤内部无明确血流信号，能量图可显示肿物内部有低速星点状血流信号。

3. CT　CT扫描能明确显示肿瘤存在，肿瘤在眼眶内的位置关系显示良好，且能通过眶尖有透明三角区判断肿瘤与周围组织有无粘连，同时能反映颅内情况。大多数海绵状血管瘤表现为类圆形实质性肿块，肿块边缘可欠规则或呈分叶状，一般边界清楚和光滑。肿块大多位于肌锥内，可致眼球突出和视神经受压移位。少数肿瘤内可见小圆形高密度钙化影。视神经管一般无扩大，眶骨呈受压改变，边缘锐利、硬化。CT动态增强扫描可显示渐进性强化征象。

4. MRI　MRI能直接形成水平、矢状及冠状位图像，因而定位诊断精确。MRI为多参数成像，根据视神经、眶脂肪和海绵状血管瘤之间的信号强度不同，能清楚分辨三者的关系，尤其是明确肿瘤与视神经的关系，对选择手术进路关系重大。MRI平扫海绵状血管瘤在T_1WI上与眼外肌呈等信号或略低信号，T_2WI上为高或较高信号，与玻璃体信号相等，信号均匀。MRI 动态增强扫描也可明确显示渐进性强化征象。

（三）病理学特征

海绵状血管瘤为先天性错构瘤，肿瘤由大小不等的血管窦及纤维间隔构成，表面有完整的包膜，且不易与周围组织粘连。与其他良性肿瘤的囊膜不同，海绵状血管瘤的包膜是血管窦间纤维结缔组织向外延续形成的，为肿瘤本身的一部分，不能与肿瘤实质分离。海绵状血管瘤可因牵拉压迫，瘤内血液排出，体积缩小，质地变软。

海绵状血管瘤与体动脉无明显联系，只借助于细小滋养动脉与瘤内血管沟通，导出静脉也很细。

讨　论

以往对于球后眶深部的眶内肿瘤，由于缺乏术前定性诊断，多采用外侧开眶术摘除肿瘤。随着医学影像学的发展和人们对肿瘤组织病理学的认识，对于许多眶内肿瘤术前不仅可以做出定位诊断，还可以做出明确的定性诊断。这对于手术进路的选择具有重要的意义。现代眶内肿瘤摘除的手术方式和麻醉方式的选择，主要是由肿瘤的性质决定的，而不是完全由肿瘤的位置决定的。

原则上对海绵状血管瘤的治疗是手术切除，但因其增长缓慢，不发生恶变，一些小的海绵状血管瘤在视力正常和不影响美容的情况下，不必过于积极切除，可密切观察。在临床上多数病例就诊较晚，症状和体征明显，需外科治疗。对于手术进路的选择有不同意见：传统的看法是以肿瘤的位置确定手术方式，对于位于眼球以后的患者均采用外侧开眶术，暴露肿瘤后，予以摘除；现代学者则强调结膜进路，认为此肿瘤包膜完整，易于剥离，单纯的结膜切口可满意地将肿瘤切除，以上两种意见均有其正确和不完全妥当的方面。在手术之前，首先确定组织学诊断，对有经验的医生来说，A 超、B 超和多普勒超声检查几乎可以无误地识别出海绵状血管瘤；其次根据 CT 图像选择手术进路，凡病变位于眶尖，该部分缺乏透明三角区和眼眶有多个肿瘤者采用外侧进路为宜。因肿瘤原发于眶尖狭小的解剖空间内，与视神经、眼外肌和骨膜粘连，而这一部位集中了眶内多种重要结构，往往需要宽大的手术野直视下操作。如外侧开眶仍有困难，可穿刺肿瘤穿破囊膜，放出血液使肿瘤萎缩，便于观察深部结构。如一眶有多个肿瘤，肿瘤大小不等，小的直径只有 5mm，也需要宽敞的手术野，便于探查，以免遗漏。对于 CT 图像上保留眶尖透明区，肿瘤虽然深在，说明与周围结构较少粘连，结膜进路，只需暴露肿瘤前部，在多数情况下，不必分离肿瘤的周围及后部，便可用组织钳拖出，这是一种较为安全、并发症较少且术后反应轻的摘取方法。肿瘤位于视神经外侧和下侧，可采用下穹隆结膜切口，必要时外眦切开；肿瘤位于视神经内侧及内上方者，可采用内上结膜切口，摘除肿瘤。

本病例中的患者，眼球高度突出，球后肿瘤符合典型的海绵状血管瘤 A 超、B 超的特征性表现，术前可确诊为海绵状血管瘤。CT 示肿瘤较大，位于球后肌锥内，眶内侧壁虽受压变形，但眶尖部透明三角区仍存在，所以选择下穹隆结膜进路成功摘取约 4.5cm×3.0cm 肿瘤（图 8-5）。术后不影响患者的美容和外观。

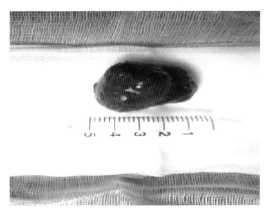

图 8-5　手术切除海绵状血管瘤外形图

目前对眶内肿瘤的诊断，大多数的医生习惯采用 CT、MRI 检查，而忽视 A 超、B 超及 CDI 的检查，所以在术前很难对海绵状血管瘤做出定性诊断。肿瘤摘除多采用全麻、外侧开眶术，不仅影响患者的外观和美容，还给患者造成不必要的风险、创伤和经济负担。因此对疑似海绵状血管瘤的病例，眼科医生应常规行 A 超、B 超检查，这对于肿瘤的定性诊断和麻醉方式、手术方法的选择，都有极其重要的意义。

（哈尔滨医科大学附属第一医院眼科医院　郭　庆）

参考文献

[1] Henderson JW. Orbital Tumors. 3rd ed[M]. New York: Raven Press, 1994, 95–100.

[2] Forbes G. Vascular lesions in the orbit[J]. Neuroimaging Clin N Am, 1996, 6: 113–122.

[3] 兰宝森. 中华影像医学头颈部卷. 北京: 人民卫生出版社, 2002, 73–74.

[4] 宋国祥. 眼眶肿瘤的超声显像[J]. 中华眼科杂志, 1983, 19(1): 39–40.

[5] 颜建华, 韩姬, 吴中耀, 等. 眼眶海绵状血管瘤的CT和彩色多普勒超声诊断分析[J]. 中国实用眼科杂志, 2003, 21(10): 787–789.

9. 额窦囊肿

病例报告

患者，男，48岁。自诉右上睑内侧发现肿物1年余，曾于当地医院抗感染治疗，症状一度好转，近3个月肿物增长显著，伴疼痛、视物重影，为求明确诊治来我院就诊。眼科查体：右眼视力1.0，左眼视力1.0，右眼眶缘内上方可触及一软性肿物，边界欠清，压痛（＋），右眼向前下方突出移位，内转、上转均受限，双眼向左、向上方注视复像明显，右眼内无异常，左眼未见明显异常。辅助检查：眼眶CT（图9-1和图9-2）示右额部大范围骨质缺损，窦腔扩大，病变起源于额窦，密度高、均质，向下扩展至眼眶，向上累及颅前窝；头颅三维CT（图9-3和图9-4）示右眼眶上壁即颅前窝底部骨质缺损。

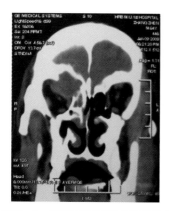

图9-1 眼眶CT图像（冠状位）

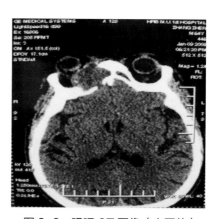

图9-2 眼眶CT图像（水平位）

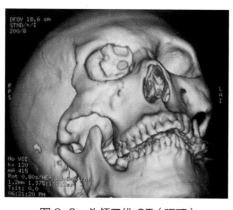

图9-3 头颅三维CT（眶顶）

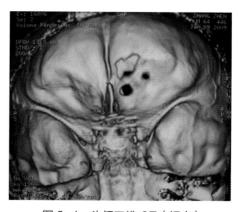

图9-4 头颅三维CT（颅底）

疾病介绍

眶内囊肿比较常见，如皮样囊肿、黏液囊肿、畸胎瘤、移植性囊肿、单纯囊肿等，其共同特征是液体腔周围有细胞衬里。对于部位相同的囊肿，其临床表现和影像显示也大致类同。

黏液囊肿是眶内常见占位病变，多原发于鼻窦，蔓延至眶内。额窦最多见，其次是筛窦，偶见于上颌窦和蝶窦，原发于眶内甚为罕见。黏液囊肿可继发感染，称为黏液脓肿。

（一）发病机制

额窦囊肿是起源于鼻窦缓慢进展的慢性病变，病因与正常鼻窦骨的阻塞及分泌性上皮细胞滞留有关，其持续产生黏液填充于正常的通气空间，对周围骨组织产生压力，导致正常间隔消失、鼻窦膨胀、骨壁吸收变薄，最终进入邻近的眼眶、鼻咽或颅窝。窦内衬里为呼吸道上皮，可萎缩，正常的纤毛及杯状细胞丢失，由纤维包膜代替。大部分囊肿的内容物为淡黄色黏液物质，少数感染形成脓性内容物，但由于抗生素的应用，这种情况越来越少。

额窦囊肿常见的病因是炎症，其他原因包括骨折、骨瘤、息肉、鼻中隔偏曲、黏液潴留囊肿和先天性窦口狭小。

（二）病理变化

正常鼻窦黏膜为假性复层纤毛柱状上皮，囊内压力增大，使细胞变为骰状，并失去纤毛，外绕以结缔组织，并有慢性炎性细胞浸润。囊内充满黏液，根据病程长短，黏液稠度及颜色不同。病程较短黏液稀薄，灰白色，病程较长黏液浓厚，甚至成为蜡样固体状，色棕黄或棕黑色。继发感染后黏液变为黏脓液。

（三）临床表现

额窦囊肿多见于成年人，有长期慢性鼻窦炎病史，病程发展缓慢。当其局限于鼻窦时缺乏症状或体征仅有轻微头痛，囊肿增大时出现局部胀感、疼痛等症状。较大时窦壁菲薄扩张，压之如蛋壳或乒乓球样感觉。囊肿可向鼻腔破裂，间断溢出多量黏液，症状和体征暂时缓解。如发生急性感染，则出现红、肿、热、痛等局部炎症反应，甚至恶寒、发热等全身表现。多数患者在囊肿侵入眼眶后才引起注意，眼部表现因囊肿原发部位不同而异。因囊肿压迫，眼球向外下方突出移位。眶内侧或内上象限扪及软性肿物，眼球向内上方转动受限。囊肿压迫眼球，引起屈光不正及视力减退。由于囊肿的压迫和炎症反应，可导致眼眶骨膜下血肿，加重眼球突出和移位。额窦巨大黏液囊肿可使颅腔、鼻窦、眼眶沟通脑搏动传递至眼球，引起搏动性眼球突出。此外，额窦囊肿可引起第Ⅲ对脑神经麻痹。

（四）影像学检查

1. X 线摄影　X 线检查常发现患侧鼻窦影混浊，窦腔扩大。

2. 超声检查　额窦囊肿具有囊性肿物在超声上的典型表现。B 超显示病变通常位于眼眶上方或内侧，病变形状为圆形或椭圆形或不规则形占位病变，内回声很弱。囊肿后界可能光滑或不规则，眼旁扫描时可发现眶内上方或内侧有较大的囊性肿物。A超显示典型的囊性肿物图像，体积较大、低内反射、衰减不明显，病变边界清楚，进出囊肿波峰很高。超声显示的囊肿内回声或反射根据病变内容不同而稍有差异：如为密度一致的黏液超声显示为无回声或液平段；如内有成团的脓液或黏液中混有其他有形成分，则超声显示弱回声。

3. CT 扫描　可见病变起源于额窦，窦腔扩大，密度增高，均质，冠状 CT 更能显示病变与眼眶的关系。窦壁因慢性压迫常常消失，囊肿侵及眶内，致眶内结构移位。如囊内液体经破裂的眼眶骨膜进入眼眶，则出现眼眶脓肿或蜂窝织炎症状和影像学表现。额窦囊肿病变向眶上方侵及，可使颅前窝底部骨质吸收缺损，造成眶颅沟通，三维 CT 可更好地反映颅前窝底部骨质缺损的程度。

4. MRI　病变的不同时期可有不同的信号强度。开始病变因黏液内有大量水分，T_1WI 为中低信号，T_2WI 为高信号。在慢性期蛋白浓缩增加水分逐渐吸收，囊肿在 T_1WI 和 T_2WI 为高信号，时间更长的病变 T_1WI 和 T_2WI 均为低信号。如果是黏液脓肿，感染成分黏度增加，导致 T_1 缩短，囊肿本身无增强现象，而囊壁则有信号增强。

（五）诊断

除典型的临床表现，黏液囊肿的诊断主要依靠影像学检查和穿刺抽出黏液，尤其 CT 扫描检查更具诊断价值。

在鉴别诊断方面要注意额窦囊肿与眼眶肿瘤和皮样囊肿相鉴别。眼眶肿瘤原发于眶内，质硬，眼球移位较早。皮样囊肿虽也可发生于眼眶鼻上方，但很少发生疼痛，鼻窦正常和眶壁完整。

（六）治疗

治疗以手术为主，完整地切除囊肿，重建正常的引流或闭塞鼻窦。最好的手术处理是通过眉区在内上眶缘和骨膜反折之间做内上侧开眶术切口，切除囊肿引流，或窦腔填以蘸有稀碘酒的吸收性明胶海绵，最后纤维化。囊膜要完全切除，变性骨质亦要除去，同时务必剜除鼻窦中内容物，需与鼻腔之间打通并放置引流。操作技术随囊肿部位而做必要的变化。若是囊肿与硬脑膜粘连，须小心处理硬脑膜，避免严重的并发症。术前和术后要给予广谱抗生素以避免继发性感染。

讨　论

额窦是囊肿性疾患较多发的部位。临床上，在向眶内和颅内进展的鼻窦囊肿中，以额窦囊肿最为多见，其原因之一是额窦的生理位置距眼眶和颅脑最为接近，其二是额窦向鼻腔所开放的管道鼻额管呈细长状，最易受鼻腔内病理变化的影响，并容易阻塞而在额窦形成囊肿性疾病。一旦囊肿在额窦形成，因其张力的关系，极容易压迫周围薄弱部骨质而向邻近器官进展，导致邻近器官受累，并出现相应的症状及体征。在临床上应引起高度重视。

本例患者由于病程较长，具有典型的额窦囊肿的临床表现和 CT 表现，右眼眶缘内上方可触及一软性肿物，压痛（＋），右眼向前下方突出移位，内转、上转均受限，双眼向左、向上方注视复像明显。眼眶冠状 CT 示病变起源于额窦，右额部大范围骨质缺损，窦腔扩大，病变密度增高，均质，向下扩展至眼眶；水平 CT 示病变与颅内沟通；三维 CT 更可清晰显示颅前窝底部骨质缺损的形态与程度。

额窦囊肿以手术治疗为主。本病例采取眉区内上眶缘开眶切口，充分暴露囊肿，用注射器抽吸囊内容物，见囊内容物呈清黄色稀薄液体，摘除囊壁时见上方囊壁与硬脑膜粘连，小心剥离摘除囊膜后用碘酒烧灼。庆大霉素生理盐水冲洗术野，速即纱填塞骨质缺损区，逐层缝合伤口。术后抗感染治疗。

与颅内沟通的额窦巨大囊肿在眼科临床较为少见，本病例旨在提示眼科医生对此病有一完整认识，以能够安全、正确地进行治疗。首先不要忽视眼部症状，尤其有眶内上方触及肿物，眼球向前下方突出移位者，要考虑到额窦囊肿的可能性。常规行眼眶 CT 检查，尤其是冠状位 CT 检查，必要时行三维 CT 检查，以明确额窦囊肿的诊断及病变与眼眶及颅脑的关系，为安全的手术治疗提供必要的依据。术中可用注射器刺破囊肿，抽吸大部分囊内容物，以更好地暴露视野。囊壁必须完全摘除，如遇囊壁与硬脑膜粘连时，应小心仔细地剥离；粘连严重时，不可强行剥离，可用高频电凝进行烧灼，碘酒烧灼，使囊壁细胞坏死，避免硬脑膜破裂形成脑脊液漏及囊肿复发。为防止术野污染，尤其当脓性囊肿时，要彻底清理脓性分泌物，并反复用抗生素生理盐水冲洗术野，避免术后眶内及颅内感染的发生。颅底、眼眶有骨破坏时，应及时予以填充修补，根据大小可用自身骨、骨泥、肌肉块、颞肌筋膜等材料。窦腔填以蘸有稀碘酒的吸收性明胶海绵或速即纱，最后纤维化。术后要给予广谱抗生素以避免继发性感染。额窦囊肿经彻底切除治疗后，眼球突出和移位可逐渐消失，一般预后良好，但亦有额窦囊肿术后复发的病例报道。

（哈尔滨医科大学附属第一医院眼科医院　郭　庆）

参考文献

[1] 刘家琦, 李凤鸣. 实用眼科学[M]. 北京: 人民卫生出版社, 2005, 569–570.

[2] 吴中耀. 现代眼肿瘤眼眶病学[M]. 北京: 人民军医出版社, 2002, 309–311; 570–573.

[3] 宋国祥. 眼眶病学[M]. 北京: 人民卫生出版社, 1999, 123–125.

[4] 郑中立. 耳鼻咽喉科治疗学[M]. 北京: 人民卫生出版社, 2002, 176–177.

10. 颈动脉-海绵窦瘘

病例报告

患者，男，49 岁。左眼红肿伴眼球突出 3 个月，曾于当地医院就诊，考虑为炎性假瘤，治疗无好转而来我院。询问病史，患者于 6 个月前曾有头面部外伤史，并伴有头痛、耳鸣症状。眼科检查：右眼视力 1.0，左眼视力 0.8，左眼睑轻度水肿，球结膜血管迂曲扩张，屈光介质透明，眼底视网膜静脉轻度扩张，视盘轻度水肿，右眼球突出度 13mm，左眼球突出度 16mm。左眼球外转受限，眼球搏动（＋），眶前区可闻及血管杂音（图 10-1 和图 10-2）。右眼未见异常。

辅助检查：眼压，右眼 16mmHg，左眼 23mmHg；B 超检查，左眼球后视神经与上直肌之间可探及一类圆形无回声区及管型或腊肠样无回声区，测内径 4.1mm，左眼眼外肌轻度肿胀，视神经略增宽（图 10-3 和图 10-4）；CT 检查示左眼球突出，眼上静脉明显增粗、扭曲，眼外肌轻度肿胀；CT 增强扫描示左眼眼上静脉扩张强化明显，左侧海绵窦扩大、外膨（图 10-5）。

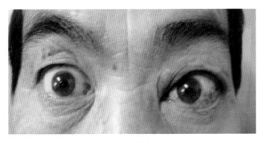

图 10-1　患者正面图

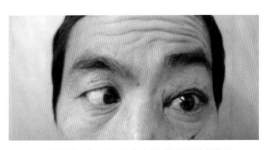

图 10-2　患者向左注视的面部外观

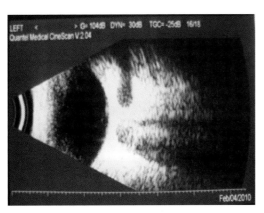

图 10-3　左眼 B 超图像 1

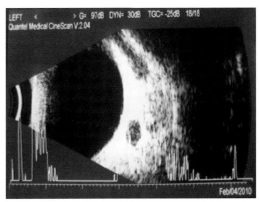

图 10-4　左眼 B 超图像 2

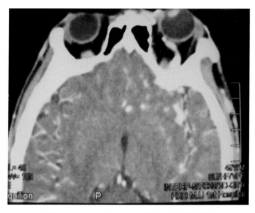

图 10-5　眼眶 CT 增强扫描图像

疾病介绍

颈动脉－海绵窦瘘（CCF）是颈内动脉海绵窦段或分支及海绵窦周围颈外动脉硬脑膜小分支破裂，与海绵窦之间形成异常的动静脉沟通。

（一）海绵窦的解剖特点

海绵窦位于蝶骨的两侧，硬脑膜的脑膜层和骨膜层之间，是由静脉扩张形成的窦状结构，左右各一。海绵窦的前面接受来自眶内的眼上静脉和眼下静脉，从眶内、眼内及面部静脉血入颈内静脉。颈内动脉经颞骨岩部的颈内动脉管入颅后，在蝶骨体的侧面进入海绵窦内，从海绵窦前上方穿出。海绵窦的外侧壁，自上而下排列着动眼神经、滑车神经、展神经、三叉神经眼支及上颌支（图 10-6）。

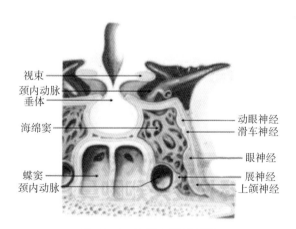

图 10-6　海绵窦的解剖图

（二）CCF 的常见原因

一种为自发性 CCF，主要原因有如下几种。

1. 先天性动脉发育异常

（1）海绵窦段颈内动脉或其分支动脉瘤破裂。

（2）原始三叉动脉的动脉瘤破裂。

（3）Ehler-Danlos 综合征，为一种家族性遗传性疾病，其特点为皮肤和其他组织脆弱，颈内动脉海绵窦段血管壁薄弱，易引起颈内动脉撕裂而发生海绵窦瘘。

2. 动脉粥样硬化破裂出血，血液经颈内动脉进入海绵窦。

3. 海绵窦周围硬脑膜动静脉畸形在 50~60 岁的女性中多见，但亦有在妊娠期出现自发性 CCF，而且多发生在妊娠后期，可能与妊娠性高血压有关。

4. 血管炎症颈内动脉炎破裂或海绵窦炎症引起动脉破裂。

另一种为外伤性 CCF。

1. 颅脑外伤性 CCF：男性发生颅脑外伤的概率高于女性，故以男性多见。而发生 CCF 的概率约占颅脑外伤的 2.5%。主要原因为以下几种。

（1）颅脑外伤时颅底骨折撕破颈内动脉或其分支。

（2）骨折碎片刺破颈内动脉。

（3）颈内动脉壁挫伤导致动脉破裂。

2. 火器伤直接损伤颈内动脉海绵窦段的动脉壁。

3. 医源性创伤：

（1）血管内治疗，颈内动脉虹吸部狭窄球囊扩张成形术。

（2）针刺或射频治疗三叉神经痛，损伤了颈内动脉。

（3）垂体瘤经口鼻窦入路切除术。

（三）CCF 的分型

分为直接瘘、间接瘘和混合瘘三大类型。

1. 直接瘘为颈内动脉与海绵窦之间直接形成异常沟通，通常称之为 A 型，多见于外伤患者。

2. 间接瘘为海绵窦段颈内动脉小分支、海绵窦周围硬脑膜小分支或两者同时存在与海绵窦沟通，又可将其分为 B、C、D 型瘘。B 型瘘为海绵窦周围颈内动脉小分支破裂与海绵窦沟通，此型较少见。C 型瘘为海绵窦周围颈外动脉硬脑膜小分支与海绵窦相通，又称之为硬脑膜型海绵窦瘘。D 型瘘为上述两种情况同时存在。

间接瘘起病以自发性为主，男女发生率之比为 1 : 3，亦可见于颅脑损伤后，颈内动脉海绵窦段的小分支受到损伤时。

3. 混合型瘘为直接瘘和间接瘘同时存在。

（四）CCF 的临床表现

CCF 的临床表现基本相似，只是程度不同。主要与海绵窦充血、压力增高以及静脉引流方向有关。

1. 头痛常见，可能与硬脑膜受牵拉或三叉神经受压有关。

2. 搏动性突眼，一般由颈内动脉流入海绵窦的血液以眼静脉为主要出路，脑静脉没有瓣膜，不能阻止海绵窦的血液逆流入各静脉，加以动脉压高于静脉压，遂使各静脉扩张。当回流静脉主要为患侧的眼上、下静脉时，临床主要表现为该侧的眼球明显突出，可见到与脉搏同步的搏动。如果环窦发达，瘘口则亦大，一侧的 CCF

的动脉血可向双侧海绵窦、眼静脉引流，最终可导致双侧搏动性突眼。

3. 血管性杂音，直接瘘和约半数的间接瘘患者可不同程度地听到颅内连续性隆隆样杂音，其频率与心搏动一致。本症常是患者最难以忍受的症状，压迫同侧颈动脉可使杂音消失或减轻。引流静脉的方向不同，在患者的眼眶周围、额部、颞部、耳后听到的杂音的强度亦不同。眼眶部触诊可有震颤。

4. 球结膜水肿和充血，颈内动脉的血液直接流入海绵窦，海绵窦压力增高，向眼静脉引流，导致球结膜的静脉动脉化及静脉扩张，眼静脉回流不畅，组织液吸收不良引起眼球结膜水肿和充血，通常称之为红眼，重者眼睑外翻。

5. 眼球运动障碍，与展神经、滑车神经及动眼神经受压有关。以展神经受累多见，其次为动眼神经。球结膜水肿充血可机械性的影响眼球活动，是眼球运动受限的又一因素，最终导致患者出现复视。

6. 视力减退，主要原因为眼动脉压力低而眼静脉压力高，导致眼球血流灌注不足而引起眼球缺血。因面静脉侧支循环建立不全，致使眶内压急剧升高，患者疼痛难忍，如不及时治疗视力将在1周内迅速下降致失明，并且常是不可逆性的。此外，怒张的静脉阻塞巩膜静脉窦管可引起眼压增高，扩张的静脉压迫视神经可引起视神经萎缩，眼球后压力增高使眼球变扁以及长期突眼发生角膜溃疡和球结膜炎等。

7. 神经系统功能障碍及蛛网膜下隙出血，当引流静脉向皮层静脉引流时，引起脑皮质局部静脉淤血，可产生精神障碍、抽搐或偏瘫失语等。皮层表面静脉高压怒张，周围缺乏保护支架，也可发生硬膜下或蛛网膜下隙出血，少数患者可因颅内出血而死亡。

除上述症状外，部分患者可出现鼻出血，少量鼻出血不会危及生命，大量鼻出血能致死。

讨 论

本病例患者球结膜血管高度迂曲扩张，呈螺丝状，色深红。血管的排列以角膜缘为中心，呈放射状，自角膜缘开始，弯弯曲曲至穹隆部消失。具有典型的红眼表现。这种红眼的特殊样式不同于一般的结膜充血和睫状充血，在其他疾病少见。眼科医生往往根据这种血管改变得出正确诊断。红眼是颈动脉－海绵窦瘘最常见的临床表现，且均为第一个症状。红眼的发生是逐渐的，很难确定其开始日期，一般2~3周或以后达到高峰。血管的颜色较一般静脉充血为淡，这是由于血管内充满动脉血的缘故。

正常眼部B超、CT检查，眼上静脉多不显示影像，偶可见到眼上静脉影，但均较细，通常直径不超过3.5mm。本病例B超检查表现为左眼球后视神经与上直肌之间可探及一类圆形无回声区及管型或腊肠样无回声区，测内径4.1mm，该无回声区与心脏同步搏动，压迫同侧颈动脉时，无回声区及其搏动消失，左眼眼外肌轻度肿胀，视神经略增宽。CT检查表现为左眼球突出，眼上静脉明显增粗、扭曲，眼外肌轻度肿胀。CT 增强扫描示左眼眼上静脉扩张强化明显，左侧海绵窦扩大、外膨，可明确颈动脉－海绵窦瘘的诊断。

本病例患者有明确的头面外伤史，可诊断为外伤性颈动脉－海绵窦瘘。本病例患者眼球突出较明显，同时伴有与动脉同步的搏动，眶前区可闻及明显的血管杂音，这种杂音主客观都能听到，患者有吹风样耳鸣症状。患者的患眼外转受限是因展神经与颈内动脉毗邻最近，当海绵窦压力增高时，展神经首先受累所致。因此，本病例可进一步诊断为外伤性颈内动脉－海绵窦瘘（A 型、直接瘘、高流瘘）。如为小血管破裂的低流量瘘，则眼球搏动和血管杂音、眼球运动障碍均不明显。

还有一些疾病可引起眼上静脉扩张、突眼，应与颈动脉－海绵窦瘘进行鉴别。如 Graves 眼病、眼眶肿瘤、血管畸形、海绵窦栓塞、炎性假瘤等，但上述疾病以一种改变为主，而不同时具备颈动脉－海绵窦瘘的多种表现，

1. 如 Graves 眼病以突眼伴眼肌梭形肿胀为主，多为双侧，眼上静脉扩张常较轻或无。

2. 眼眶肿瘤引起眼上静脉扩张不如肿瘤本身明显，由于为压迫引起，海绵窦扩张不显著。

3. 血管畸形引起的眼上静脉扩张和突眼常较明显，CT 增强扫描可见扭曲成团的血管性团块，可有眼眶骨壁破坏，有时可延及颅内，可应用 CT 增强扫描鉴别。总之，对突眼的患者进行影像学检查，具有眼球突出、眼上静脉扩张、眼肌肥厚、眶内软组织肿胀及海绵窦增大等改变时，结合临床表现不难做出颈动脉－海绵窦瘘的诊断。

低流量颈动脉－海绵窦瘘可自发痊愈，高流量瘘一般需要治疗，且以手术治疗为主。主要有颈动脉压迫、颈部动脉结扎、海绵窦孤立术、游离肌块栓塞、介入性栓塞术等。

（哈尔滨医科大学附属第一医院眼科医院　郭　庆）

参考文献

[1] 赵东红. 外伤性颈内动脉海绵窦瘘临床观察[J]. 眼外伤职业眼病杂志, 2002, 24: 390–391.

[2] 李凤鸣. 眼科全书[M]. 北京: 人民卫生出版社, 1996, 3144–3146.

[3] AR Bizri, M Ajam, G Zaytoun, et al. Direct carotid cavernous fistula aftersubmucous resection of the nasal septum[J]. ORL J Otorhinolaryngol Relat Spec, 2008, 62(1): 49–52.

[4] 魏锐利, 马晓晔, 蔡季平, 等. 颈动脉海绵窦瘘致继发性青光眼分析[J]. 中国实用眼科杂志, 2009, 20(1): 66–67.

[5] F Calzo lari, L Ravalli. Spontaneous caro tid cavernous fistula: Correlations between clinical findings and venous drainage[J]. Radio lM ed (To rino), 1997, 93(4): 358–366.

[6] 马廉亭. 神经外科血管内治疗学[M]. 北京: 人民军医出版社, 2004, 127–130.

[7] Duke-Elder S. System of Ophthalmology[J], Henry Kimptom, London: 1961, Vol2: 474–479.

11. 先天性后巩膜扩张

病例报告

患者，女，11岁。自幼右眼视物不清，无眼红和眼痛病史，眼部未受外伤。足月顺产，无患此类疾病的家族史和遗传病史。全身检查正常。眼部检查：右眼视力0.04，左眼视力1.0，左眼检查未见异常，右眼结膜无充血，角膜透明，房水清，瞳孔圆，对光反应存在，玻璃体透明，眼底视盘区域边界不清，检眼镜向后调焦逐渐清楚，直至 –20D。此区域颜色发白，动静脉可辨，血管走行大致正常，此凹陷区的颞侧为黄斑区，未见中心凹光反射，此区域色素紊乱，视网膜血管走行正常，眼底无出血和渗出，右眼验光视力无提高，眼压测量，右眼 14mmHg，左眼 15mmHg。B 超检查示左眼基本正常，眼球后壁光滑。右眼球后壁视神经区域陷落如深井，井底为眼球壁（图 11-1）。A 超检查示双眼前节数据相似，无明显差别，眼轴长度有显著差别，右眼 29.09mm（图 11-2），左眼 22.82mm（图 11-3）。眼眶 CT 检查示左眼基本正常，右眼视神经区域向后扩张，如倒置的葫芦状，其顶部朝向眶尖（图 11-4）。

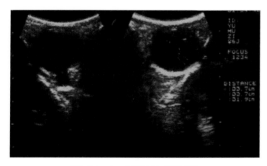

图 11-1 双眼 B 超图像

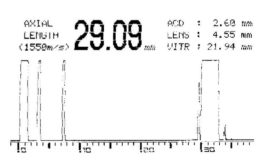

图 11-2 右眼 A 超图像

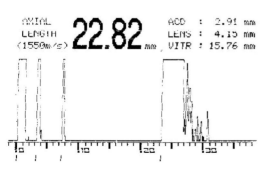

图 11-3 左眼 A 超图像

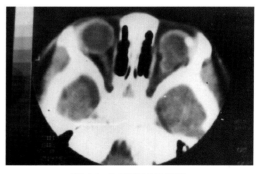

图 11-4 眼眶 CT 图像

疾病介绍

眼球壁分为 3 层，外层为纤维膜，该层主要是胶原纤维组织，由前部透明的角膜和后部乳白色的巩膜组成，坚韧的眼球壁保护眼内组织，维持眼球的形态。巩膜在纤维膜中占的比例较大，按面积计算，巩膜占纤维膜的 10/11。巩膜由致密的纤维组织组成坚韧而具有弹性的眼球外膜，小儿的巩膜较薄，可透见葡萄膜色调，稍呈蓝白色。巩膜的前部与角膜相接，在后部与视神经相接处分为内外两层，外 2/3 移行于视神经鞘膜，内 1/3 呈网眼状，称巩膜筛板，视神经纤维束由此处穿出眼球。

巩膜在组织学上分为 3 层，表层是上巩膜，它是覆盖巩膜表面的一层疏松的纤维组织和弹力组织，表面与眼球筋膜的疏松小带相连，深部逐渐致密移行到巩膜基质，浅层的巩膜血管较丰富。中间为实质层，它是巩膜的主要部分，其厚度占巩膜的绝大部分，由致密的纤维组织束构成，纤维束表面相互平行，内面相互交错，有的互相移行，束的内部含有大量弹性纤维，该纤维在赤道部、前部和后部分布较多。巩膜的内层是棕黑板层，它是脉络膜上腔的外壁，此层纤维束较柔弱，并含有多数弹性纤维及大量色素细胞，使巩膜内面为棕色。

巩膜的厚度因其部位和作用不同而异，后极部最厚，约 1mm，向前逐渐变薄，眼外肌附着处巩膜很薄，约为 0.3mm，视神经穿出眼球的筛板处不但巩膜薄，而且有许多小孔，是巩膜最薄弱的部位。

先天性巩膜扩张以以视盘为中心的周围巩膜扩张为主，包括视盘在内的后极部巩膜向后深度凹陷，凹陷区的边缘清楚，其周围有萎缩的脉络膜晕环，有时在环内暴露出白色巩膜。这种先天性异常并非眼组织缺损，主要是由于中胚叶形成眼球后极部致密巩膜的发育过程发生延误，这种先天性异常有时还发生在某些小眼球患者，也有时是先天性后巩膜扩张影响黄斑区或偏颞侧，视盘不受累及。

讨 论

巩膜组织的胚胎发育来源于中胚叶，在胚胎第 2 个月末，视杯周围的中胚层变致密，最先由眼肌附着处开始，向后进展，胚胎第 5 个月，巩膜发育完成。在巩膜胚胎发育过程中，由于某种原因使其发育延迟，眼球后极部的巩膜向后凹陷，如平滑地面出现深坑。先天性巩膜扩张属先天畸形，临床上非常少见，本病例自幼右眼视力不良，CT 和超声显示右眼视神经区域明显凹陷，其深度超过 6mm，该患儿临床诊断为先天性巩膜扩张，这种病理改变可能影响视网膜神经感觉层或神经纤维层发育，致使患儿视力低下。

应与本病相鉴别的是高度近视引起的后巩膜葡萄肿，这种疾病首先应是高度近视，疾病有缓慢进展过程，屈光度多在 –10D 以上，前房多较深，视盘较大，其周围多有弧形斑，眼底呈豹纹状，玻璃体腔扩大，某方位的巩膜向后隆起。

（哈尔滨爱尔眼科医院　张士元　哈尔滨医科大学附属第二医院　张中宇）

参考文献

[1] 李凤鸣. 眼科全书[M]. 北京: 人民卫生出版社, 1996, 131–132.

[2] 李凤鸣, 罗成仁. 眼的先天异常[M]. 北京: 人民卫生出版社, 1990, 72.

12. Thiel-Behnke角膜营养不良

病例报告

　　患者，女，35 岁。2002 年 2 月来我院眼科门诊就诊。患者双眼反复红，异物感 10 余年，近期加重。该患者曾在多家医院被诊断为病毒性角膜炎，药物治疗后症状缓解。眼科检查：右眼视力 0.8，左眼视力 0.8。双眼结膜轻度充血，睫状充血较轻，角膜上皮可见点状剥脱，伴有荧光素染色阳性，前弹力层呈蜂窝状混浊。其余未见异常。经详细询问得知患者家族是一个延续 5 代患有相同症状的家系，随后我们对此家系进行研究。经系谱调查和眼科检查发现，本家系 38 位成员中共有 14 例患者，均在不同医院、不同时间被诊断为病毒性角膜炎。该家系的遗传方式符合常染色体显性遗传（图 12-1）。采集到血样的 12 位家系成员中包括 10 例患者，2 位角膜正常者，其中男性患者 4 例，女性患者 6 例（表 12-1）。该家系的发病特点是双眼均受累，双眼角膜前弹力层呈蜂窝状混浊并伴有角膜上皮糜烂（图 12-2）。该家系患者角膜混浊形态完全一样，均有进行性发展。眼和全身未见其他异常。初步诊断为遗传性 Thiel-Behnke 角膜营养不良。

　　我们对家系成员进行了仔细的眼科检查，包括裂隙灯显微镜检查和眼底检查，详细调查家系成员之间的关系，在获得家系成员的同意并签署知情同意书后，对家系中的 10 例患者和 2 名正常者各抽取 5mL 外周血，通过盐析法提取基因组 DNA。

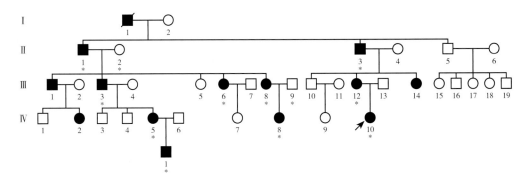

图 12-1　Thiel-Behnke 角膜营养不良家系图

　　□○■●，分别代表男性正常者，女性正常者，男性患者，女性患者；*，所示为获得 DNA 的家系成员；↗，所示为先证者

表 12-1　Thiel-Behnke 角膜营养不良家系中患者的临床资料

家系编号	性别	年龄（岁）	发病年龄（岁）	视力下降	异物感
Ⅱ 1	男	70	20	＋	＋
Ⅱ 3	男	67	18	＋	＋
Ⅲ 3	男	48	19	＋	－
Ⅲ 6	女	42	21	＋	＋
Ⅲ 8	女	39	17	＋	＋
Ⅲ 12	女	45	15	＋	＋
Ⅳ 5	女	26	18	＋	－
Ⅳ 8	女	25	16	＋	－
Ⅳ 10	女	23	19	＋	＋
Ⅴ 1	男	6	5	＋	＋

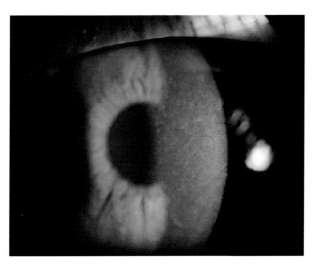

图 12-2　Thiel-Behnke 角膜营养不良家系中先证者 Ⅳ10 的左眼眼部裂隙灯显微镜照片

　　通过对 TGFBI 第 4、7、8、11、12 外显子扩增产物进行直接双向测序检测，其中第 4、7、8、11 外显子扩增产物序列未发现异常改变，而在 TGFBI 基因 1711 位发现 1 个 G → A 的改变，此改变位于基因的第 12 外显子内，导致编码蛋白质第 555 位的精氨酸被谷氨酰胺取代（R555Q）。这一序列的改变见于该家系所有受累成员，而家系其他正常个体均无此改变。所以，我们认为 TGFBI 基因 1711 位 G → A 的改变是一个与该家系角膜营养不良共分离的错义突变（图 12-3）。同时也证实了这个家系的诊断为 Thiel-Behnke 角膜营养不良。

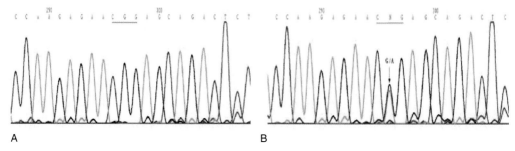

图 12-3　TGFBI 基因第 12 外显子的突变
（A）正常个体在基因 1711 位是 G 的纯合子。（B）受累个体为杂合子，如箭头所示出现了 1 个 G → A 的替换。

疾病介绍

　　Thiel-Behnke 角膜营养不良（CDTB），又称蜂窝状角膜营养不良、Bowman 层角膜营养不良Ⅱ型（CDBⅡ），眼部表现为位于 Bowman 层的蜂窝状混浊。CDTB 最初被描述为 Reis-Bücklers 角膜营养不良（CDRB），但在之后的报道中，其表型被重新列为 CDTB。有学者认为 Thiel-Behnke 角膜营养不良和 Reis-Bücklers 角膜营养不良是同一种疾病的两个不同名称。而 Kuchle 等认为这两者是截然不同的两种疾病，它们的角膜沉积物超微结构不同，Thiel-Behnke 角膜营养不良为卷曲纤维，而 Reis-Bücklers 角膜营养不良为杆状物。他们提出将二者分类为 CDB Ⅰ 和 CDB Ⅱ 两个亚型，CDB Ⅰ 为 Reis-Bücklers 角膜营养不良，CDB Ⅱ 为 Thiel-Behnke 角膜营养不良。Okada 等报道了 CDB Ⅰ 和 CDB Ⅱ 携带不同的突变基因，分别对应 R124L 和 R555Q。

　　随着分子遗传学和分子生物学技术的不断发展，包括角膜营养不良在内的许多遗传性疾病基因被定位，人们在其致病突变研究方面取得很大进展。TGFBI 基因，也称为 BIGH3 基因，已定位于人类染色体 5q31 区域，它的基因表达产物为 KE 蛋白，含有 683 个氨基酸，在许多的组织中都有所表达，并且在物种之间高度保守。KE 蛋白含有 1 个 N 末端分泌信号肽、4 个 140 个氨基酸重复区和 1 个位于 C 末端的 RGD 序列（arg-gly-asp motif）。RGD 序列在许多能够调节细胞黏附的细胞外基质蛋白中被发现，并且可以作为多个整联蛋白的配体识别序列。TGFBI 基因在人眼中表达的方式十分独特，几乎专有地在角膜上皮细胞和角膜基质细胞中被转录。本研究发现，TGFBI 基因的一个错义突变与一个延续 5 代家系 Thiel-Behnke 角膜营养不良共分离。

　　目前，确定与 TGFBI 基因相关的角膜营养不良有颗粒状角膜营养不良Ⅰ型（CDGG1）、格子状角膜营养不良Ⅰ型（CDL1）、格子状角膜营养不良Ⅲ A 型（CDL3A）、Avellino 角膜营养不良（ACD）、Reis-Bücklers 角膜营养不良（CDRB）和 Thiel-Behnke 角膜营养不良（CDTB）。

讨　论

通过对这个角膜营养不良家系进行候选基因 TGFBI 的突变筛查,在其外显子 12 发现 1 个 G → A 的点突变,此突变导致其所编码蛋白质第 555 位的精氨酸被谷氨酰胺取代（R555Q）,并且此突变与家系患者共分离。由此得出结论,此 Thiel-Behnke 角膜营养不良家系患者的角膜病变是由 TGFBI 基因 R555Q 突变引起的。这将有助于我们进一步研究角膜营养不良与致病基因的对应关系,并为研究角膜营养不良的发病机制奠定了坚实基础。在临床研究和基础研究方面都具有重要意义。

传统的角膜营养不良分类方法主要是根据裂隙灯显微镜和组织病理检查来进行分类,具有一定的主观性。而对于一些临床表现不典型者,很难诊断。随着对角膜营养不良致病基因和突变位点研究的不断进展,已经越来越趋向于根据相关基因突变对角膜营养不良进行分类。研究表明种族和个体遗传背景与突变有关,但我们研究的这个中国 Thiel-Behnke 角膜营养不良家系的患者与其他种族人具有相同的 R555Q 突变,并具有相同的发病机制。

（哈尔滨医科大学附属第二医院　齐艳华）

参考文献

[1] Munier FL, Frueh BE, Othenin-Girard P, et al. BIGH3 mutation spectrum in corneal dystrophies[M]. Invest Ophthalmol Vis Sci, 2002, 43(4): 949-954.

[2] Kuchle M, Green WR, Volcker HE. Reevaluation of corneal dystrophies of Bowman's layer and the anterior stroma (Reis-Bucklers and Thiel-Behnke types): a light and electron microscopic study of eight corneas and a review of the literature[J]. Cornea, 1995, 14(4): 333-354.

[3] Klintworth GK. Advances in the molecular genetics of corneal dystrophies. Am J Ophthalmol, 1999, 128(6): 747-754.

[4] Korvatska E, Munier FL, Djemai A, et al. Mutation hot spots in 5q31-linked corneal dystrophies[J]. Am J Hum Genet, 1998, 62(2): 320-324.

13. Reis-Bückler角膜营养不良

病例报告

病例1　患者Ⅱ1，女，56岁。约20年前开始反复出现眼红、疼痛、畏光、流泪等症状，视力逐渐下降。裂隙灯检查：左眼角膜中央上皮下和基质浅层可见地图状混浊（图13-1A），右眼可见边界清晰的灰白色地图状混浊，混浊累及角膜基质浅层及中层（图13-1B），双眼周边角膜透明。仔细询问家族史，发现父母为近亲结婚家庭，家族中多人具有相同症状，家系调查呈常染色体显性遗传（图13-2）。3代6个个体参与研究，其中包括4例患者与2名正常成员。

病例2　患者Ⅱ3，女，53岁，先证者的妹妹。该患者30岁左右开始出现反复发作的角膜上皮糜烂。裂隙灯检查：双眼角膜中央上皮下和基质浅层均可见不规则形状混浊，其间散在点状上皮下混浊（图13-1C和图13-1D）。

病例3　患者Ⅲ1和Ⅲ3，先证者的儿子，分别为33岁和31岁。无临床症状，但眼科检查可见双眼角膜中央上皮下散在细小的点状混浊，周边角膜透明，未见累及（图13-1E和图13-1F）。先证者的女儿Ⅲ7和孙女Ⅳ3眼部检查未见异常。虽然此家系反复发作的角膜上皮糜烂和角膜前基质的地图状混浊符合RBCD的临床特点，但患者发病年龄较晚，角膜病变累及基质中层，这与典型的RBCD又有所不符。因

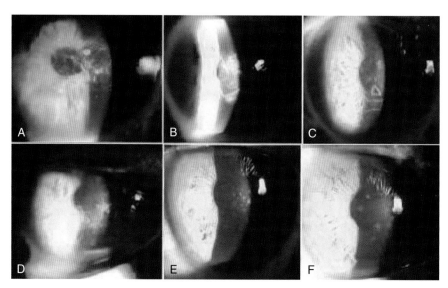

图13-1　Reis-Bückler角膜营养不良家系患者眼前节裂隙灯显微镜图像

（A）Ⅱ1左眼。（B）Ⅱ1右眼。（C）Ⅱ3右眼。（D）Ⅱ3左眼。（E）Ⅲ1左眼。（F）Ⅲ3右眼。

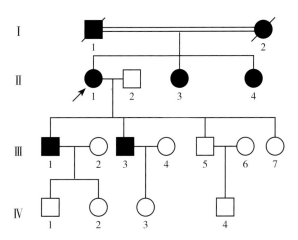

图 13-2　Reis-Bückler 角膜营养不良家系图（家系四）

方块和圆圈分别代表男性和女性，黑色和白色分别标记受累和未受累者，箭头所示个体为先证者

此，初步将其临床诊断为非典型 Reis-Bückler 角膜营养不良。

　　在取得所有家系受试者的知情同意的前提下，采集家系参与者和健康对照者的静脉全血各 10mL，提取其 DNA。通过直接测序法发现家系中 4 例患者均检测到 TGFBI 基因突变。基因序列分析显示 TGFBI 基因第 14 外显子的第 632 密码子第 2 个碱基呈杂合子点突变 G → A，导致甘氨酸突变为天冬氨酸。家系中健康成员和正常对照者均未检测到此突变存在。因此，确定该家系为 Reis-Bückler 角膜营养不良。

疾病介绍

　　Reis-Bückler 角膜营养不良（RBCD；MIM 608470）是一种较为罕见的常染色体显性遗传性疾病。1917 年，Reis 对其首先报道，随后 Bückler 又对其临床表现进行了详细的描述。该疾病常发生于儿童，无性别差异，主要累及 Bowman 层，以反复发作的角膜上皮糜烂、角膜前基质混浊和显著的视力损害为特征。与颗粒状角膜营养不良相比，Reis-Bückler 角膜营养不良的病情进展更快，其临床表现也更严重。光镜下可见上皮层为锯齿状结构，上皮细胞变性样改变。超微结构显示角膜上皮与前弹力层之间有大量胶原纤维增生，但病变一般不累及角膜后基质和内皮层。到目前为止，已报道的与 Reis-Bückler 角膜营养不良相关的突变类型有 R124L、G623D 和 Δf540。

讨　论

　　本病为双眼对称性角膜营养不良，男女发病率基本相等，一般发病年龄早，5 岁前即可发病，早期症状为畏光、流泪和磨痛感，角膜出现反复发作性上皮糜烂。症状持续数周，开始时每年发作 3~4 次，20 岁后发作次数减少，但视力下降，角膜知觉减退。本研究中，家系是一个临床表现不典型的角膜营养不良家系，所有成员均是汉族人。虽然其反复发作的角膜上皮糜烂和角膜前基质的地图状混浊符合 Reis-Bückler 角膜营养不良的临床特点，但患者发病年龄较晚，角膜病变累及基质中层，这与典型的 Reis-Bückler 角膜营养不良临床表现又有所不符，我们通过对这一角膜营养不良家系患者的基因突变分析，发现其与 TGFBI 基因的 G623D 突变相关。虽然 TGFBI 突变基因型与表现型之间有较好的相关性，但临床表型多种多样，家系间与家系内存在不同程度的差异，并具有一定的遗传异质性，有时同一突变位点也可导致不同类型的角膜营养不良。例如，G623D 突变基因型，目前发现其主要与 Reis-Bückler 角膜营养不良（RBCD）和格子状角膜营养不良 I / III A 型（CDL I / III A）相关。2009 年，Auw-Haedrich 等又报道了一个由 G623D 突变导致的角膜病变家系，依据患者的临床表现和组织病理学检查，将其诊断为 Salzmann 结节状角膜变性。

先证者的父母为近亲结婚，并且双方均为患者，这使子女患病的可能性增至75%，同时也提高了其子女纯合突变的可能性。TGFBI 基因检测结果：c.1915G > A，4例受检者的突变均为杂合型。虽然IV代中IV 1 和IV 2 目前发作的是角膜上皮糜烂，但其双眼角膜上皮下和基质浅层均可见地图状混浊，这与典型的 RBCD 临床表现相符。虽然患者发病年龄较晚，并且先证者右眼灰白色混浊累及角膜基质中层，但裂隙灯检查并未发现格子状线条沉积，角膜表面也未见纤维性结节样沉积物，且双眼对称性发病。结合患者的临床表现及基因突变分析，将这一由 G623D 突变导致的角膜营养不良诊断为临床表现不典型的 RBCD。

（哈尔滨医科大学附属第二医院　齐艳华）

参考文献

[1] Auw-Haedrich C, Agostini H, Clausen l, et al. A corneal dystrophy associated with transforming growth factor beta-induced Gly623 Asp mutation an amyloidogenic phenotype[M]. Ophthalmology, 2009, 116: 46-51.

[2] Liskova P, Klintworth GK, Bowling BL, et al. Phenotype associated with the H626P mutation and other changes in the TGFBI gene in Czech families[J]. Ophthalmic Res, 2008, 40: 105-108.

[3] Munier FL, Frueh BE, Othenin-Girard P, et al. BIGH3 mutation spectrum in corneal dystrophies[M]. Invest Ophtalmol Vis Sci, 2002, 43: 949-954.

[4] Aldave AJ, Rayner SA, King JA, et al. A unique corneal dystrophy of Bowman's layer and stroma associated with the Gly623Asp mutation in the transforming growth factor beta-induced (TGFBI) gene[M]. Opthalmology, 2005, 112: 1017-1022.

14. 格子状角膜营养不良

病例报告

患者，女，25岁。双眼视力减退5年，7年前双眼有时红、痛，出现畏光、流泪症状，曾经就诊，诊断为角膜炎，给予抗炎药物，效果不明显。1年发作数次，有时未曾用药自然好转。患者身体健康，眼部无外伤史。父母非近亲结婚，患者足月顺产，家族中没有患此种疾病者。眼科检查：右眼视力0.6，左眼视力0.5，双眼结膜无充血，角膜中央约5mm的视区内可见纤细条状病变，相互交叉，尚有一些点状病变散布中间，有的点在线状病变的两端，中央病变较密集，位于上皮下的前层基质内，角膜边缘无新生血管（图14-1），前房清，未见渗出物，虹膜纹理尚清，瞳孔圆，对光反应存在，晶状体透明，眼底略模糊，未见明显病变，验光未见异常。临床诊断为双眼格子状角膜营养不良。

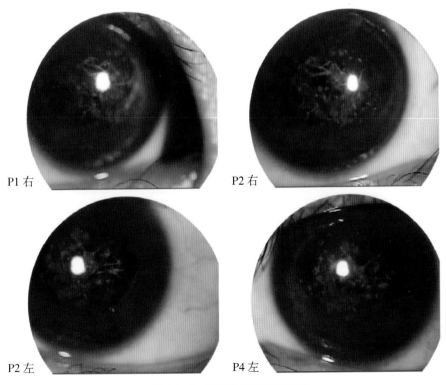

P1 右　　　　　　　　　　P2 右

P2 左　　　　　　　　　　P4 左

图 14-1　双眼角膜裂隙灯图像

上为右眼，下为左眼

疾病介绍

角膜营养不良是一组累及双眼，具有组织病理特征改变的遗传性疾病，角膜的损伤是原发病变，角膜病变区一般无炎症和新生血管。

格子状角膜营养不良是侵犯基质层病变，主要位于基质浅层和前弹力层。本病最早是 Biber（1890 年）发现，Haab（1899 年）和 Dimmer（1899 年）相继报道，Fuchs（1902 年）进一步证实本病有家族遗传倾向。

（一）病因

本病为常染色体显性遗传疾病，目前发现的基因突变除伴有全身病变的 II 型为第 9 号染色体突变外，其余均为第 5 号染色体长臂 3 区 1 带 BIGH3 基因不同外显子突变所致，包括外显子 4、11、12、14 等多个不同基因位点的突变。过去通常将本病分为 4 种不同类型，即 I、II、III、III A 型，目前随着对本病分子遗传学的深入研究，不断有新的 BIGH3 基因突变位点被发现，一些突变类型在临床特点、组织病理学特征、超微结构上均与传统分型有所不同，有时其表现介于两种类型之间，不能归属于任何一型。因此，这种情况的出现向传统分型方法提出了挑战。除了典型病例之外，尚有散发病例。

（二）临床表现

1. 格子状角膜营养不良 I 型　常染色体显性遗传，由于基因突变引起角膜淀粉样物质沉积，本型疾病常于 10~20 岁发病，双眼受累，表现为发作性眼红、眼痛、畏光、流泪，反复发作导致上皮糜烂。疾病早期上皮下点状混浊随着病情进展，角膜中央前 2/3 基质中出现半透明、分叉的具有折光性的纤细线条，相互交叉呈格子状，有的一端膨大，呈结节状，伸出数个细条，交织成网，病变位于中央，两眼对称。

2. 格子状角膜营养不良 II 型　常染色体显性遗传，由于基因突变引起天冬氨酸被天冬酰胺所取代，最终导致凝胶蛋白变性产物的释放、聚合并在全身沉积。角膜上皮糜烂的发生率低，常于 40 岁后发病，格子状线条数目少且细小，自角膜缘向中央延伸，累及周边部浅层及中层基质，角膜中央保持透明。全身表现包括：中枢神经和周围神经麻痹、皮肤干燥痒感、苔藓样淀粉样变性、皮肤松弛、口唇前凸及面具脸。

3. 格子状角膜营养不良 III 型　常染色体隐性遗传，基因突变引起角膜淀粉样物质沉积。角膜中基质层可见始于角膜缘线条，较粗大，有时角膜中央伴有结节状沉积物，其上皮下可见弥漫性混浊。角膜上皮通常完整，无新生血管。本型患者发病较晚，在 50~70 岁出现视力下降，双眼病程常不对称。患者无眼红、眼痛、流泪等症状，检查无角膜上皮糜烂。

4. 格子状角膜营养不良 III A 型　常染色体显性遗传，基因突变引起角膜基质淀粉样物质沉积。本型患者发病晚，视力受损起于 40~60 岁，多伴有角膜上皮糜烂，患者有眼红、眼痛、畏光、流泪等刺激症状，格子状线条起于角膜缘，位于中部和后部基质中，网状病变中可见结节状混浊物。

（三）治疗

1. 药物治疗　无症状者可观察病情变化。出现角膜上皮糜烂时，可给予抗生素眼药水、眼膏以预防感染，同时应用促进角膜上皮修复的药物，必要时可佩戴治疗性角膜接触镜，以减轻症状，促进角膜上皮愈合。

2. 手术治疗

（1）治疗性准分子激光角膜切削术（PTK）：适合角膜病变相对表浅的病例，应用193nm的准分子激光切削角膜表层部位的淀粉样沉积物，切削深度一般为110~140μm，切削直径通常为5.5~6.0mm。

（2）角膜移植：可行板层角膜移植和穿透性角膜移植。

讨　论

格子状角膜营养不良是一种双眼对称性角膜前基质出现网格状混浊、视力损害较重的遗传性角膜病变，较为肯定的是其为常染色体显性遗传，偶尔亦见散发病例。格子状角膜营养不良Ⅰ型在几种类型中较为常见，其发病年龄较早，在角膜中轴部位有轻度弥漫混浊，基质浅层和前弹力层出现分支状细条和点状结节，逐渐扩展增粗、增大，交织成网或带有结节的格子状，晚期瘢痕形成，角膜知觉减退，上皮糜烂症状逐渐消失。

格子状角膜营养不良Ⅰ型的病理改变表现为，光镜下上皮细胞层厚薄不一，排列不规则，前弹力层有断裂，角膜基质板层形态扭曲，在基质浅层上皮细胞层下有嗜伊红性梭形混浊物沉着，组织化学法显示此沉积物为淀粉样物质。电镜下上皮基底细胞退行性变，胞浆内有空泡形成，上皮基底膜变厚且不连续，半桥粒消失，前弹力层厚薄不一且有断裂。基质层角膜细胞减少，胞浆内空泡形成，细胞质的内质网及高尔基器扩大。经透射电镜观察，上皮下和基质层内的沉积物是由很多细胞外微细的高电子密度的纤丝组成。

角膜中的沉积物可能是由异常角膜细胞直接产生，但亦可能是异常角膜细胞释放溶酶体酶促使基质中胶原或氨基葡聚糖间接产生沉积物。

本文病例为年轻女性，20岁以前发病，有角膜刺激症状，双眼角膜病变对称，位于角膜中央，呈现一些纤细分叉条状病变，有的细条顶端有点状病变，这些病变在上皮下和基质浅层，角膜上无新生血管，本病临床诊断为格子状角膜营养不良Ⅰ型，未做基因检测，家族中无此类患者，属散发病例。需要与本病鉴别者是单纯疱疹性病毒性角膜炎的树枝状病变，后者多为单眼发病，病变部位可在角膜任何区域，多在中心旁边，为一条或数条树枝样病变，树枝条较粗，病变继续进展常形成地图状，临床上比较容易区别。

（哈尔滨爱尔眼科医院　张士元　苏大迎）

参考文献

[1] 董薇丽. 角膜格子状营养不良[M]. 国外医学眼科学分册, 2003, 27(3): 183–189.

[2] 李凤鸣. 眼科全书[M]. 北京: 人民卫生出版社, 1996, 1409–1410.

15. Terrien角膜边缘变性

病例报告

患者，男，24岁。9岁开始出现畏光流泪症状，5年前左眼视力逐渐下降。患眼无外伤史，无眼红眼痛病史，既往身体健康。眼科检查：右眼视力1.0，左眼视力0.12，右眼正常，左眼角膜中央光滑透明，角巩膜缘颞、下、鼻侧呈近环形混浊、浸润，如牙齿状排列，其间可见大量新生血管伸入，伴黄白色、点片状脂质沉着，有的呈结晶样反光（图15-1和图15-2），前房清，周深1CT，瞳孔圆，直径2.5~3.0mm，对光反应存在，晶状体、玻璃体无混浊，眼底未见异常改变，右眼正视，左眼：+1.5D/-5.5D×87°，矫正视力1.0；眼压测量：右眼14.7mmHg，左眼11.3mmHg；角膜内皮细胞计数（图15-3和图15-4），细胞密度：右眼3092.6/mm²，

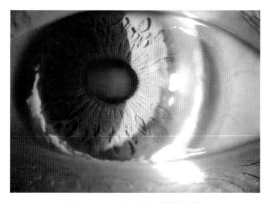

图 15-1 左眼眼前节图像

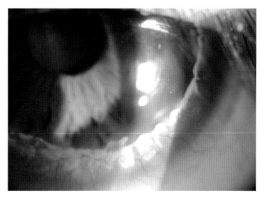

图 15-2 左眼角膜病变图像

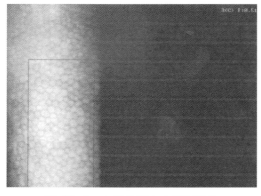

图 15-3 右眼角膜内皮细胞图像

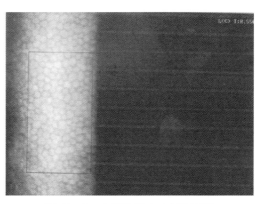

图 15-4 左眼角膜内皮细胞图像

左眼 2859.8/mm²。六角形细胞比例：右眼 52%，左眼 58%；角膜地形图检查与 1 年前图形无变化（图 15-5）：右眼 42.37D@90、41.87D@180，左眼 45.50D@166、39.25D@76。

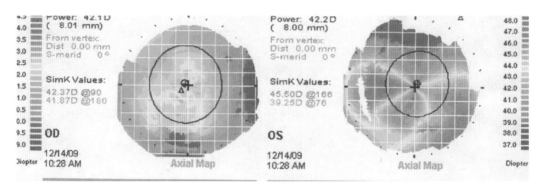

图 15-5 双眼角膜地形图图像

左侧为右眼，右侧为左眼

疾病介绍

Terrien 角膜边缘变性在 1900 年首次被 Terrien 所报道，主要表现为慢性、双侧性角膜边缘沟状变薄，角膜实质层萎缩，同时伴有角膜新生血管翳，晚期可形成局限性角膜葡萄肿，而最终导致以角膜穿孔为特征的慢性眼病。流行病学调查显示，男性发病率高于女性，中老年较多，但也有在儿童时发病的报道，其是一种严重危害视力的角膜病。

（一）病因

目前病因不明，可能与以下因素有关：①自身免疫性眼病，有些 Terrien 角膜边缘变性患者伴有全身的结缔组织病，如类风湿关节炎、系统性红斑狼疮等，对病变进行角膜组织学检查，可找出巨噬细胞、淋巴细胞等；②变性疾病，有些患者没有任何炎症过程，病理组织学检查仅显示角膜板层胶原纤维变性，且有脂质沉着；③炎症因素，根据电镜表现分为炎症型和非炎症型，炎症型为病灶区有淋巴、中性粒细胞浸润，纤维素样坏死，新生血管内有血栓形成，而非炎症型仅为角膜板层胶原变性样改变；④其他，有研究表明，本病与继发泪液成分的异常和某些金属量异常有关。

（二）临床表现

Terrien 角膜边缘变性通常双眼先后发病，病情进展缓慢，病程可 10~30 年，上方角膜缘是最常见的发病和穿孔部位，且较其他发病部位病情发展快。病灶与角膜缘平行且有一间距，如合并老年环，常在老年环的外侧，病变首先在周边角膜出现白色细点状实质层混浊，进而进行性沟状变薄，病变环形进展，有浅层新生血管自角膜缘伸入病变区，新生血管止端附近有黄白色点状和线状脂质沉着。变薄的角膜在正常眼压作用下可发生膨隆前突，这种现象多发生在上方角膜缘，发生于下方角膜缘者极为罕见。膨隆处后弹力层如破裂，可形成囊肿样角膜层间积液，部分患者的积液可在数月之后自行吸收，但有反复发生的倾向。变薄膨隆的角膜在外力作用下或自发角膜穿孔、虹膜嵌顿。

（三）治疗

由于本病的病因不明确，目前尚无有效的预防和控制病情发展的理想治疗方法。

1. 药物　局部应用糖皮质激素和非甾体抗炎药物，以缓解血管充血。

2. 手术　最有效的是全板层或部分板层角膜移植术。病灶切除联合角膜移植是安全有效的治疗方法。由于本病不累及角膜内皮，原则上以板层角膜移植术为首选，通过手术恢复病灶区角膜厚度，减少角膜散光，保存和提高视力。

讨　论

Terrien 角膜边缘变性是一种少见病，发病年龄是 10~70 岁，以中老年男性多见，约 2/3 的患者在 40 岁以前发病。本例患者为年轻男性，约在 14 岁发病，病程长达 10 年，呈渐进性视力下降，近几年加重。角膜病变范围与常见的上方发病不同，主要集中在鼻、下、颞侧环形混浊、浸润，新生血管翳及黄白色、点片状脂质沉着，患者为单眼患病，另一眼是否为迟发尚不可知，目前临床诊断为 Terrien 角膜边缘变性。

该患者目前病情稳定，与 1 年前角膜地形图对照，角膜曲率没有改变，角膜散光，散光轴在 76°，散光度数大于 6D，高屈光区颞下部范围大。角膜内皮细胞检查正常，六角形细胞所占比率较右眼略高。患眼矫正视力满意，能达到 1.0，患者对角膜移植术的一些并发症有所顾虑，故选择非手术治疗，局部滴用非甾体抗炎药，定期观察角膜地形图变化。如果角膜曲率变化显著，有角膜变薄、穿孔的危险时，应及时行角膜移植术。

（哈尔滨爱尔眼科医院　安晓玲　张士元）

参考文献

[1] 梁凌毅, 刘祖国. Terrien 角膜边缘变性[J]. 中国实用眼科杂志, 2001, 19: 649–652.

[2] 梁凌毅, 刘祖国, 陈家祺, 等. 角膜移植治疗Terrien 角膜边缘变性[J]. 中华眼科杂志, 2008, 44: 116–121.

16. 急性圆锥角膜

病例报告

患者，男，23岁。右眼视力下降3年，加重伴眼痛、畏光2个月。该患者3年前无明显诱因右眼视力渐进性下降，曾诊断为近视散光，近视散光度数不断加深，佩戴眼镜矫正视力不佳，入院前2个月病情突然加重，右眼不能视物，并出现眼痛、畏光症状，门诊诊断为右眼圆锥角膜急性发作，予降眼压及促进角膜修复等对症治疗，症状减轻，2007年7月5日收入我院，入院查体：右眼视力0.08，矫正不应，左眼视力0.3，矫正0.5；右眼结膜睫状充血，角膜中央光学区及其外下方隆起呈Munson征，全层混浊水肿，上皮层呈小水泡状，该区域角膜内表面前凸，前房深，瞳孔隐约可见，圆形，直径3mm，眼底无法看清（图16-1至图16-3）；左眼角膜透明，裂隙灯检查角膜中央无明显前凸，屈光间质透明，眼底未见病变（图16-4）。辅助检查：电脑验光右眼测不出，左眼 –3.75DS/–9.00DC×100° ＝0.5；右眼角膜地形图示右眼角膜中央偏下异常高耸（图16-5），左眼角膜中央区域可达55D；Goldmann眼压计测量，右眼为6mmHg，左眼为9mmHg。角膜内皮计数右眼测不出，左眼中央偏下测得2711/mm²。入院诊断为双眼圆锥角膜（右眼急性圆锥期），双眼屈光不正。2007年7月6日于局麻下行右眼穿透性角膜移植，术中植入7.5mm植片（图16-6和图16-7），术后病情稳定，常规给予环孢素眼液及其他抗排斥、抗炎、促角膜修复等药物对症治疗。右眼视力逐渐提高，2008年1月11日右眼验光：+0.5DS/+2.0DC×136°，矫正视力0.8；角膜地形图显示角膜形态较规则（图16-8），随访2年，右眼矫正视力为0.6~0.8。

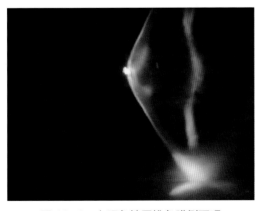

图16-1　右眼急性圆锥角膜侧面观

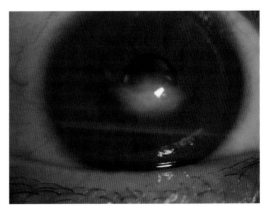

图16-2　右眼药物治疗2个月正面观

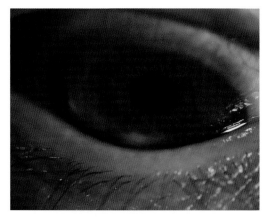

图 16-3　右眼 Munson 征

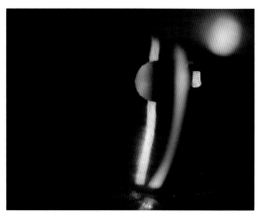

图 16-4　左眼正面观

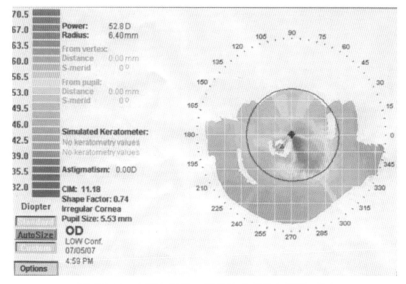

图 16-5　右眼穿透性角膜移植术前的角膜地形图

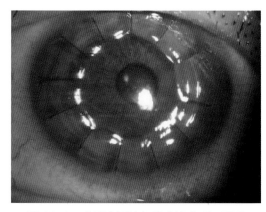

图 16-6　右眼穿透性角膜移植术后正面观

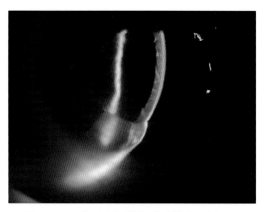

图 16-7　右眼穿透性角膜移植术后侧面观

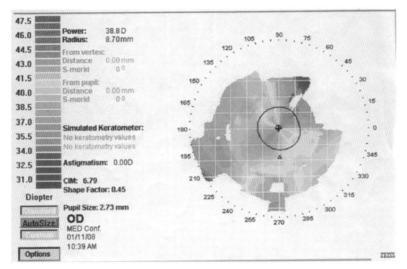

图 16-8　右眼穿透性角膜移植术后半年的角膜地形图

疾病介绍

　　圆锥角膜是以角膜锥形扩张及高度不规则近视散光为特征的原发性角膜变性疾病，不伴有炎症。本病多发生于 20 岁左右的青年，女性多见，通常为双眼发病，但也可单侧眼先发。

（一）病因

　　现今很多学者利用分子遗传学和分子生物学展开大量研究，这些研究主要围绕圆锥角膜的遗传学和与圆锥角膜基质降解有关的酶学及新近提出的细胞凋亡学说展开，已取得了一定的成果，目前主要存在下述几种学说。

　　1. 遗传说　Ammon（1830 年）、Jaensch（1929 年）、Anelsdorst（1930 年）等认为圆锥角膜属于常染色体隐性遗传，但也有些病例可连续 2 代或 3 代出现症状，对这样的病例，应考虑是规律或不规律的显性遗传。

　　2. 酶学异常说　有关圆锥角膜的发病机制，多数研究支持基质变薄不是胶原合成异常而是降解过程异常所致。早期利用生化技术分析降解过程发现裂解酶水平升高及其抑制成分水平下降的总和效应加速了角膜胶原的分解。圆锥角膜中的裂解酶包括酸性脂肪酶、酸性磷酸酶、组织蛋白酶 B 和组织蛋白酶 C，裂解酶抑制成分包括 α_1 蛋白酶抑制剂、α_2 巨球蛋白。

　　3. 细胞凋亡学说　Kim 等提出不完全的凋亡使细胞内成分缓慢释放入周围的环境，少量酶的长期持续释放最终导致组织损伤、基质变薄。

（二）病理改变

　　主要病理变化为角膜中心部变薄和突出，上皮发生基底膜破裂，前弹力膜变厚和原纤维变性。前弹力膜呈波浪状，并有许多裂隙，上述缺损被结缔组织所充填或者长入上皮。后弹力膜及附近基质有大量皱褶和弯曲，只有 12.3% 的病例发生后弹力膜破裂。电子显微镜下观察，在疾病的早期前弹力膜即有断裂，与其接触的角膜上皮（基底细胞）变性，细胞变扁，似与前弹力膜破裂处下方的角膜固有细胞相互交通。固有细胞含有大量的增殖物质和内质网，并被 PAS 染色阴性、与成熟胶原周期性不同的胶原Ⅲ所包绕。角膜中央区变薄，但基质层的胶原小板数与正常角膜相仿，这说明胶原本身改变不大，变薄的原因在于小板间的间质减少。病变后期，后弹力层断裂出现裂孔，房水经裂孔渗入角膜基质层，引起角膜基质水肿。

（三）临床分类及表现

圆锥角膜一般分为前部型和后部型，百濑隆行等人（1978 年）在两者之间增加了一个中间型。对于由于某些眼病引起的角膜扩张，其在外观上酷似圆锥角膜，被称为类圆锥角膜。

1. 前部型圆锥角膜

（1）潜伏期：圆锥角膜不明显，如果一只眼已经确诊是圆锥角膜，另外一只眼可能处于潜伏期。

（2）初期：以屈光不正为主，开始为近视，逐渐发展为散光或不规则散光，一般佩戴眼镜可以矫正视力，Placido 盘检查角膜影像的同心环和轴出现歪曲现象。

（3）完成期：出现典型的圆锥角膜症状，视力进一步下降，一般佩戴眼镜不能矫正。临床上出现四大征象：① Munson 征，患眼下视，角膜畸形通过睑缘弯度显现出来；② Fleischer 环，角膜上皮的铁质沉着；③ Vogt 线，出现于角膜基质层后部，是由角膜基质层的皱褶增多而引起的垂直性压力线，压迫眼球时消失；④ Axenfeld 征，患眼角膜中央区感觉迟钝。这一期通常表现为急性水肿（急性圆锥），由于后弹力膜急性破裂，房水进入角膜，造成基质层水肿，水肿若在角膜中央则严重影响视力。

（4）变性期：角膜上皮下出现变性，角膜中央形成线状网状瘢痕，视力锐减，硬性角膜接触镜已不能矫正，角膜浅层有新生血管长入。

2. 后部型圆锥角膜　后部型圆锥角膜比较少见，临床上分成 2 型：第一型是完全型，也称静止型。在整个角膜后表面都有不同程度的弯曲度加大，而角膜前表面弯曲度正常，可能与先天异常有关。第二型是局限型，在角膜后表面局限性变薄，前表面完全正常，这一型较常遇到，可能是由于后弹力膜和内皮受损所致。其典型症状如下，仅在女性发病，病变常为单眼（占 61%），后表面弯曲度加大，呈圆锥状，其顶端常偏离中心，而角膜前表面弯曲度正常。后弹力膜破裂较多。没有 Fleischer 环。用平面镜检影时，出现剪刀状阴影。

圆锥角膜的诊断主要依据客观体征。过去应用 Placido 盘、检影法、裂隙灯显微镜和角膜计进行检查，现在应用角膜地形图能够直观地显示角膜形态，有助于早期诊断。后部型圆锥角膜与前部型圆锥角膜的主要鉴别在于后部型角膜后表面的弯曲度加大，前表面的弯曲度正常，而前部型角膜前后表面的弯曲度均有变化。在鉴别诊断中应用 Orbscan 检查将很容易做出正确的诊断。

（四）治疗

圆锥角膜的治疗较困难，药物仅作为对症治疗，目前无特效药。为了提高患者的视觉品质，需要给患者进行屈光矫正。根据病情的进展，在疾病的早期和中期可用透氧性角膜接触镜，该方法对角膜内皮细胞影响小，能够阻止近视发展，矫正高度散光，对圆锥角膜具有较好的矫形作用，并可以有效地防止病变发展。角膜基质环植入术是一种可逆、可调的手术，手术的适应证是角膜中央区透明，下方角膜厚度 > 500μm。植入部位在角膜旁中央区，术后可使角膜变扁平，减轻角膜的陡峭度，改善角膜屈光状态，降低散光。角膜热成形术是用热进行角膜重建，手术在角膜周边进行，角膜表面受损伤，胶原纤维组织收缩，减少屈光度和散光，使角膜弯曲度趋向正常，这种方式只适合较早期的病例。在疾病的中期和晚期，可用表层角膜镜片术，该手术安全、可逆、无排斥反应。手术是用平光角膜镜片压平尖起的圆锥，抑制圆锥角膜进展，视力状态得到改善。穿透性角膜移植术是常用方式，多用于晚期患者，可以阻止病变进展，改善视觉状态。目前多采用 7.5~8.5mm 直径的移植片，若移植片太大，术后免疫排斥反应易发生，并发症也较多，若移植片太小，则圆锥不能得到矫正。目前多提倡深板层角膜移植术治疗圆锥角膜，该方法不损伤角膜内皮，术后愈合快，基本无排斥反应，通过加固变薄的角膜基质，阻止圆锥角膜进展。紫外光维生素 B_2 交联疗法是最近几年发展起来的一种治疗圆锥角膜的新方法，通过诱导角膜基质内纤维相互交联而提高角膜强度，从而阻止圆锥角膜的进展。

讨 论

本例患者为青年男性，病史较为典型，患者无明显诱因发病，初始表现为双眼近视，戴眼镜可矫正，近视度数不断加深，并出现不规则散光，矫正视力不佳。入院前 2 个月右眼突然不能视物，并出现眼痛、畏光症状，发生典型急性圆锥角膜，出现了角膜中央部的全层水肿、Vogt 线、Munson 征，严重影响视力，同时出现了眼部刺激症状，房水闪辉为弱阳性。给予降眼压及促进角膜修复等对症治疗，刺激症状减轻，治疗过程中发现前房深度逐渐恢复，角膜前凸的程度及水肿逐渐减轻，在原水肿区角膜内皮及深层基质形成瘢痕。需要指出的是，前房逐渐变浅是指相对急性期，实际最浅时也超过 3.10mm，对侧眼前房深度也大于 3mm，前房深度高于正常值，可作为圆锥角膜早期诊断的观察指标之一。Orbscan 检查能够对角膜前后表面均形成地形图，为早期鉴别是前部型圆锥角膜还是后部型圆锥角膜提供帮助。虽然圆锥角膜是一种非炎症性疾病，但急性圆锥期，由神经体液介导的多种保护性过程使角膜周围血管扩张，产生睫状充血，这可能会在角膜移植术后更易发生排斥反应。因此，选择在急性圆锥得到缓解后再给予该患者施行穿透性角膜移植，术中植入 7.5mm 植片。文献报道采用直径为 7.5~8.0mm 的植床与植片，排斥反应的发生率为 10%，多发生在术后 3~8 周，部分患者由于圆锥较大而采用直径 > 8mm 植片，应该密切注意排斥反应的发生，一经发现及时处理，一般均能得到有效的控制。

（哈尔滨爱尔眼科医院 周明波 张士元 侯勤英）

参考文献

[1] 冯斌. 圆锥状角膜[M]. 国外医学眼科学分册, 1994, 18: 33.

[2] 张丽云, 邹留河. 圆锥角膜的研究进展[J]. 中华眼科杂志, 2003, 39: 634–636.

[3] 李凤鸣, 罗成仁. 眼的先天异常[M]. 北京: 人民卫生出版社, 1990, 61–62.

[4] 李绍伟, 李赵霞, 史伟云, 等. 233例圆锥角膜的临床特点分析[J]. 中华眼科杂志, 2005, 41: 610–613.

[5] Lawless M. 圆锥角膜的诊断和治疗. 高翔. 节译[M]. 国外医学眼科学分册, 1990, 14: 228–233.

[6] 姜宏钧, 谢培英. 圆锥角膜的角膜地形图分析[J]. 中华眼科杂志, 2006, 42: 231–235.

[7] 徐建江, 乐琦骅, 孙兴怀, 等. 深板层角膜移植术与穿透性角膜移植术治疗圆锥角膜的临床分析[J]. 中华眼科杂志, 2007, 43: 583–588.

[8] 赵东卿, 郭浩秩, 李家臣, 等. 两种术式角膜移植治疗圆锥角膜疗效比较[J]. 中国实用眼科杂志, 2007, 25: 621–623.

17. 药物性角膜变性

病例报告

患者，女，50岁。6年前右眼患病毒性角膜炎，曾在我院治疗。住院期间给予阿昔洛韦眼药水点眼。之后6年间经常出现眼红，视物不清，患者自行使用上述药物，偶尔停用几天，眼部再次变红。近6个月，自觉黑眼珠变白。眼部检查：右眼视力0.6，左眼视力1.0；右眼混合充血，角膜中央可见3mm×4mm薄翳，呈地图状；角膜染色（－）；位于角膜上、下部可见月牙形白色混浊，呈羽毛状，达深部基质，与角膜缘紧密连接，有新生血管（图17-1）；其他未见明显异常。左眼角膜透明，瞳孔及虹膜正常，眼底正常，眼压正常。否认结核和梅毒病史。给予帕立百滴眼液，1天3次，治疗4周后，未见明显改善。

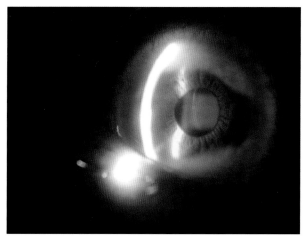

图 17-1　右眼眼前节图像

疾病介绍

阿昔洛韦是一种鸟嘌呤核苷酸的合成化合物，选择性抑制单纯疱疹病毒聚合酶，抑制病毒DNA的复制，在体内和体外均有抗病毒活性。由于阿昔洛韦可以特异性地被疱疹病毒编码的TK所激活，所以此药的毒性相对较小。但有研究表明，角膜应用阿昔洛韦眼膏停药后，消失的点状角膜炎出现弥漫，这种明显的毒性反应被认为是由药物载体所致。

在临床中治疗感染或干眼症时，药物的毒性或其中的防腐剂都可以加重眼部症状。如果不能识别这一临床现象，可能错误地估计为潜在感染恶化，从而加用更多药物，导致眼部刺激症状和炎症的进一步加重。药物毒性反应的常见症状是刺激感、眼干、畏光、疼痛、流泪、视物模糊。检查可见盘状角膜结膜炎、下部结膜充血、斑点状角膜病变，严重者可以引起角膜溃疡，甚至发展成长期不愈合的假性树枝状角膜上皮缺损伴有卷曲的边缘，还可以形成眼表的角质化结膜瘢痕。易感因素包括眼干燥症、缺乏免疫力的眼表、长期用药、强化治疗、药物添加剂的毒性反应。

治疗方案为停止使用引起反应的药物，并给予润滑剂，以减轻患者的痛苦，同时尽可能减少眼表的损害。

讨 论

该例患者由于病毒性角膜炎，被给予阿昔洛韦眼药水和糖皮质激素眼药水治疗，症状好转甚至消失，但很快复发，患者擅自购买阿昔洛韦眼药水点眼，几乎没有停止，时间长达 6 年，用药后症状减轻。近 6 个月，该患者角膜出现症状，首先考虑是否是角膜基质炎，但以下几点不支持：①患者后期出现角膜混浊，并与原病变分离；②糖皮质激素治疗无效；③否认梅毒和结核病史。因此，诊断该病是由长时间使用阿昔洛韦所致。

本病应与角膜基质炎相鉴别，后者的致病因素可能与细菌、病毒、寄生虫感染有关。梅毒螺旋体、麻风杆菌、结核杆菌和单纯疱疹病毒感染是常见的病因。临床表现：眼部有疼痛、流泪、畏光，伴有水样分泌物和眼睑痉挛，视力下降，检查可见眼部睫状充血，角膜上皮水肿，基质内可见弥漫性或扇形的基质浸润，内皮层伴有或不伴有角膜后沉降物（KP）。基质层炎症加重可见上皮和基质水肿明显，角膜呈毛玻璃状外观。也可见前房积脓，新生血管长入。根据病变程度不同，病变可能局限在角膜周边或遍布整个角膜。基质的炎症可以在几周或数月达到高峰，然后逐渐消退，血管闭塞，角膜形成永久性瘢痕。对于角膜基质炎，在治疗全身病的同时，局部使用糖皮质激素眼药水可以减轻炎症。

（哈尔滨医科大学附属第二医院　齐艳华）

参考文献

[1] C. Stephen Foster. The cornea scientific foundations and clinical practice[M]. Lippincott Williams and Wilkins Inc, 2005, 501-506.

[2] 谢立信. 角膜病学[M]. 北京: 人民卫生出版社, 2007, 285-290.

[3] Lass JH, Thoft RA, Dohlman CH. Idoxuridine-induced conjunctival cicatrization[M]. Arch Ophthalmol, 1983, 101: 747-750.

[4] Bernauer W. Ocular surface problems following topical medication[J]. Klin Monatsbl Augenbeilkd, 2002, 219: 240-242.

[5] Fraunfelder FW. Drug-induced ocular side effects[M]. Butterworth Heinemann, 2001, 273-278.

18. 外伤性睫状体脱离

病例报告

患者，男，52 岁。树枝碰伤左眼后视力下降 1 周，于当地医院就诊，诊断为"左眼前房积血"，予以抗生素静点 1 周，疗效未知。眼科检查：右眼视力 1.0，左眼视力 HM/40cm，右眼眼压 14.0mmHg，左眼眼压 8.0mmHg，右眼眼睑未见异常，结膜正常，巩膜无黄染，角膜透明，前房深，瞳孔圆，D ≈ 3mm，对光反射存在，视盘色正、界清，血管走行正常，黄斑中心凹反射（＋）。左眼上眼睑充血，结膜混合充血，巩膜未查及破损，但伴压痛，角膜透明，前房浅，伴前房少量积血，瞳孔圆，D ≈ 3mm，对光反射存在（图 18-1），晶状体透明，玻璃体腔混浊，SLO 隐约见视盘形态及血管走行大致正常，黄斑区窥不清（图 18-2）。左眼 UBM 示 360 度睫状体脱离，无房角后退，未见前房与睫状体 - 脉络膜上腔相通（图 18-4 至图 18-10）。予以地塞米松滴眼液及散瞳剂治疗以提升眼压、预防前房粘连，并期待前房积血及睫状体上腔积液自行吸收，定期随访。眼科 B 超示睫状体 - 脉络膜上腔积液，视网膜及脉络膜增厚、高回声（18-3）。

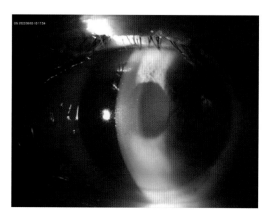

图 18-1 左眼前段图像

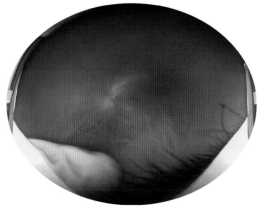

图 18-2 左眼 SLO 图像

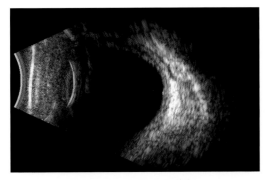

图 18-3 左眼 B 超图像

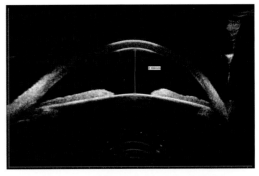

图 18-4 右眼 UBM 前房及前房深度

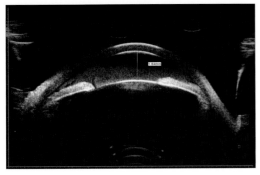

图 18-5 左眼垂直正位 UBM，前房浅，伴积血

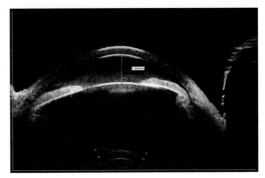

图 18-6 左眼水平正位 UBM，虹膜根部离断，但未见前房与睫状体 – 脉络膜上腔相通

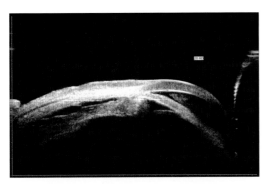

图 18-7 左眼 9 点位 UBM 图像

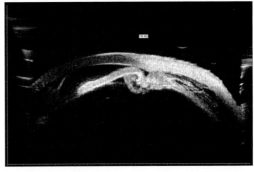

图 18-8 左眼 3 点位 UBM 图像，睫状肌劈裂

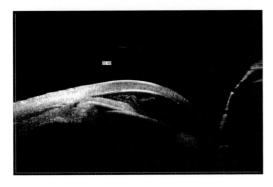

图 18-9 左眼 12 点位 UBM 图像

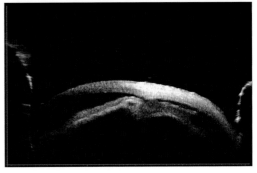

图 18-10 左眼 6 点位 UBM 图像

疾病介绍

睫状体脱离是睫状体与巩膜分离，但是未与巩膜突分离，前房不与睫状体－脉络膜上腔沟通。常见于眼外伤、眼内手术、葡萄膜炎等，引起一系列包括视力下降、低眼压、前房改变、屈光度改变、玻璃体混浊的病理变化。睫状体脱离的原因认为是外伤或术后低眼压引起葡萄膜血管渗漏。早期这些变化是可逆的，但是如果持续的低眼压，可能造成一些不可逆的损伤，包括角膜营养不良、晶状体混浊、视盘充血水肿、黄斑水肿、视网膜缺血、黄斑皱褶、视网膜脱落、眼球容积减小，甚至眼球萎缩。

（一）发病机制

1. 钝挫伤　眼球遭受钝性外力的瞬间角膜发生急剧变形，房水迅猛向后冲击房角而引起各种类型的房角结构损害，如虹膜根部断离、睫状肌劈裂、小梁损伤和睫状体脱离。有时可引起晶状体脱位或半脱位。以上损害均可能使房水动力学发生异常。晶状体脱位、小梁水肿或变性、虹膜周边前粘连和睫状肌劈裂可导致房水排出阻力增加而发生继发性开角型或闭角型青光眼。与此相反，睫状体脱离或分离可致持续性低眼压。

2. 内眼手术　内眼手术均可能发生睫状体脱离，推测与术中直接损伤了睫状肌纵行纤维的肌腱有关。

（二）检查

很多检查对睫状体脱离皆有意义。

1. 裂隙灯检查　为常规检查，观察巩膜有无破损、角膜有无营养不良、前房深浅及有无混浊、虹膜有无退缩或膨隆、晶状体有无混浊或移位、玻璃体有无混浊、低眼压造成的眼底改变等。

2. 房角镜　详细全面的房角镜检查可以发现肉眼无法发现的虹膜根部离断，对进一步诊治有重要意义。

3. 超声生物显微镜　显示了睫状体的详细结构。此外，当眼底的可视化因角膜混浊、白内障或晶状体脱位而受损时，超声生物显微镜可以清楚地显示睫状体病变。

4. 前段OCT　使用1310nm红外光，具有比UBM更高的图像分辨率，但其组织穿透更多地受到周边组织的影响，例如，巩膜或虹膜，因此睫状体的可视化不如UBM，尽管有这一限制，眼前段OCT具有不涉及接触、在临床环境中快速和方便地进行的优势。

5. 眼部B超　能全面的观察眼球的病变，尤其对于屈光间质混浊的患者，评价其眼球内部有重要意义，但不能详细观察睫状体结构。

6. SLO　能全面地检查眼底，通过调整眼位甚至能观察锯齿缘，有利于筛查睫状体脱离时低眼压造成的视盘充血水肿、黄斑皱褶、视网膜脱落。

（三）治疗方法

1. 保守治疗 散瞳剂、糖皮质激素（也有认为，减少糖皮质激素的应用有利于脱离部位的炎性复合）。

2. 手术方法 具体如下。

（1）睫状体光凝、冷冻或电凝术：经巩膜或巩膜瓣下行睫状体分离区光凝、冷冻或电凝术以促使睫状体复位愈合。在睫状体上腔积液较少或无积液时应用。

（2）巩膜瓣折叠缩短及巩膜扣带术：适用于睫状体脱离范围广泛、睫状体上腔积液过多的患者。

（3）睫状体缝合术：是目前治疗睫状体脱离的主要方法。①直接睫状体缝合术，适用于难治性睫状体离断。可能造成玻璃体积血、白内障、视网膜脱离等。②间接睫状体缝合术，其一透过角膜将断裂的虹膜根部和脱离的睫状体缝合在巩膜上；其二透过巩膜缝合固定脱离的睫状体，可以减轻直接缝合的风险，但难以确定位置或未能完全缝合脱离的睫状体。

（4）玻璃体切割联合睫状体冷凝术：睫状体脱离伴随屈光间质混浊，可以玻璃体切割、气体填充后联合睫状体冷凝术治疗。

讨 论

此病应与睫状体分离区分，睫状体分离更为严重，巩膜突与睫状体纵行肌分离，其虹膜根部离断，睫状体与巩膜突完全分开，睫状体 – 脉络膜上腔与前房相通，进而引起低眼压，低眼压的原因一是房水生成减少，外伤后睫状体萎缩导致房水生成减少；二是房水流出增多，睫状体分离后前房与睫状体 – 脉络膜上腔相通，房水经睫状体巩膜间隙排出。而睫状体脱离则是睫状体与巩膜不完全分开，睫状体未与巩膜突分离，睫状体 – 脉络膜上腔也未与前房相通。二者的治疗方案也大相径庭，睫状体脱离可以优先保守治疗，抗炎对症，期待积液自行吸收，若无效再考虑手术治疗。而睫状体分离导致前房与睫状体 – 脉络膜上腔相通，房水直接流至腔内，睫状体不能复位愈合，因此应尽早手术。

（哈尔滨医科大学附属第二医院 张引弥 蒋 博）

参考文献

[1] 李舒茵, 尹卫靖, 靳伟民, 等. 手术与非手术治疗外伤性睫状体脱离疗效的评价[J]. 中国实用眼科杂志, 2003, (10): 763-764.

[2] Maruyama Y, Kimura Y, Kishi S, et al. Serous detachment of the ciliary body in Harada disease[J]. Am J Ophthalmol, 1998, 125(5): 666-672.

[3] 张灿伟, 姜雅琴, 黄旭东, 等. 睫状体脱离诊断与治疗的研究现状[J]. 国际眼科杂志, 2013, 13(01): 76-78.

[4] Burés-Jelstrup Anniken,Navarro Rafael,Mateo Carlos, et al. Detection of ciliary body detachment with anterior segment optical coherence tomography[J]. Acta Ophthalmol, 2008, 86: 810-811.

[5] Tanaka S, Takeuchi S, Ideta H. Ultrasound biomicroscopy for detection of breaks and detachment of the ciliary epithelium[J]. Am J Ophthalmol, 1999, 128: 466-471.

[6] 李山祥, 闻祥根. 外伤性睫状体分离与低眼压[J]. 眼外伤职业眼病杂志, 2000, (03): 355-357.

19. 激素依赖性角膜炎

病例报告

患者，男，21 岁。2 年前曾患病毒性角膜炎。经阿昔洛韦滴眼液和地塞米松滴眼液治疗后病症好转。但地塞米松眼药水一直未停止使用，一旦停药眼部充血，患者每日用药 2~3 次，持续 2 年，近几个月视力逐渐下降，故来我院就诊。右眼视力 0.1，左眼视力 1.0。右眼结膜轻度充血，角膜中央可见 6mm×10mm 混浊，边缘不规则，有明显界限（图 19-1）。中央角膜变薄，并且膨隆，厚度为 360~410mm，荧光素染色可见点状着色，角膜后可见色素性 KP，眼压正常，B 超显示玻璃体未见异常。鉴于长时间用药的病史，我们建议患者继续使用帕立百每日 3 次，使用 1 周后减量为每日 2 次，然后每日 1 次，到第 3 周时患者再次眼部充血，症状加重，角膜水肿明显。就诊时我们建议使用帕立百每日 2 次，同时加用丽科明每日 2 次，使用 2 周后症状消失。再次减少激素的用量，每日 1 次，2 周后，症状再次复发。给予普南普灵滴眼每日 3 次，症状仍不缓解，最后加用帕立百每日 1 次点眼，症状好转，但一直未停药。

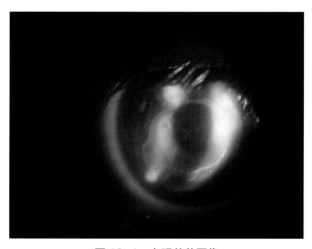

图 19-1　右眼前节图像

疾病介绍

糖皮质激素对机体的作用广泛而复杂，且随剂量不同而异。超生理剂量除影响机体代谢外，还有抗炎和免疫抑制等作用。糖皮质激素的抗炎作用主要通过稳定溶酶体膜来干扰免疫淋巴细胞的功能和分布，调节阿米巴样白细胞迁移活动，减少释放细胞消化酶。抗炎作用可以通过减轻早期的渗出、水肿、毛细血管扩张、白细胞浸润及吞噬反应，改善红、肿、热、痛等症状。炎症后期可以抑制毛细血管和成纤维细胞的增生，延缓肉芽组织形成，防止粘连及瘢痕形成。但炎症反应是机体的一种防御功能，炎症后期的反应也是组织修复的重要过程，因此糖皮质激素在抑制炎症、减轻症状的同时，也降低了机体的防御功能，导致感染扩散和阻碍伤口愈合。

虽然这些年来对于应用糖皮质激素治疗眼部疱疹病毒感染仍存在一些争议，但糖皮质激素的作用是肯定的，即抑制细胞浸润，抑制毒性水解酶的释放，抑制瘢痕组织形成以及抑制新生血管形成等。它的不良反应主要是抑制正常的炎症反应，从而表面的病毒感染有可能扩散；通过吸引白细胞的抗原的聚集，产生角膜对激素的依赖性；由于抑制了免疫反应，可能导致角膜细菌和真菌的感染；提高溶胶原酶的产生，影响组织修复。长期应用还可以引起激素性青光眼和白内障。长期应用糖皮质激素可以引起机体代谢异常，导致向心性肥胖、高血压、糖尿病、低血钾、痤疮等。有时还可以出现精神症状。长期应用糖皮质激素治疗时，在症状已基本控制后，如减量太快或突然停药，原来的症状可能加重，称为反跳现象。其原因可能是患者对激素产生了依赖或疾病症状未被充分控制。应用糖皮质激素遵循的一个有益的原则是 50% 递减法，即每次剂量减少不超过目前应用的一半。

讨　论

该患者两年前患病毒性角膜炎，在炎症急性期曾给予阿昔洛韦滴眼液和地塞米松滴眼液治疗后病症好转，此时应该糖皮质激素减量，但是患者未再就医，反复使用糖皮质激素眼药水和抗病毒眼药水，症状缓解。据此推测患者是病毒性角膜炎的反复发作，患者在长达 2 年的时间里，几乎没有停止使用糖皮质激素滴眼液，一旦停药，眼部充血复发，所以一直用药，但自觉视力减退。检查发现患者角膜明显变薄，比较透明。糖皮质激素可以抑制组胺等炎症介质的释放，稳定溶酶体膜，减少组织修复和新生血管长入，所以受损的角膜在长期使用糖皮质激素后，一方面产生药物依赖，另一方面也抑制了角膜的损伤修复功能，也就是抑制了成纤维细胞的形成和新生血管的形成，导致角膜变薄。由于眼压的作用，变薄的角膜向前轻度膨隆，病变周围角膜没有新生血管长入。

一定严格掌握糖皮质激素在病毒性角膜炎中的使用，即对于反复发作的深基质型（上皮完整）和内皮型，在有效使用抗病毒药物的同时，使用少量糖皮质激素，在炎症得到控制时，逐渐减少糖皮质激素的用药量和次数，但抗病毒眼药需再使用一段时间。使用糖皮质激素时，一定在医生的指导下使用，不能擅自多量、长期使用。

（哈尔滨医科大学附属第二医院　齐艳华）

参考文献

[1]　谢立信, 史伟云. 角膜病学[M]. 北京: 人民卫生出版社, 2007, 176–205.

[2]　李凤鸣. 眼科全书[M]. 北京: 人民卫生出版社, 2002, 652–657.

[3]　C. Stephen Foster. The Cornea[M]. Lippincott Williams and Wilkins Inc, 2006, 105–109.

20. 特发性真性晶状体囊剥脱

病例报告

病例1　患者，男，76岁。就诊时间：2003年10月。左眼进行性视力下降，时间不详，无其他伴随症状。既往史：心律失常，频发室性期前收缩。工作经历中无从事吹玻璃、炼钢等红外线相关作业史。1年前行右眼白内障摘除及人工晶状体植入术。眼科检查：右眼视力0.6，左眼视力0.06，均不能矫正，左眼晶状体混浊，可见玻璃纸样透明膜与前囊膜相连（图20-1和图20-2）。余未见异常。诊断：右眼人工晶状体眼，左眼特发性真性晶状体囊剥脱，核性白内障。治疗：左眼PEA+PC-IOL。术后视力0.6（×IOL），未验光。IOL正位，PCO（－）。余未见异常。手术中取晶状体前囊膜分别做光镜和透射电子显微镜观察（图20-3至图20-6）。

病例2　患者，男，80岁。双眼进行性视力下降，时间不详。无其他伴随症状。既往史：患肺心病，胃大部切除术50年。工作经历中，无从事吹玻璃、炼钢等红外线相关作业史。眼科检查：右眼视力0.01，左眼视力0.02，均不能矫正，双眼晶状体混浊，可见玻璃纸样透明膜与前囊膜相连（图20-7）。余未见异常。诊断：双眼特发性真性晶状体囊剥脱，核性白内障。治疗：右眼PEA+PC-IOL。术后视力0.5（×IOL），未验光。IOL正位，PCO（－）。余未见异常。手术中取晶状体前囊膜分别做光镜和透射电子显微镜观察（图20-8至图20-11）。

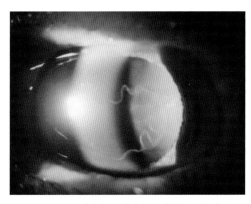

图20-1　病例1裂隙灯显微镜照片（直接焦点照明）

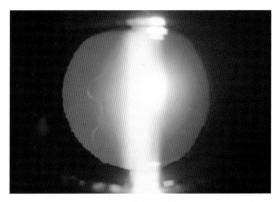

图20-2　病例1裂隙灯显微镜照片（后部反光照明）

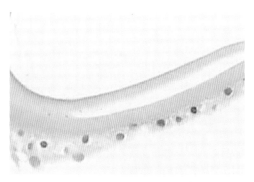

图 20-3　病例 1 光学显微镜照片（HE 染色）

前囊膜深浅两层分离

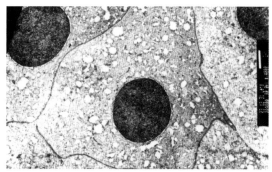

图 20-4　透射电子显微镜照片

可见内质网扩张和线粒体变性（空泡）及核染色质聚集

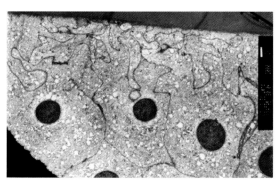

图 20-5　透射电子显微镜照片

上皮细胞复层化，上皮细胞之间指状联结消失

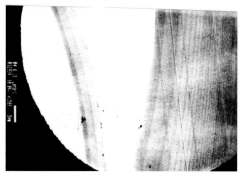

图 20-6　透射电子显微镜照片

晶状体囊膜分为两层

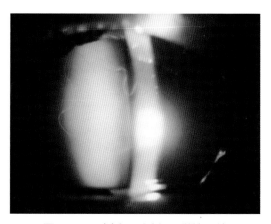

图 20-7　病例 2 裂隙灯显微镜照片

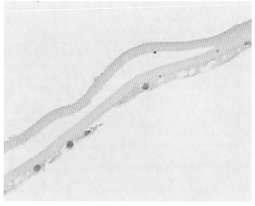

图 20-8　病例 2 光镜 HE 染色照片

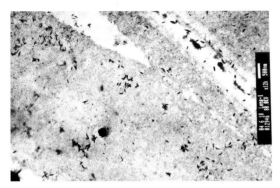

图 20-9　病例 2 透射电子显微镜照片

在剥脱区附近尚未剥脱的囊膜深浅两层交界处可见不连续的细小间隙和高电子密度的结合部

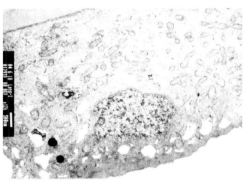

图 20-10　病例 2 透射电子显微镜照片

上皮细胞内线粒体膨胀，内质网扩张

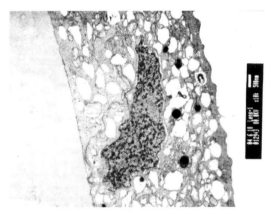

图 20-11　病例 2 透射电子显微镜照片

可见游离核糖体及核染色质聚集，内质网扩张和线粒体变性（空泡）

疾病介绍

（一）发病机制及临床表现

真性晶状体囊剥脱的发病机制尚不清楚。Kraupa 认为其是外伤所致，Elschnig 于 1922 年首先报道了长期暴露于红外线下的高龄吹玻璃工人可见热性白内障和前囊剥脱，其后 Vogt 于 1932 年明确了前囊剥脱是前囊表层的剥脱。Theobald 于 1954 年将囊剥脱分为真性囊剥脱和假性囊剥脱两种，两种囊剥脱在临床和病理组织学上是完全独立的疾病。

本病的临床表现为已剥脱的晶状体前囊膜一端与未剥脱的前囊膜相连；另一端则游离于前房，外观极似透明的玻璃纸，卷曲，并随眼球运动而飘动。如合并有白内障，则有不同程度的视力下降；如合并有青光眼，则可出现眼压升高的相关症状，如眼痛、头痛及视力下降等。

（二）诊断依据及治疗

散瞳后，在裂隙灯显微镜下可见玻璃纸样透明膜的游离端漂浮于前房，另一端与尚未剥脱的晶状体前囊膜相连，即可做出诊断。

本病无特效的治疗方法主要是针对并发症的治疗。合并白内障选择 PEA+IOL；如同时合并青光眼，则选择 PEA+IOL+Trabeculectomy。术后视力恢复较好。

讨　论

晶状体囊的厚度不一，后极部最薄约 4μm，赤道部最厚约为 23μm。电子显微镜下，晶状体囊分为浅深两层。浅层称为小带层，外表面因睫状小带的附着而不规则。深层称为小皮缘，由糖蛋白和微丝组成，具有弹性，PAS 反应阳性。晶状体上皮细胞为单层立方细胞，向赤道部移行成为柱状，电子显微镜下，细胞内有粗面内质网、线粒体和高尔基复合体。相邻细胞以复杂的指状突起镶嵌，细胞外形不规则，可能与适应晶状体变形有关。

关于本病的病理组织学检查报道较少。剥脱的前囊膜表层厚度不同，红外线性囊剥脱比特发性囊剥脱要厚，前者为囊膜厚度的 1/4~2/3，而后者为囊膜厚度的 1/5~1/4。

光学显微镜镜下见晶状体囊膜层间分离，囊膜 PAS 染色呈阳性反应。晶状体上皮细胞复层化。病例 1 前房侧薄，上皮侧厚；病例 2 深浅两层厚度基本一致。

透射电子显微镜下见剥脱下来的浅层囊膜层状结构消失，未剥脱的深层囊膜层状结构清晰。在剥脱区附近尚未剥脱的囊膜两层交界处，可见不连续的细小间隙和高电子密度的结合部。上皮细胞间的指状联结消失，内质网扩张，颗粒丢失，形成游离核糖体及核染色质聚集。细胞质内空泡形成，其为扩张的内质网和变性的线粒体。

在真性囊剥脱中，一部分与红外线照射有关（红外线性剥脱），另一部分则除年龄以外无任何原因（特发性囊剥脱）。前者平均年龄为 75 岁，后者为 80 岁。合并青光眼的情况二者也有所不同，特发性囊剥脱与青光眼关系密切。

本病主要与假性晶状体囊剥脱相鉴别（表 20-1，图 20-12）。

表 20-1　两种晶状体囊剥脱的鉴别

	真性囊剥脱	假性囊剥脱
剥脱物形态	玻璃纸样透明膜，漂浮于前房	白色头皮屑样细小沉着物于虹膜、房角和晶状体前囊表面
剥脱物来源	前囊膜本身	不明，可能来自睫状体
病因	红外线、外伤、炎症、年龄	葡萄膜炎、血管疾患、年龄
伴随疾病	白内障，偶见青光眼	青光眼、白内障
病理组织学	囊膜的浅深两层之间的分离	假性剥脱物质的沉着（可能具有淀粉样物质、弹性纤维或糖胺聚糖的某些性质，纤维成分的性质不明确）

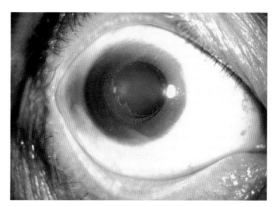

图 20-12　假性晶状体囊剥脱裂隙灯图像

（黑龙江省眼科医院　董　桦　黑龙江省医院　韩　清）

参考文献

[1] 李凤鸣. 眼科全书[M]. 北京: 人民卫生出版社, 1996, 1578–1579.

[2] G. O. H. ナウマン/D. J. アップル. 西興史訳: 眼病理学[M]. 東京シュプリンガー. フェアラーク 東京株式会社, 1987, 551, 566.

[3] 孙为荣. 眼科病理学[M]. 北京: 人民卫生出版社, 1997, 474–475.

[4] 何守志. 晶状体病学[M]. 北京: 人民卫生出版社, 2004, 86.

21. 真菌性角膜炎

病例报告

患者，女，49岁，因右眼视力下降40天，于2022年7月29日入住我院眼科病房。患者于40天前自觉右眼视力逐渐下降，无头痛、头晕，否认外伤史，1个月前因"右眼真菌性角膜炎"在外院静脉滴注万古霉素、头孢他啶，眼部滴用氟康唑治疗，效果不理想（图21-1A）。既往身体健康，否认高血压、糖尿病病史，否认食物、药物过敏史，无吸烟、饮酒史。查体：一般状况、饮食、睡眠尚可。眼部查体：右眼视力NLP，左眼视力0.8；双眼睑无内外翻及倒睫，右眼结膜混合充血，病变的角膜中央区有明显的炎性浸润，组织自溶坏死，伴有前房积脓，角膜瘘，晶状体及眼后节无法窥入（图21-1B）；左眼角结膜无充血，前房常深，房水清，晶状体透明，玻璃体略混浊，眼底视盘色正界清，黄斑中心凹反光（+），视网膜血管走行大致正常。

血常规：白细胞计数6.2×10^9/L，中性粒细胞计数3.30×10^9/L，中性粒细胞百分比53.9%。淋巴细胞计数2.5×10^9/L，淋巴细胞百分比40.1%。肝功能：ALT 28U/L，AST 21U/L。感染系列检查阴性。共聚焦显微镜示患者右眼角膜弥漫性溃疡，可见真菌菌丝结构，边缘可见细胞水肿（图21-2）。

眼科诊断：右眼真菌性角膜炎、角膜瘘、前房积脓。

2022年8月1日局部麻醉下行右眼眼球摘除伴义眼植入术。术后第一日患者查体：右眼眼睑略水肿，结膜略充血，缝线在位；眼球摘除术后，义眼片在位。

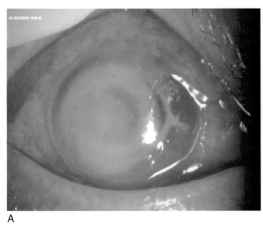 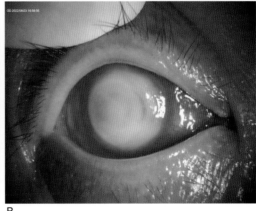

A   B

图 21-1　右眼前节图像

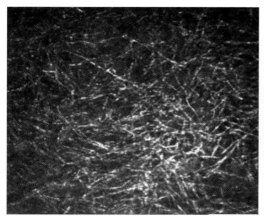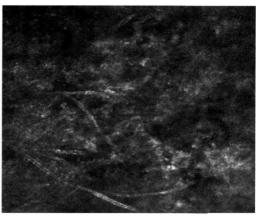

图 21-2　右眼病灶共聚焦显微镜检查结果

疾病介绍

角膜炎是各种因素导致的角膜炎症反应的统称，也是主要致盲眼病之一。感染是最常见原因，包括细菌、病毒、真菌、棘阿米巴原虫、支原体、衣原体、梅毒螺旋体等；其次是内因，指来自全身的内因性疾患，以及邻近组织炎症蔓延（如结膜炎症）。真菌仅次于细菌，是引起常见化脓性角膜溃疡第 2 位的病原体。真菌是人体所处的微生物环境中正常的组成部分，故尽管人体的眼睛始终暴露在这样的环境下，但由于外眼防御功能的存在，正常情况下角膜极少发生真菌感染。

真菌角膜感染有 3 种途径。①外源性：常有植物、泥土外伤史；②眼附属器的感染蔓延；③内源性：身体其他部位深部真菌感染的血行扩散。正常角膜通常在角膜上皮遭到损伤或眼部免疫功能低下时，才有机会引起真菌感染。常见的发病危险因素有以下几种：①植物性眼外伤；②糖皮质激素长期滴眼；③广谱抗菌药长期应用等。

国内研究发现，在真菌角膜炎的致病菌中，镰刀菌最为常见，其次为曲霉、链格孢霉和念珠菌等。不同真菌菌属所致角膜炎的临床特点、治疗方式及临床转归均不同，这与菌丝在角膜内不同的生长方式及机体免疫状况有关。镰刀菌在角膜内的生长方式为平行生长，容易引起溃疡灶面积扩大，形成的菌丝苔被较厚，容易阻止药物的渗入，且侵入到角膜组织的菌丝会出现菌丝壁增厚，以及菌丝内套菌丝的现象，这种结构增强了镰刀菌属的致病力及耐药性，治疗较为棘手。而曲霉在感染角膜内的生长方式为垂直或斜行生长，并分泌降解胶原纤维的酶类，因此更容易发生角膜溶解、角膜穿孔、真菌性眼内炎等，从而导致临床预后差，药物治愈率低，临床治疗以穿透性角膜移植术为主。链格孢霉菌丝无隔膜，致病力较低，所致角膜溃疡的面积及深度小于镰刀菌和曲霉，且对多种抗真菌药物敏感，其治疗以药物治疗为主，临床治愈率高。念珠菌感染的患者往往伴随糖尿病或其他引起免疫力低下的疾病，需注重全身疾病的治疗。

讨 论

真菌性角膜炎是我国角膜病致盲的首位病因，也是行眼球摘除的首要原因，由于角膜外伤，尤其是植物性外伤、滥用广谱抗生素及激素、佩戴角膜接触镜不规范等原因，真菌性角膜炎的发病率正在逐年上升。因此，对其防治的重要性不言而喻。

对大多数角膜分离的真菌(除念珠菌外)，伏立康唑和两性霉素 B 的抗菌敏感性较高，而氟康唑的耐药率非常高。临床上应依据真菌药敏结果合理选用抗真菌药物。在抗真菌药物比较缺乏的地区医院里，配制 1% 伏立康唑滴眼液频繁点眼是一个非常好的办法。有研究表明，伏立康唑局部应用显示出强大的组织穿透力和高生物利用度，在房水和玻璃体中均能达到较高的药物浓度，对镰刀菌、曲霉和链格孢霉的有效率分别为 72.22%、94.44%、100.00%，且临时配制的 1% 伏立康唑滴眼液在室温 (25±2)℃ 避光或冷藏 (4±2)℃ 避光下可储存 30 天，值得临床进行推广使用。氟康唑因耐药率高，药物效果较差，部分患者在基层医院长时间使用氟康唑治疗也导致了治疗不及时而加重病情。

对部分药物治疗效果欠佳的患者，可根据药敏试验结果选择角膜基质内注射，使药物直接作用于角膜深层病变组织，不仅解决了药物通透性不佳的问题，还可使病灶处长时间维持较高的药物浓度，更有利于感染的控制。角膜基质注药应先清除角膜溃疡，可用 5g/L 的聚维酮碘冲洗结膜囊后，用板层刀刮除溃疡灶至透明再行角膜基质注射。当角膜溃疡明显加重时，有条件者可尽快选择板层或穿透性角膜移植术，球结膜遮盖或羊膜移植在一定程度上可以加快溃疡的愈合，待患者病情稳定后行板层角膜移植术。

在发病人群中，农民，尤其是农村体力劳动者仍然是真菌性角膜炎最常见的发病人群。这部分人群为家庭田间户外劳作的主要劳动力，在务农过程中发生植物性外伤的可能性高。但由于在感染初期患者仅出现轻微眼部不适症状，而患者本身文化程度较低，经济能力差，健康意识一般，往往不能及时就诊，容易错过早期治疗时机，延误病情，引发重症真菌性角膜感染。之前的研究表明，真菌性角膜炎就诊前病史越长，抗真菌药物治疗效果越差，预后也越差。发病季节主要集中在 4~6 月及 10~12 月，可能与这两个时间段为农忙时节有关。镰刀菌、曲霉及念珠菌等是普遍存在的植物病原菌，当异物划伤角膜时真菌黏附在角膜表面并侵入伤口，引发感染。另外，真菌性角膜炎的主要诱因还包括糖尿病、眼表疾病、眼科术后、长期局部抗生素、激素滥用等，这类患者往往病程较长，部分患者为细菌真菌混合感染。这也提示这类角膜炎的患者早期更应注重病原学的检查，避免药物滥用。尤其是在糖尿病患者及老年人群中，有研究表明糖尿病可加重真菌性角膜炎的感染程度并影响预后。而老年患者的身体抵抗力下降，感染真菌性角膜炎后病情发展迅速，且更易复发或迁延不愈。

　　临床上应根据患者病史、病情轻重及病原菌分布情况，尽早制订抗菌治疗方案，积极治疗，并根据药敏结果选择合理的抗真菌药物及治疗方式。应加强患者的健康教育及基层医院眼科对真菌性角膜炎的认识和诊治能力，早就诊，早治疗，防止病变加重，最大限度挽救患者眼球及视功能。

（哈尔滨医科大学附属第二医院　　杜世浩　　张中宇）

参考文献

[1] Lin LX, Lan WZ, Lou BS, et al. Genus distribution of bacteria and fungi associated with keratitis in a large eye center located in Southern China[J]. Ophthalmic Epidemiol, 2017, 24(2) : 90–96.

[2] 何键, 程钧, 董燕玲, 等. 真菌性角膜炎1414例临床分析[J]. 中华眼科杂志, 2020, 4: 286–293.

[3] 白利广, 夏建朴. 412例真菌性角膜炎的回顾性分析[J]. 中华眼视光学与视觉科学杂志, 2019, 21(11): 865–870.

[4] 徐雪姑, 蔡永豪, 郁引飞. 临时配制的伏立康唑滴眼液稳定性研究[J]. 中华眼科杂志, 2016, 52(9): 696–698.

[5] 白利广, 王峰. 角膜基质内注射不同浓度伏立康唑治疗真菌性角膜炎[J].眼科新进展, 2020, 40(5): 466–469.

22. 晶状体全脱位

病例报告

患者，男，10岁。因右眼视力下降1周就诊，自幼双眼视物欠清，5岁时在当地医院就诊被诊断为先天性无晶状体。眼部无红肿及疼痛，患儿无外伤史，足月顺产。父母非近亲结婚，家族中无此类患者。全身检查：神志清楚，对话流畅，身材匀称，胸腹无异常，心电图正常。眼科检查：右眼视力指数 /20cm，左眼视力0.1，右眼结膜无充血，角膜透明，前房可见一圆形透明晶状体，其上缘在瞳孔中间，前房略深，房水清晰；瞳孔近圆形，上方边缘呈锯齿状，下方虹膜外翻（图22-1），玻璃体透明，眼底未见病变；左眼结膜无充血，角膜透明，前房略深，房水清晰，瞳孔圆形，颞侧边缘有虹膜内面组织凸显，瞳孔区无晶状体（图22-1），玻璃体透

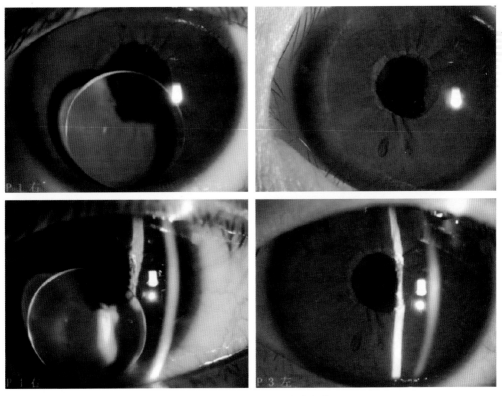

图22-1 双眼裂隙灯检查图像

左侧为右眼，右侧为左眼

明，在眼球上下转动时，可见一圆形透明物在下方浮动，眼底未见病变，综合验光右眼试镜视力无提高，左眼 +12D 球镜视力为 0.4；眼压测量为右眼 24mmHg，左眼 21mmHg；B 超检查示右眼虹膜前有椭圆形回声（图 22-2），左眼在视盘前的玻璃体中有圆形回声（图 22-3）。患儿此次就诊半年前检查双眼瞳孔区无晶状体（图 22-4）。

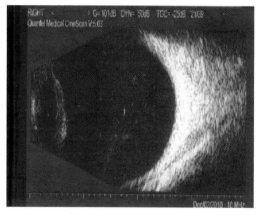
图 22-2　右眼 B 超图像

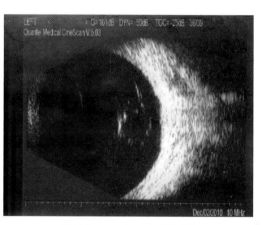
图 22-3　左眼 B 超图像

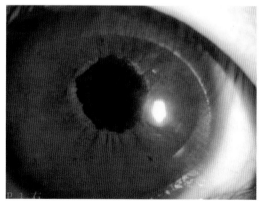
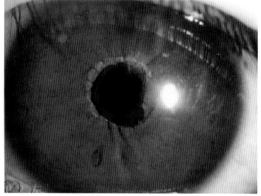
图 22-4　患者此次就诊半年前眼前节图像

疾病介绍

晶状体借助悬韧带与睫状体相连并固定在眼球中间，凡是能引起悬韧带断裂和异常松弛的病变均可导致晶状体脱位。晶状体脱位的原因有以下几种。①先天性：晶状体悬韧带发育不良，可能与中胚叶发育紊乱有关，可能合并晶状体缺损、球形晶状体或无虹膜，有些全身综合征可以出现晶状体脱位，如马方综合征、Marchesani 综合征、同型胱氨酸尿症等；②外伤引起悬韧带断裂，导致晶状体脱位；③由于眼内病变引起悬韧带被机械性拉长，如牛眼、葡萄肿、玻璃体条索和眼内肿瘤，眼内炎症，如睫状体炎使悬韧带变性，这些均能导致晶状体脱位。

全身综合征可引起晶状体脱位,如马方综合征,此病为常染色体显性遗传性疾病,患者体型瘦长,四肢细长,蜘蛛样指,韧带松弛,关节过度伸展,肌肉软弱无力,可合并先天性心脏病,多为卵圆孔未闭或房间隔缺损,50%~80% 的患者发生晶状体脱位,以半脱位较多,多位于鼻上方。体型与之相反者为 Marchesani 综合征,该病为常染色体隐性遗传性疾病,患者体型矮小,颈短,胸宽,指(趾)粗短,皮下脂肪丰满且肌肉发育良好,晶状体呈球形,常向鼻下方脱位。另外一种综合征是同型胱氨酸尿症,它是常染色体隐性遗传性疾病,患者体内出现硫氨基酸代谢障碍,半数患者有精神系统异常或智能缺陷,血和尿中出现高胱氨酸。

晶状体脱位分为半脱位和全脱位,半脱位时在瞳孔区仍可看到晶状体,散瞳时可见部分晶状体赤道部,前房深浅不一,虹膜震颤。全脱位时悬韧带全部断裂,晶状体可以脱入前房,也可以脱入玻璃体,有时晶状体可嵌于瞳孔区。严重外伤角巩膜缘破裂,晶状体可脱位至球结膜下,甚至移出眼外。

晶状体半脱位时,如果晶状体透明而无并发症,可以随访观察,如半脱位明显,有发生全脱位危险,应考虑手术摘除晶状体。晶状体全脱位进入前房或嵌于瞳孔区应立即手术摘除,脱位于玻璃体者,如无症状,可以随诊观察,如果出现并发症,则应行玻璃体切割术将晶状体摘除。

讨　论

本例患者在 5 岁时曾因双眼视力不好到当地医院就诊,被诊断为无晶状体,说明患儿发病年龄在 5 岁以前,瞳孔区看不到晶状体并非真正的无晶状体,而是脱位到玻璃体,晶状体脱位的具体时间尚不可知。半年前来我院检查,发现晶状体在玻璃体中。患儿既往眼部未受外伤,家族中无此类患者,体型正常,身高体重匀称,无蜘蛛样指,患儿精神智力正常,虽然未做血尿胱氨酸检测,但临床表现不支持 Marfan 综合征、Marchesani 综合征、同型胱氨酸尿症诊断,产生晶状体脱位的病因尚需进一步研究。

本文患者为双眼晶状体全脱位,在漫长的病史中,晶状体基本是在玻璃体中隐藏,有时被误诊为无晶状体眼。最近 1 周患者右眼视力下降,检查发现右眼晶状体在前房,这是由于患者在特殊的体位下,如头低位、俯卧位时,晶状体由玻璃体进入前房。说明脱位到玻璃体的晶状体在特殊情况下可以移到前房,是否曾由前房返回玻璃体尚不可知。当在前房看到在玻璃体中游动 5 年以上的晶状体时,如果其透明光亮,则表明晶状体囊膜完整无损,玻璃体的环境未对晶状体的代谢产生明显不利影响。对侧眼的晶状体完整地在玻璃体中,B 超显示在左眼视盘前的玻璃体中有一个圆形回声影,而右眼虹膜前呈椭圆形阴影。患者双眼晶状体全脱位,一眼脱位于前房,另一眼脱位于玻璃体,这种现象临床中比较少见。

(哈尔滨爱尔眼科医院　张士元　刘海荣　王　奇)

参考文献

[1] 葛坚. 眼科学[M]. 北京: 人民卫生出版社, 2004, 133–135.

[2] 赵堪兴, 杨培增. 眼科学[M]. 北京: 人民卫生出版社, 2008, 148–149.

23. 永存胚胎血管

病例报告

患者，女，16岁。右眼自幼视力不好，伴有斜视。眼部和头部无外伤史，既往无眼红、眼痛病史，家族中无此种病患者。父母非近亲结婚，足月顺产。眼科检查：右眼视力指数/20cm，左眼视力0.1；右眼结膜无充血，角膜透明，前房清晰，房水无混浊，瞳孔圆，对光反应存在；晶状体后囊混浊，鼻上方斑块状混浊浓厚，与后囊相连有一条机化样粗大条状组织（图23-1），该条索经过玻璃体到达视神经盘，由于条索的遮挡，视盘边界欠清，颜色淡，其前方机化组织如乱麻状绳索，视盘前方有弯曲血管长入视网膜（图23-2）；左眼检查未见病变；双眼角膜映光检查，右眼外斜约45°，右眼球运动无障碍。验光检查：右眼 +0.75D×20°，插镜片视力无提高，左眼 -8.0D，矫正视力1.0。B超检查示右眼玻璃体中有一条索，前部与晶状体后囊相连，后部与视神经盘相连（图23-3），左眼玻璃体无混浊（图23-4）。OCT检查示右眼视盘区域隆起，如山峰状，未能显示峰顶（图23-5）。

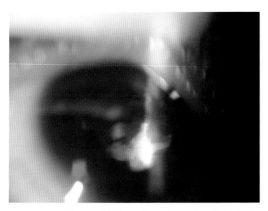

图23-1 右眼晶状体后囊混浊，玻璃体机化组织与之相连

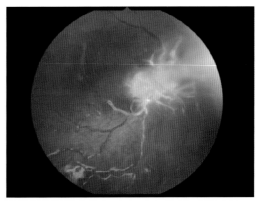

图23-2 右眼眼底图像

83

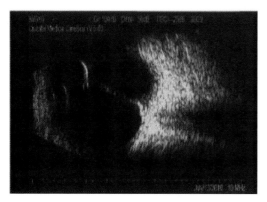

图 23-3　右眼 B 超图像

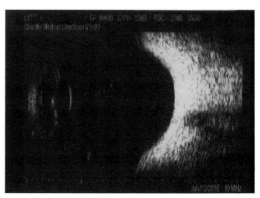

图 23-4　左眼 B 超图像

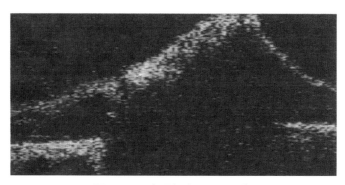

图 23-5　右眼视盘 OCT 图像

疾病介绍

玻璃体是眼内容物的组成部分，为透明的凝胶体，主要由纤细的胶原和亲水的透明质酸组成，球样玻璃体的容积约为 4mL，构成眼内最大的容积。玻璃体的主要生理功能是维持眼球形状，屈光间质的组成部分，对晶状体和视网膜等周围组织有支撑和减震作用，对眼内组织代谢和物质交换有作用。

（一）玻璃体胚胎发育

在眼胚胎发育中，玻璃体的形成和发育分为 3 期。

1. 原始玻璃体　在原始视泡和晶状体之间存在富含蛋白质的细胞间质，此细胞间质可能由视杯上皮细胞和晶状体上皮分化而来，随着视杯的加深，细胞间质拉长，形成细长的纤维，且与来自中胚叶的原纤维混合，形成原始玻璃体基础，此时玻璃体腔内充满玻璃体血管，胚胎在第 6 周时发育完成。原始玻璃体可以说是由神经外胚层、表皮外胚层、中胚层相互作用形成。

2. 第二玻璃体　在胚胎第 6~12 周，玻璃体血管系统逐渐萎缩，视杯内层细胞分泌出第二玻璃体，第二玻璃体无血管，体积逐渐增大，原始玻璃体被第二玻璃体挤向眼球中央和晶状体后面，形成 Cloquet 管，其中有玻璃体血管通过。

3. 第三玻璃体　在胚胎第 3~4 个月，由第二玻璃体的胶原纤维浓缩形成第三玻璃体，并逐渐发育成晶状体悬韧带，出生时完成。

（二）玻璃体发育异常

在胚胎发育过程中，玻璃体动脉若不消退可以引起多种发育性异常，包括永存瞳孔膜、晶状体血管膜、永存原始玻璃体增生症、先天性视网膜皱襞等。

1. 晶状体血管膜　Mittendorf 斑是永存玻璃体动脉的前部残留物，附着于晶状体后囊上小而致密的白斑，可位于晶状体后极的稍鼻侧或下方，一般不影响视力。玻璃体动脉后段退化不全表现为视盘前下方有一团伸向玻璃体的胶原纤维束，或小片纱膜状结构，其根部与视盘边缘相连，称为 Bergmeister 视盘。整个玻璃体动脉可从视盘到晶状体永久性存留，可闭塞或有潜在管腔，这些存留物对视力影响不大。

2. 永存原始玻璃体增生症　原始玻璃体没有消退，90% 为单眼发病，表现为前部型和后部型。

（1）前部型：玻璃体动脉存留，在晶状体后有白色血管化纤维膜，可伴有小眼球，浅前房可以看到睫状突较长，围绕着小的晶状体。在出生时常可见白瞳症，晶状体后囊破裂会引起晶状体肿胀、白内障、继发性闭角型青光眼。

（2）后部型：可单独发生，或伴有前部型，可为小眼球，但前房正常，晶状体透明，没有晶状体后膜，一支血管膜样组织从视盘起始，沿视网膜皱襞向晶状体后延伸，达到下方周边部。

（三）永存原始玻璃体增生症的治疗

若晶状体混浊，前房变浅，应做晶状体切除和增殖膜切除，切除增殖膜时，要注意电凝膜上的血管，防止术中和术后出血。对于后部型，可根据其对视力和视网膜的影响来决定治疗措施，如对视力影响不大，可定期观察。

讨　论

永存胚胎血管可累及视神经盘、玻璃体和晶状体，除玻璃体本身异常外，与胚胎玻璃体血管未能及时消退亦有关。绝大多数完全性残存玻璃体动脉病例为早产儿，残存的玻璃体动脉自视盘表面起至晶状体后极稍偏鼻下方，为一灰白细丝或实体性条带，中央部分最细，多已闭塞，偶尔开放，有血流，甚至有搏动，残存的玻璃体动脉常伴有数量不等的胶质组织或纤维。部分性残存玻璃体动脉由于其吸收程度不同而有很大差异，玻璃体动脉萎缩吸收后，断离的前后端各自附着在晶状体后极和视盘前。

本患者为少年女性，右眼自幼视力不好，检查发现其右眼晶状体后囊混浊，呈大小不等的斑块状，未完全混浊，有条状灰白组织由后囊伸向玻璃体，为晶状体血管膜退化不全所致。玻璃体的灰白条索向后与视盘相连，此时条索粗大，遮盖视盘，不能看清，此视盘称为 Bergmeister 视盘，视盘前方有弯曲血管进入视网膜。B 超图像能够清晰地显示条索组织在眼内的走行。本患者为单眼发病，玻璃体发育异常以永存原始玻璃体增生症为主，由此引起形觉剥夺性弱视和知觉性外斜视。

（哈尔滨爱尔眼科医院　张士元　张文君　安晓玲）

参考文献

[1] 惠延年. 眼科学[M]. 北京: 人民卫生出版社, 2001, 143.

[2] 李凤鸣. 眼科全书[M]. 北京: 人民卫生出版社, 1996, 2414-2415.

[3] 北京工农兵医院眼科, 中国医学科学院首都医院眼科. 眼底病[M]. 北京: 人民卫生出版社, 1978, 36-40.

24. 先天性玻璃体囊肿

病例报告

患者，女，10岁。因双眼视物欠清2年就诊。左眼前有暗影浮动感，无眼红及眼痛病史，眼部未受外伤。足月顺产，父母非近亲结婚。身体健康无畸形。眼科检查：右眼视力0.3，左眼视力0.25；右眼未见病变；左眼前节正常，晶状体后有一球形囊肿，距后囊2~3mm，裂隙灯下不同切面均呈圆形（图24-1），囊膜菲薄，其上有密集点状棕色色素沉着，囊肿直径为3~4mm，晶状体后囊中央有数根纤细纤维与囊肿相连，囊肿在玻璃体中如同气球，可上下左右移动，浮动范围较大；玻璃体内未见其他混浊物，左眼眼底正常；屈光检查右眼 –2.5D，矫正视力1.0，左眼 –2.75D，矫正视力0.9。B超检查示右眼正常，左眼晶状体后有一条状回声（图24-2）。临床诊断为双眼近视，左眼先天性玻璃体囊肿。

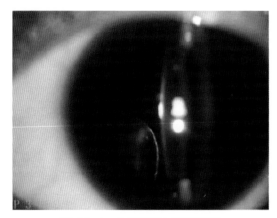

图24-1　左眼裂隙灯照相图像

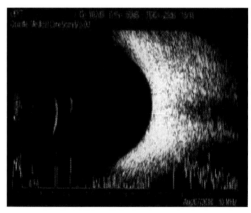

图24-2　左眼B超图像

疾病介绍

先天性玻璃体囊肿属少见病，对其形成的病因尚不清楚，可能与玻璃体某段萎缩不全有关。有以下几种说法：①在组织学上，因其含有玻璃体动脉成分，认为可能是残留某段玻璃体血管，其供血已停，但未萎缩，发育扩张成为囊肿；②囊肿为葡萄膜的一部分，在胚胎发育的过程中脱落于玻璃体而发育形成；③囊肿是由胚胎期脱落的视网膜色素上皮发育而来。

先天性玻璃体囊肿患者多无明显的眼科症状，有的患者可有眼前暗影浮动，部分患者视力正常，有的患者有屈光不正。多为单眼发病，对侧正常。玻璃体囊肿多位于玻璃体中央，有的靠近晶状体，有的接近视盘，在玻璃体中有一定活动度，囊肿为圆形或接近圆形，透明状，囊壁薄，有的有色素，有的无色素。多数患者眼底正常，也有关于患者合并眼部其他部位先天性异常的报道。

讨　论

先天性玻璃体囊肿系少见病，国内报道少于 20 例，缺乏病因和病理学方面的研究。本例患者系少年女性，自幼到就诊时未患过眼病，眼部亦未受过外伤，因近视要求配镜就诊。眼部检查为近视，矫正视力尚好。右眼未见病变。左眼前节正常，晶状体后囊后约 2mm 可见圆形囊肿，透明状，直径为 3~4mm，浮动度较大，囊膜菲薄，表面有密集的褐色色素。临床诊断为先天性玻璃体囊肿。

有的学者认为玻璃体囊肿可分为先天性玻璃体囊肿和后天性玻璃体囊肿两种。

1. 后天性玻璃体囊肿样病变可见于视网膜病变所致的囊肿游离于玻璃体中，外伤所致的睫状体囊肿游离于玻璃体中，玻璃体转移性肿瘤，玻璃体囊虫病。玻璃体内囊虫为半透明灰白色或浅蓝色球形或椭圆形囊泡样肿物，有黄绿彩色反光，边缘光滑，均匀一致，囊泡中可见一黄白色的圆形斑点，为囊虫的头部，活的囊虫不断地蠕动变形，在强光照射下囊虫蠕动增快，当头节伸出时，囊壁伸长，囊体变形，在病程早期，玻璃体混浊轻微，到疾病晚期，玻璃体混浊加重，玻璃体液化、浓缩及纤维增生，可将囊体包围，囊虫死亡后蠕动完全消失。

2. 先天性玻璃体囊肿因对视力没有明显影响，可以只做随访观察，不需治疗。如果明显影响视力，可用激光将其击碎，也有学者主张将眼球切开，把囊肿取出，这种手术方式对眼球损伤大，多不被采纳。

本例患者身体健康，无眼部患病史和眼外伤病史，眼底正常，玻璃体无其他混浊物，玻璃体囊肿的囊膜上有密集的褐色色素斑点，和玻璃体囊虫有明显区别，属于先天性玻璃体囊肿。

（哈尔滨爱尔眼科医院　张士元　金　鑫）

参考文献

[1] 李凤鸣. 眼科全书[M]. 北京: 人民卫生出版社, 1996, 54-55.

[2] 北京工农兵医院眼科, 中国医学科学院首都医院眼科. 眼底病[M]. 北京: 人民卫生出版社, 1978, 306-310.

[3] 崔立飞, 乔光, 陈雅静. 先天性玻璃体囊肿2例[J]. 实用眼科杂志, 1989, 7(6): 364-365.

[4] 尹树国. 先天性玻璃体囊肿[J]. 眼科新进展, 1982, 2(4): 286.

25. 眼缺血综合征

病例报告

患者，男，60岁。因右眼视力下降1个月，于2022年4月26日以右眼视力下降伴眼痛就诊。患者自述无外伤史，有高血压病史10年，体检全身浅表淋巴结未触及，心、肺、肝、肾等未见异常。眼科检查：右眼视力LP，左眼视力0.5；眼压：右眼47mmHg，左眼23mmHg；右眼结膜无充血，角膜后可见KP，前房深，瞳孔圆，直径3mm，对光反射不存在，颞下方虹膜可见新生血管（图25-1和图25-4），虹膜色素外翻，晶状体混浊，眼底视盘边界不清，C/D约0.9，其上血管萎缩、纤细、视网膜动脉及静脉纤细，仅右眼颞下支静脉可见节段样血流改变（图25-2）；左眼前节未见异常，小瞳下血管走形大致正常（图25-2），右眼OCT可见右眼黄斑中心凹消失，视网膜各层结构不清，脉络膜变薄，左眼黄斑区鼻侧高反射膜状结构（图25-3）。右眼散瞳下眼前段照相及裂隙灯可见KP，ICGA可见右眼虹膜血管荧光素渗漏（图25-4），ICGA显示右眼脉络膜荧光充盈迟缓，晚期少量脉络膜荧光充盈（图25-5），FFA早期动脉不充盈，可透见脉络膜荧光，晚期动脉颞上支及鼻上支少量充盈，视盘弱荧光（图25-6）。颈动脉彩超检查可见右锁骨下动脉斑块形成，双侧颈内动脉起始段管腔低弱回声（考虑血栓形成）。2022年4月27日进行抗VEGF治疗和PRP治疗，2022年5月10日右侧颈动脉行颈动脉支架置入术（CAS）。

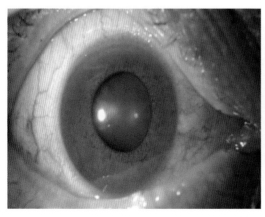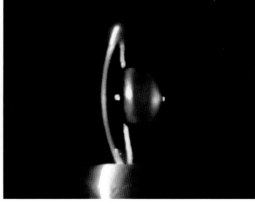

图 25-1　眼前段照相及裂隙灯图像

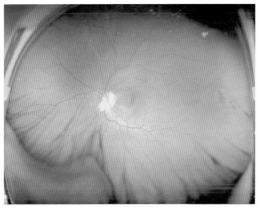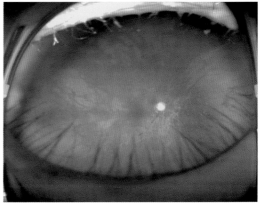

图 25-2 眼底图像

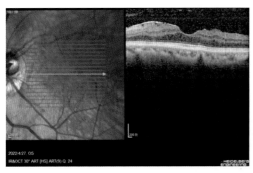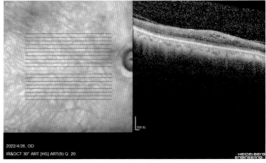

图 25-3 双眼 OCT 图像

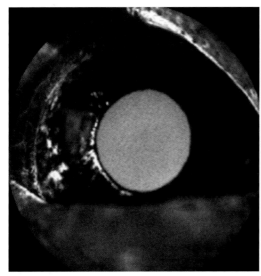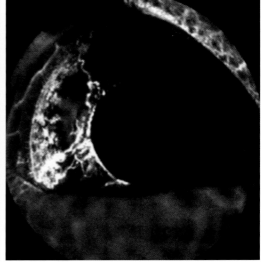

图 25-4 右眼虹膜造影图像

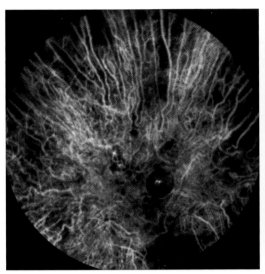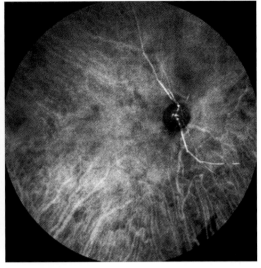

图 25-5　右眼底 ICG 造影图像

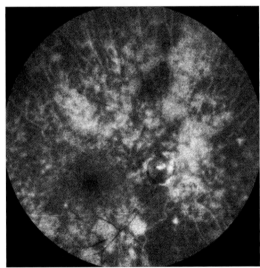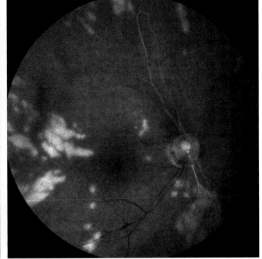

图 25-6　右眼 FFA 图像

疾病介绍

　　眼缺血综合征（OIS）是由同侧颈总动脉或颈内动脉狭窄或阻塞导致眼动脉（视网膜中央动脉及睫状前 / 后动脉）低灌注，而产生一系列脑部和眼部症状的慢性进行性眼病。OIS 的平均发病年龄为 65 岁，50 岁以下较为少见。其危险因素包括：年龄 50~80 岁、男性较女性多（比例 2∶1）、吸烟、高血压、糖尿病、冠心病等。

　　90% 以上的 OIS 患者存在视力受损，且早期通常不易察觉到视力下降。随着急、慢性眼部缺血或新生血管性青光眼（NVG）引起的视神经损害，OIS 患者视力呈现进行性下降。大约 20% 的 OIS 患者可能会出现轻度虹膜炎，在晚期还可能发生混浊，甚至成熟期白内障。5 年死亡率高达 40%，患者大多死于心肌梗死和脑梗死等心脑血管事件。

OIS 诊疗的目标是治疗原发病和眼部并发症，防止进一步的视力损伤，预防和早期发现血管危险因素和全身性并发症，降低致盲率和致死率。治疗可分为眼科治疗和全身治疗。全视网膜光凝术（PRP）可以减少缺血视网膜的氧耗以避免 NVG 的形成，可以使 36% 患者的虹膜血管消退，以及开角型青光眼患者的眼压得到控制，但是 PRP 是否可以治疗 OIS，目前存在争议。玻璃体腔注射抗 VEGF 药物可控制新生血管和黄斑水肿。OIS 患者的高眼压可以使用减少房水分泌的药物，如 β 受体阻滞剂和 α 受体激动剂。在某些情况下，小梁切除术应用于因新生血管和无法控制的眼压而导致的房角闭塞的患者。全身性治疗包括颈动脉内膜剥脱术（CEA）和颈动脉支架置入术（CAS）两种手术方式，CEA 可以降低有症状患者的中风风险，也可以增加眼动脉的血流量，防止缺血性改变；CAS 将扩张支架插入颈动脉以增加被斑块堵塞区域的血流量；颅外 – 颅内动脉搭桥术涉及在颞浅动脉的颅外分支和中层动脉的颅内分支之间建立吻合口，可以预防脑缺血，但是视功能的预后也很差。

讨　论

由于眼动脉起源于颈动脉的分支，颈动脉的狭窄或闭塞可导致慢性眼低灌注，最终导致 OIS 的发生，尤其常见于左右颈内动脉之间或颈内动脉与颈外动脉之间侧支循环不足的患者（图 25-7），侧支循环良好的患者，即使颈内动脉闭塞程度较重，也可能不会发生 OIS。OIS 起病隐匿，容易被其他眼血管疾病掩盖，因此临床上容易漏诊或误诊，从而导致患者不可逆的视力丧失。虽然 68% 的患者发展为新生血管性青光眼（NVG），但由于睫状体产生的房水减少，一些患者并不表现出急剧眼压升高。NVG 的 3 种常见病因是增殖性糖尿病视网膜病变、视网膜中央静脉阻塞、OIS，其中增殖性糖尿病视网膜病变最常见，OIS 约占 7%。由于血管内皮生长因子是在脉络膜及视网膜中产生的，所以 PRP 在许多情况下是无效的。也有报道称，在小梁切除术前给予抗 VEGF 治疗可以抑制前房积血以及术后早期改善视功能。可以使用局部类固醇和散瞳眼药水减轻眼前段的炎症，同时应避免前列腺素和毛果芸香碱等促炎药物的使用。由于患者存在大量的并发症，需要神经科医生和内科医生对 OIS 患者进行综合评估。

OIS 应与以下疾病相鉴别。①非缺血型视网膜中央静脉阻塞：视网膜出血呈火焰状，眶周痛。可通过视网膜血管血压测定与眼缺血综合征鉴别。②糖尿病性视网膜病变：有糖尿病病史，双眼发病。视网膜出血及微血管瘤集中在后极部，并伴有硬性渗出。③无脉症：发病通常为双眼。可行眼动脉压测量，如双眼动脉压差 > 20%，有鉴别诊断意义。彩色多普勒超声及眼血流量图也有助于鉴别。

（张家口市第四医院　范晓乐　哈尔滨医科大学附属第二医院　张中宇）

参考文献

[1] Hung JH, Chang YS. Ocular ischemic syndrome[J]. Can Med Assoc J, 2017, 189(23): E804.

[2] Terelak-Borys B, Skonieczna K, Grabska-Liberek I. Ocular ischemic syndrome – a systematic review[J]. Med SciMonit, 2012, 18(8): RA138-144.

[3] Michelson PE, Knox DL, Green WR. A clinicopathologic case report[J]. Arch Ophthalmol, 1971, 86(3): 274-280.

[4] Lee D, Tomita Y, Yang L, et al. Ocular Ischemic Syndrome and Its Related Experimental Models[J]. Int J Mol Sci, 2022, 23(9).

26. 特发性上巩膜静脉压升高致青光眼

病例介绍

患者，男，62岁。双眼红、胀痛2周。1周前在其他医院被诊断为双眼结膜炎、双眼巩膜炎，经抗病毒、抗细菌以及激素眼药水治疗无效，故来我院诊治。曾患腔隙性脑梗死、冠心病10余年。眼科检查：右眼视力1.2，左眼视力1.2。双眼结膜血管扩张、充血，诊断为双眼结膜炎，继续给予抗病毒和人工泪液治疗1周后不见好转。于是再次就诊，症状加重，双眼结膜血管扩张迁曲，充血加重。测量眼压：右眼24mmHg，左眼22mmHg。双眼球轻度突出，结膜血管扩张、迁曲，浅层巩膜血管扩张、充血，角膜透明，前房深浅大致正常，视盘界清，右眼C/D为0.3，左眼C/D为0.3。诊断为双眼青光眼、巩膜炎。给予派立明、酒石酸溴莫尼定、美开朗、地塞米松、尼目克司等治疗，症状无缓解，眼压继续升高。1周后转入上级医院治疗。发病1个月后检查结果：双眼结膜血管扩张、迁曲，充血继续加重（图26-1）；双眼眼压持续为29~38mmHg，最高时55mmHg；右眼C/D 0.5，左眼C/D 0.6；房角正常；

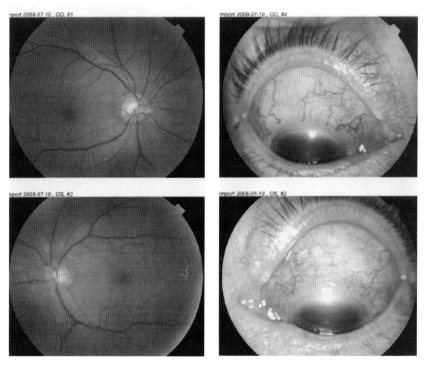

图26-1　发病1个月后，眼表和眼底图像

OCTOPUS 视野检查：右眼 MD 为 4.1，LV 为 13.6，左眼 MD 为 6.4，LV 为 18；表层巩膜静脉压：右眼 15mmHg，左眼 21mmHg；角膜厚度右眼 550μm，左眼 545μm。UBM 检查示双眼房角开放；双眼眶 CT 未见异常；T3、T4、TSH 检查正常；超声影像报告：双颈动脉粥样硬化，右颈内动脉血流速度减为 20cm/s。双眼球内、眶内未见异常回声，CDFI 未见异常血流信号，双眼 CRA 血流参数在正常低限，余血管血流参数在正常范围内；多普勒超声为左大脑中动脉血流速度偏高，频谱波峰略钝，脉动指数正常，未闻及血管杂音；磁共振检查示双侧皮层下散在斑点状缺血性脱髓鞘改变；双侧 MCA 可见多发性节段性狭窄；MRV 示枕部矢状窦变细，左侧横窦略细，左侧乙状窦显示欠清，双侧筛窦轻度炎性改变。由于眼压持续不降，视野逐渐缩小，于发病后 9 个月在外院行左眼青光眼手术，术后眼压 17mmHg，右眼行选择性激光小梁成形术，术后经阿法根点眼眼压控制在 20mmHg 左右。术后 1 年，右眼 C/D 为 0.7，左眼 C/D 为 0.8。术后 1 年 3 个月时，右眼视网膜下方静脉栓塞，可见放射状出血（图 26-2）。

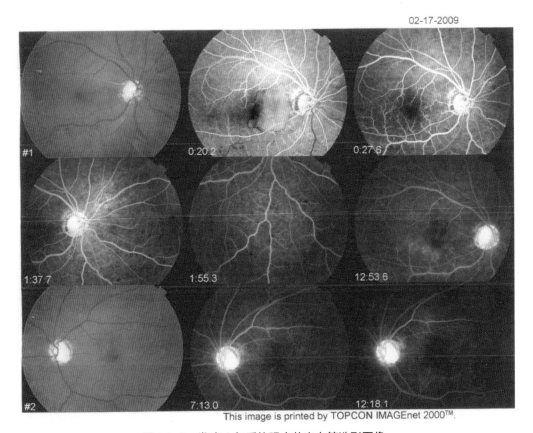

图 26-2　发病 1 年后的眼底荧光血管造影图像

疾病介绍

（一）概述

上巩膜静脉压（EVP）是维持正常房水动力学平衡和影响眼压要素之一，正常上巩膜静脉压值为 8~12mmHg，多种眼部疾病或全身性疾病可引起上巩膜静脉压升高和导致继发性眼压升高与青光眼。常见的原因有眼眶内静脉曲张、颈动脉 - 海绵静脉窦瘘、海绵静脉窦栓塞、甲状腺相关眼病以及特发性上巩膜静脉压升高等。任何原因造成的上巩膜静脉或眶静脉系统血液回流受阻或血流异常，可通过眶静脉压和上巩膜静脉压升高、涡静脉回流受阻或眼部动脉缺血途径，导致继发性开角或闭角型青光眼的发生。发病机制一方面为上巩膜静脉压升高超过眼压时，血液进入 Schlemm 管内，房水流出受阻。另一方面为上巩膜静脉压升高使眶静脉系统回流受阻，导致脉络膜充血肿胀，引起虹膜 - 晶状体隔前移并导致继发性闭角型青光眼。有时也见于眼部动脉缺血。

（二）临床表现

上巩膜静脉压升高可单眼发病，也可双眼发病，主要根据静脉阻塞的位置而定。患者常常主诉眼睛红、疼痛、眼球突出等症状。裂隙灯检查可见上巩膜静脉明显充盈、迂曲、扩张。上巩膜静脉压测量可发现上巩膜静脉压显著增高。眼压增高，视神经 C/D 增加，视野变化。前房角检查可见 Schlemm 管扩张充血，提示血液反流至 Schlemm 管。

（三）常见基础疾病的临床特点

1. 静脉阻塞型

（1）甲状腺相关眼病：眼压升高多见于浸润型甲状腺功能亢进患者，偶见于甲状腺功能减退或长期应用糖皮质激素患者，眼压升高一般在 30mmHg 以下，房角开放，可见 Schlemm 管血液反流现象，巩膜上静脉扩张纡曲，上巩膜静脉压增高。长期高眼压可导致视盘凹陷扩大和视野缺损。甲状腺功能不良时常伴有球壁硬度异常，故应使用压平眼压计测量眼压。

（2）上腔静脉综合征：常见于主动脉瘤、纵隔肿瘤、肺门淋巴结肿大、中央型肺癌等，由于直接压迫上腔静脉，造成上腔静脉系统血流回流受阻，表现为眼睑水肿，结膜及上巩膜静脉充盈，上巩膜静脉压升高，眼压升高。通常卧位眼压和上巩膜静脉压比坐位高。

2. 颈动脉 - 海绵静脉窦瘘多发生在头部外伤后，引起搏动性耳鸣，眶静脉系统血流受阻使眼眶静脉及软组织淤血，上巩膜静脉曲张淤血，并发生搏动性眼球突出，也可发生自发性颈动脉 - 海绵窦瘘，多发生于中老年，女性，无外伤史。表现为上巩膜静脉和结膜静脉扩张、充盈，眼球突出不明显，无搏动性耳鸣，无杂音，此型称为红眼短路综合征或硬脑膜综合征。

3. 特发性上巩膜静脉压升高多见于老年人，无家族史，典型病例与原发性开角型青光眼极为相似。上巩膜静脉压升高，房水流畅系数降低，房角开放，Schlemm 管内无血液，无眼球突出或静脉充盈。视神经和视野损害，上巩膜静脉压升高的原因不明。

（四）治疗

1. 首先治疗基础疾病。

2. 药物治疗首选减少房水生成的药物，如肾上腺素能 β 受体阻滞药、碳酸酐酶抑制药、肾上腺素能 α_2 受体激动药。

3. 手术治疗和药物治疗无效时，可以考虑进行小梁切除术。

讨　论

该患者的临床症状为结膜血管扩张迂曲、充血。该患者曾被误诊为结膜炎、巩膜炎等疾病。后来发现眼压升高，此时很难与开角型青光眼鉴别。该患者的特点是结膜血管扩张明显，视神经和视野损害进展快。因此，考虑到特殊类型青光眼。经过检查发现上巩膜静脉压升高，全身检查未见明显异常，也未查出导致上巩膜静脉压升高的原因。所以，诊断为双眼继发性青光眼（特发性上巩膜静脉压增高所致）。对于特发性上巩膜静脉压增高所致的继发性青光眼，药物治疗效果差。鉴别诊断：应与结膜炎、巩膜炎、开角型青光眼鉴别。

（哈尔滨医科大学附属第二医院　齐艳华）

参考文献

[1] 李凤鸣. 眼科全书[M]. 北京: 人民卫生出版社, 1996, 1947–1948.

[2] 叶天才, 等. 临床青光眼图谱[M]. 北京: 人民卫生出版社, 2007, 340–344.

[3] Eid TM, Spaeth GL. The Glaucomas, concepts and fundamentals. Lippincott Williams & Wilkins[J], 2000, 34–50.

[4] Rhee DJ, Gupta M, Moncavage MB, et al. Idiopathic elevated episcleral venous pressure and open-angle glaucoma[M]. Br J Ophthalmology, 2009, 93: 231–234.

[5] Jehle T, Staubach F, Lagrèze W–D A. Unilateral glaucoma with widened episcleral veins[M]. Ophthalmology, 2007, 104: 332–344.

27. 假性剥脱性青光眼

病例报告

患者，女，40岁。于2009年4月来我院就诊。门诊以左眼晶状体囊膜剥脱综合征，左眼青光眼收入院。该患者左眼胀痛、视物模糊半年，曾在当地诊断为左眼青光眼，曾用过多种抗青光眼药物治疗无效。入院时右眼视力1.0，左眼视力0.6。左眼角膜透明，前房深浅大致正常。左眼晶状体前可见膜状物（图27-1）。视盘C/D为0.5，视野缺损。眼压40mmHg。房角镜检可见房角为宽角，有少量色素沉着。右眼角膜透明，前房深浅正常，晶状体透明，视盘正常。眼压正常。房角镜检可见房角为宽角，有少量色素沉着。UBM检查可见双眼虹膜根部向后突出，与晶状体相接触。入院后，经甘露醇静脉滴注、乙酰唑胺口服，眼压控制在正常范围。左眼行青光眼滤过手术，术后眼压恢复正常。UBM检查可见左眼虹膜变直，虹膜与晶状体接触减轻。

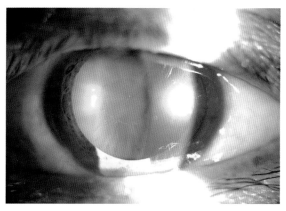

图27-1　术前左眼前节图像

疾病介绍

（一）假性剥脱性青光眼的概述

假性剥脱综合征是涉及晶状体或虹膜睫状体与青光眼之间因果联系的一种眼病。本病的特点是无定形、灰白色絮片状基底膜沉积在瞳孔缘、晶状体前囊表面、悬韧带和房角等。由剥脱综合征引起的青光眼称为假性剥脱性青光眼。

1917年Lindberg首次报道晶状体前囊表层的分离，1925年Vogt也报道了老年性晶状体囊剥脱的病例。由于病因不清，因此有人将此病分为晶状体囊真性剥脱和晶状体囊假性剥脱。超微结构研究发现剥脱物质是一种纤维蛋白，主要来源于晶状体、虹膜以及睫状体等组织。由于部分患者可以继发青光眼，因此称为假性剥脱性青光眼或剥脱性青光眼。目前认为假性剥脱性青光眼的发病机制是剥脱物质和色素颗粒直接阻塞房水滤过通道，同时剥脱物质也对小梁网的功能产生影响。色素播散的机制可能有两方面：一方面由于虹膜与晶状体的直接摩擦，导致色素颗粒游离；另一方面虹膜本身的疾病导致色素播散。

（二）假性剥脱性青光眼的临床表现

1. 虹膜瞳孔缘灰白色片样或碎屑样物质沉积，严重者可以出现瞳孔缘色素皱褶部分或全部消失，虹膜色素脱失或萎缩。

2. 晶状体前囊灰白色物质沉积。可见中央盘区、中间透明区以及周边颗粒区三种表现。

3. 前房角多数为开角，脱落的物质和色素颗粒沉积于小梁网。

4. 继发性眼压升高：60% 假性剥脱综合征患者可双眼也可单眼眼压升高。有的患者也可因悬韧带变性、晶状体脱位而发生闭角型青光眼。

（三）治疗

1. 药物治疗不理想。

2. 激光小梁成形术对该病治疗效果较好。

3. 小梁切除术效果较好。

讨　论

根据检查结果，该患者由于虹膜向后突出，造成虹膜与晶状体直接摩擦，导致色素及晶状体前囊膜膜状物影响房水流出，这一点与以往的报道不同。术后看到虹膜变直，与晶状体接触减少，同时房水流入前房不受影响，所以术后眼压控制很好。该病例提示对于假性剥脱综合征患者，应注意 UBM 检查，重点关注虹膜与晶状体的关系，以此制订治疗方案，可以得到很好的效果。

（哈尔滨医科大学附属第二医院　齐艳华）

参考文献

[1] Ritch R. Exfoiation syndrome[J]. Survey of Ophthalmology, 2001, 45: 265–301.

[2] 叶天才, 等. 剥脱综合征临床与病理观察[J]. 中华眼科杂志, 1992, 28: 156.

[3] 叶天才, 毛文书. 临床青光眼图谱[M]. 北京: 人民卫生出版社, 2007.

[4] Konstas AGP, Tsironi S, Ritch R. Current concepts in the pathogenesis and management of exfoliation syndrome and exfoliative glaucoma[J]. Compr Ophthalmol Update, 2006, 7(3): 143–144.

[5] Ritch R. The management of exfoliation glaucoma[J]. Prog Brain Res, 2008, 173：211–224.

[6] Jeng SM, Karger RA, Hodge DO, et al. The risk of glaucoma in pseudoexfoliation syndrome[J]. J Glaucoma, 2007, 16: 117–121.

28. 虹膜角膜内皮综合征

病例报告

患者，男，34岁。右眼视力减退半年，伴眼球胀痛。患眼无外伤史，既往身体健康，无有价值的家族和遗传病史。眼科检查：右眼视力0.6，左眼视力1.0；右眼睑正常，结膜呈轻度睫状充血，角膜水肿，表层有细小水疱，前房清晰度略差，瞳孔散大，对光反应迟钝，瞳孔呈矩形，左上角已抵角膜缘，右上角向上牵扯，下方虹膜缺损，右上方虹膜有灶状萎缩（图28-1），前房角镜检查模糊，下方似周边前粘连已达Schwallbe线，上方前房角开放；晶状体、玻璃体透明，眼底视盘边界清，色泽正常，C/D为0.4，视网膜无出血和渗出；左眼前节正常（图28-2），眼底视盘正常，C/D为0.2，视网膜无出血和渗出；眼压测量右眼34mmHg，左眼15mmHg；角膜内皮检查显示，右眼内皮细胞大量破坏，细胞密度678.7/mm²（图28-3），左眼内皮细胞正常，细胞密度3109.7/mm²（图28-4）；角膜厚度右眼580μm，左眼507μm。

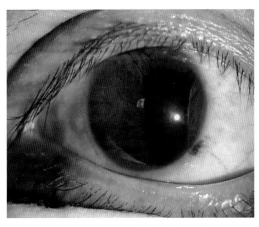 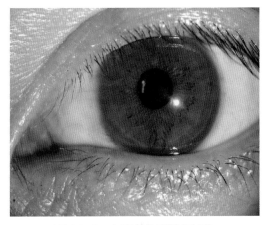

图28-1　右眼前节裂隙灯图像　　　　图28-2　左眼前节裂隙灯图像

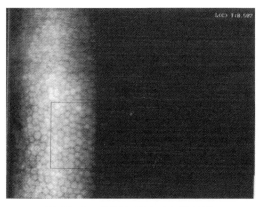

图28-3　右眼角膜内皮细胞图像

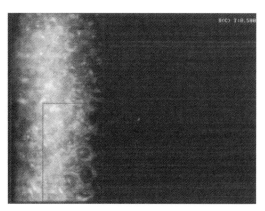

图28-4　左眼角膜内皮细胞图像

疾病介绍

虹膜角膜内皮综合征是一组具有原发性角膜内皮异常的眼前节疾病，包括原发性虹膜萎缩、Chandler综合征、Codan-Reese综合征3种临床类型。

（一）病因和发病机制

虹膜角膜内皮综合征的确切病因尚不清楚。缺乏阳性家族史，青年或中年发病，Descemet膜充分发育，这些提示本综合征是获得性疾病。关于该综合征的发病机制，有如下学说：①Campbell的膜理论，Campbell（1978年）根据临床观察和组织病理提出，虹膜角膜内皮综合征原发性异常主要是角膜内皮异常，由此引起角膜水肿，前房角、虹膜表面产生一层由单层内皮细胞形成的细胞膜，增生的细胞膜收缩引起周边前粘连、瞳孔移位、色素外翻、虹膜结节形成、虹膜基质萎缩、裂孔形成；②缺血学说，现已证明本病的虹膜血管有不同程度的闭塞，原发性虹膜萎缩可能是由于缺血引起虹膜裂孔，Zentmayer认为虹膜血管硬化导致缺血，De Schweinitz提出局部炎症的毒素引起虹膜缺血，Herath认为虹膜开大肌的阶段性缺血引起某象限开大肌萎缩，瞳孔向相对象限方向移位，最后虹膜周边前粘连及膜形成；③神经嵴细胞学说，神经嵴细胞系间叶组织，分化成角膜内皮及基质层，本病早期角膜内皮细胞明显小，与婴儿时期相似，因而Bahn推测由于原始时期的神经嵴细胞异常增生，导致前房角、虹膜等出现病变。

（二）临床表现

虹膜角膜内皮综合征常见于30~50岁的人群，女性居多，几乎均为单眼发病。本病的临床特征是角膜内皮、前房角、虹膜异常，在虹膜和前房角表面形成细胞样膜，随着周边前粘连、前房角内皮过度增生常引起角膜水肿及随后的虹膜收缩，导致青光眼和不同程度的虹膜变形。

1.角膜改变　在Chandler综合征患者中均可发现角膜内皮异常，并伴有角膜显著水肿，在某些病例中角膜水肿发生于眼压正常或轻度增高者。对原发性虹膜萎缩的角膜内皮异常的认识差异较大，有人认为几乎没有变化，有人认为在裂隙灯仔细检查下，大多数均有轻微改变，也可有角膜水肿。

2. 前房角改变　角膜内皮细胞变性，产生一层内皮细胞及后弹力膜样结构所组成的膜，延伸到 Schwalbe 线或超越 Schwalbe 线造成周边虹膜前粘连。发病初期前房角宽而开放，可有 1~2 个区域的细小锥状粘连，继而粘连基底增宽并呈桥状向角膜边缘进展，随后粘连环形发展，最终引起广泛前粘连及前房角完全闭合。由于房水流出受阻，导致眼压升高，发生继发性青光眼。

3. 虹膜改变　对于原发性虹膜萎缩，虹膜改变的典型特征是虹膜裂孔形成，同时可有过度的虹膜萎缩，不同程度的眼球血管膜萎缩、瞳孔异位、色素外翻。在疾病的全过程中，可以看到虹膜的各种表现，早期阶段看似正常，最终进展到瞳孔变形，基质变薄，虹膜张力增加，出现虹膜基质进行性斑块状溶解和色素消失，最后形成裂孔。Chandler 综合征的虹膜改变不明显，虹膜基质轻度萎缩，一些患者的虹膜表面未发现异常。Cogan-Reese 综合征的虹膜表面呈弥散性带蒂的色素小结节和痣，虹膜改变差异很大，虹膜表现可呈天鹅绒状外观，颜色变暗，色素外翻，基质层萎缩，瞳孔移位，裂孔形成。

（三）治疗

目前本病的治疗主要针对角膜水肿和继发性青光眼。

1. 角膜水肿的治疗　如果角膜轻微水肿而无眼压升高，则不需治疗。如果角膜水肿引起疼痛或视力下降，可以用高渗剂治疗使角膜上皮脱水，必要时可佩戴角膜接触镜。如果继发青光眼，则要在应用高渗剂的同时，应用抗青光眼药物降低眼压，滤过手术可以降低眼压，但不能解决角膜水肿问题。

2. 继发性青光眼的治疗　在早期阶段可以应用抑制房水产生的药物，局部或全身应用碳酸酐酶抑制药，如果没有虹膜周边前粘连或前房角关闭，可以联合应用缩瞳药。目前认为治疗继发性青光眼有效的方法是手术，根据患者眼部情况可以选择滤过性手术、睫状体冷凝术、睫状体分离术等，手术成功率要比原发性开角型青光眼的成功率低，而且部分患者需要多次手术。

讨　论

虹膜角膜内皮综合征是由于角膜内皮异常、进行性虹膜基质萎缩而引起虹膜前粘连和前房角关闭，并继发青光眼的一组疾病，单眼发病，根据临床特征分为三种类型，即以角膜内皮损害和角膜水肿为主的 Chandler 综合征、以虹膜萎缩引起瞳孔变形和虹膜裂孔为主的原发性虹膜萎缩、有虹膜色素性结节和色素痣的 Cogan-Reese 综合征。本例患者为 34 岁男性，自觉症状出现半年，右眼视力减退，继而出现眼胀、眼痛。患者无眼外伤病史，无眼科手术史。眼部病变以虹膜为主，上方大片状灶状萎缩，瞳孔向下方移位，以致不能看到下方瞳孔边缘。患眼有轻度角膜水肿，眼压升高，视杯扩大。临床诊断考虑为原发性虹膜萎缩。

与本病鉴别诊断有关的疾病主要有下面 2 种。

1. Fuchs 角膜内皮营养不良，本病系角膜内皮原发性营养不良，角膜基质水肿为继发性的，双眼发病，具有家族遗传倾向，多见于女性，年龄多在 40 岁以上，本病无虹膜改变，无虹膜周边前粘连。

2. Rieger 综合征，本综合征系中胚叶发育不全的疾病，表现为虹膜基质发育不全，具有广泛的虹膜周边前粘连，瞳孔移位，色素外翻，虹膜萎缩，裂孔形成，偶有虹膜结节，有显著的 Schwalbe 线前移，约 50% 的患者合并闭角型青光眼。

本病的特点是先天性、双眼发病、有家族史。一般在童年后期、成年早期发病，可合并完全性或部分性上颌骨发育不全和牙齿畸形、小牙症或无牙症。

（哈尔滨爱尔眼科医院　张士元　哈尔滨医科大学附属第二医院　张中宇）

参考文献

[1] 杨新光, 朱赛琳, 解晓明. 疑难青光眼的诊断与治疗[M]. 北京: 人民军医出版社, 2005, 121–129.

29. 先天性脉络膜萎缩

病例报告

病例1　先症者，男，48岁，农民，已婚。主诉双眼视力下降、夜盲7余年。眼科检查：右眼视力0.3，左眼视力0.3；眼底双眼进行性弥漫性脉络膜和视网膜色素上皮慢性萎缩，巩膜暴露（图29-1）；眼底荧光血管造影特征为广泛的视网膜色素上皮和脉络膜毛细血管层消失而呈脉络膜暗背景，显露脉络膜大血管（图29-2）；视野呈管状视野（图29-3）；视网膜电图暗视ERG，最大反应ERG，明视ERG和闪烁光ERG均呈熄灭形。振荡电位消失。

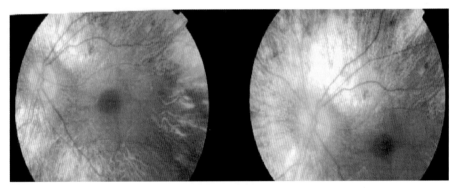

图 29-1　眼底图像

左侧为右眼，右侧为左眼

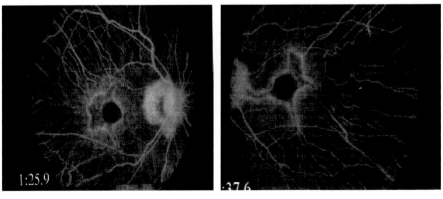

图 29-2　眼底荧光血管造影图像

左侧为右眼，右侧为左眼

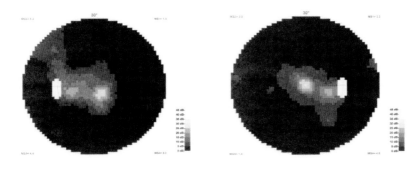

图 29-3　双眼视野图像

左侧为右眼，右侧为左眼

病例 2　先症者弟，男，43 岁，已婚，农民。主诉视力下降、夜盲 30 余年。眼科检查：右眼视力 0.04（0.4×-5.00D），左眼视力 0.05（0.5×-5.00D）；眼底双眼弥漫性脉络膜和视网膜色素上皮慢性萎缩，巩膜暴露，视网膜有散在不规则色素改变（图 29-4）；视野双眼呈管状（图 29-5）。视网膜电图暗视 ERG，最大反应 ERG，明视 ERG 和闪烁光 ERG 均呈熄灭形。振荡电位消失。

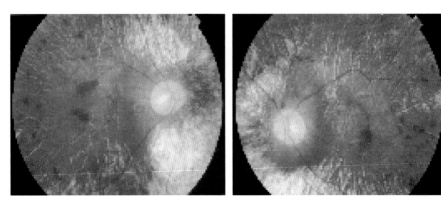

图 29-4　眼底图像

左侧为右眼，右侧为左眼

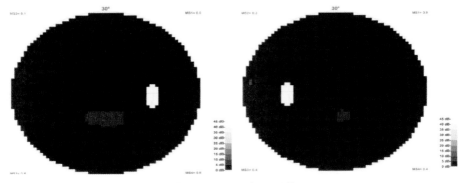

图 29-5　双眼视野图像

左侧为右眼，右侧为左眼

病例3　先症者外甥，男，26岁，已婚，农民。主诉双眼视力下降、夜盲20余年。眼部检查：右眼视力0.5（0.6×−0.50D）左眼视力0.5，矫正无提高；眼底双眼弥漫性脉络膜和视网膜色素上皮慢性萎缩，视盘周围巩膜暴露呈白色（图29-6）。视野改变双眼呈管状视野（图29-7）。视网膜电图暗视ERG，最大反应ERG，明视ERG和闪烁光ERG均呈熄灭形。振荡电位消失。

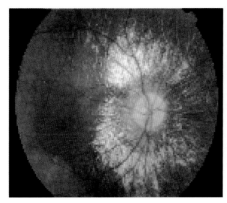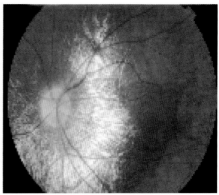

图29-6　眼底图像

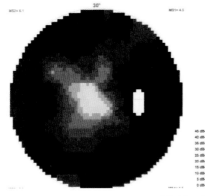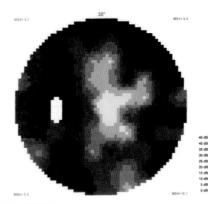

图29-7　双眼视野图像

病例4　先症者母亲，女，75岁，已婚，农民。主诉视力下降、夜盲10余年。眼部检查：右眼视力0.3，左眼视力0.25，矫正无提高；眼底双眼弥漫性脉络膜和视网膜色素上皮慢性萎缩，右眼视盘颞侧少部分巩膜暴露呈白色，视网膜有散在不规则色素改变（图29-8）；视野改变，右眼上周边视野缺损，左眼中央视野地图状缺损（图29-9）。

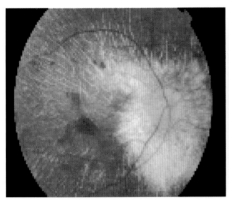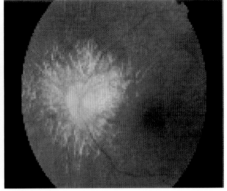

图 29-8　双眼眼底图像

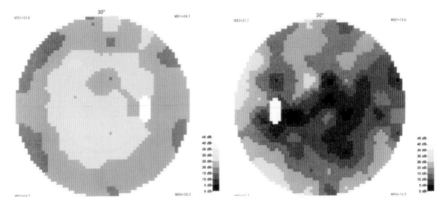

图 29-9　双眼视野图像

疾病介绍

无脉络膜症也称脉络膜缺失症，长期的观察认识到其脉络膜和视网膜色素上皮的缺失是进行性消失而非先天不发育，故又称之为进行性脉络膜萎缩和进行性毯层脉络膜营养不良。无脉络膜症是一种遗传性进行性脉络膜视网膜变性，为 X 连锁遗传，基因定位于 Xq13-q24。

患者多为男性，双眼患病，患病率为 1/50 000，女性为致病基因携带者。无脉络膜症男性患者的临床表现显著，起病早，多于 10 岁或 20 岁以内发病，临床表现为早期夜盲，视野进行性缩小，最后成管状。临床特点为双眼进行性弥漫性脉络膜和视网膜色素上皮慢性萎缩，巩膜暴露。眼底变化从赤道部开始，然后向前后方向发展，最后累及后极部。萎缩改变先累及视网膜色素上皮层，随后是脉络膜毛细血管层，最后波及脉络膜全层，最终可为完全的巩膜反光。女性基因携带者的病变区不进展、无临床症状，仅在视网膜赤道部周围有不规则或"胡椒盐"状的色素改变，但静止不发展。无脉络膜症的屈光状态多为轻中度近视，可有色觉障碍，其他并发症有视网膜下新生血管膜、后囊下白内障、玻璃体混浊等。眼底荧光血管造影特征为广泛的视网膜色素上皮和脉络膜毛细血管层消失而呈脉络膜暗背景，显露脉络膜大血管。视野呈向心性缩小。

诊断无脉络膜症可根据家族史，患者子代通常不发病，而外孙50%可发病。ERG检查男性患者均有锥细胞b波绝对时间延长。本病需与视网膜色素变性、回旋状视网膜脉络膜萎缩和脉络膜萎缩变性相鉴别。

讨　论

本组病例为一家系，先症者母亲为基因携带者，其余患者均为男性。应为X连锁遗传（图29-10）。其眼底表现起病早，多于10岁或20岁以内发病，临床表现为早期夜盲，视野进行性缩小，最后成管状。女性基因携带者的病变区不进展、无临床症状，仅在视网膜赤道部周围有不规则或"胡椒盐"状的色素改变，但本例先症者母亲仍有较明显的临床症状及眼底改变。诊断为先天性无脉络膜症。无脉络膜症的屈光状态多为轻中度近视。

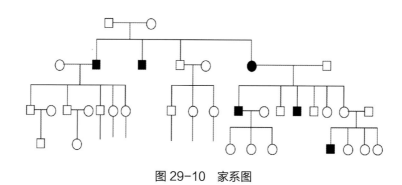

图29-10　家系图

无脉络膜症应与视网膜色素变性和回旋状视网膜脉络膜萎缩相鉴别。

1. 前者可有眼底三联征（视盘蜡黄颜色，动静脉血管均变细，视网膜可见骨细胞样色素沉着），男女均可发病。

2. 后者萎缩区与正常视网膜界限锐利，交界处可见较重的色素条带及血中鸟氨酸升高，均可与无脉络膜症相鉴别。

3. 本病目前无有效治疗方法。

（哈尔滨医科大学附属第一医院眼科医院　滕　岩）

参考文献

[1] 马雯, 苏兰君, 王平宝, 等. 无脉络膜症一例[J]. 中华眼底病杂志, 2002, 18(4): 316.

[2] 付群, 朱晓谦, 余涵. 无脉络膜症1例[J]. 眼科新进展, 2007, 27(4): 243.

[3] 张迎秋, 蒋秀芹. 无脉络膜症一例[J]. 中华眼底病杂志, 2005, 21(5): 334.

[4] 庄鹏, 刘明玉, 许淑德, 等. 无脉络膜症一家三例[J]. 中华眼底病杂志, 1994, 10(2): 105.

30. 视网膜海绵状血管瘤

病例报告

患者，男，17 岁。因右眼飞蚊症于我院门诊就诊，自述无视力下降或其他不适。患者自述无外伤史，家族中无同类疾病。既往除近视外无其他眼病病史，易过敏体质。眼科检查：右眼视力 0.6，左眼视力 0.6；双眼眼前节检查未见明显异常，右眼玻璃体腔略混浊；右眼眼底视盘色淡界清，黄斑中心凹反光（+），视盘颞上方可见视网膜处 6 个 PD 大小、酷似葡萄串状血管瘤，部分瘤体表面有白色胶质纤维覆盖（图 30-1）。FFA：早期瘤灶区呈弱荧光，随造影时间延长，病灶区荧光逐渐增强并可见斑点状强荧光，晚期可见部分典型的帽状荧光（图 30-2）。右眼 B 超示：黄斑颞侧高回声（图 30-3）。

诊断：右眼视网膜海绵状血管瘤，右眼玻璃体混浊，双眼屈光不正。

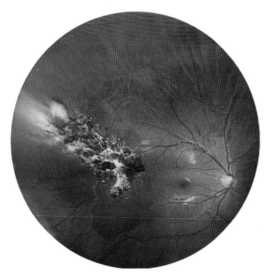

图 30-1　右眼眼底图像

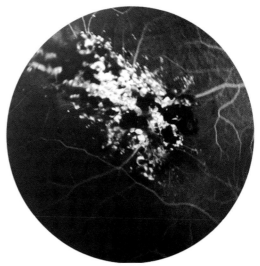

图 30-2　右眼 FFA 图像

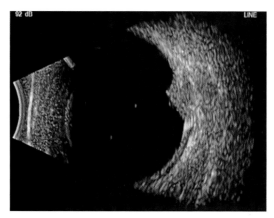

图 30-3　右眼 B 超图像

疾病介绍

视网膜海绵状血管瘤是一种罕见的视网膜血管错构瘤。本病属于先天性血管畸形，常染色体显性遗传。患者以青少年多见，女性略多于男性，多为单眼发病，也有少量患者双眼发病。病变基本静止。部分病例合并颅内和（或）皮肤海绵状血管瘤，称之为神经－眼－皮肤综合征。常无眼部自觉症状，少数患者偶有视力模糊或因玻璃体积血或见到浮游物而前来眼科就诊。

典型的视网膜海绵状血管瘤是由多数薄壁囊状的血管瘤组成的无蒂瘤体，成葡萄串状外观；大小不一，偶有视网膜下或玻璃体少量积血，可自行消失。眼底荧光造影：因瘤体表面有白色胶质纤维膜而呈弱自发荧光。视网膜海绵状血管瘤充盈非常缓慢且不完全。早期通常微弱荧光，中晚期可见一些血管瘤腔内呈现强荧光。不少血管瘤仅上半部分充盈荧光，呈现具有特征性的"帽状荧光"。其主要为囊腔内血浆与血细胞分离所致，液平面上方的血浆为强荧光，下方荧光被沉淀的血细胞遮盖。

视网膜海绵状血管瘤预后较好，病变基本静止，一般不需要治疗，当发生出血或影响视力时考虑激光光凝治疗。

讨　论

本病需要与以下疾病进行鉴别。① Coats 病：男性多见，儿童或青年时发病，眼底周边视网膜小血管扩展迂曲，有微动脉瘤，出血，视网膜深层有广泛硬性渗出，可合并渗出性视网膜脱离；② Leber 多发性粟粒状动脉瘤：该病常单眼发病，仅累及眼底周边部某一扇形范围，视网膜在表层及浅层内存在多个红色或红白色小球状体或球形扩张的小血管及散在的硬性渗出；③视网膜毛细血管瘤：血管瘤的供应动脉及回流静脉为主要鉴别特点。

（哈尔滨医科大学附属第二医院　张景杰　孙大卫）

参考文献

[1] Gass JD. Cavernous hemangioma of the retina. A neuro-oculocutaneous syndrome[J]. Am J Ophthalmol, 1971, 71(4): 799-814.

[2] BittencourtAL, MarbackR, PeraltaMJ, et al. Neuro-oculo-cutaneous syndrome with multiple sebaceous nevi. Presentation of a case[J]. Med Cutan Ibero Lat Am, 1983, 11(6): 375-382.

[3] LevisRA, CohenMH, WiseGN. Cavernous haemangioma of the retina and optic disc. A report of three cases and a review of the literature[J]. Br J Ophthalmol, 1975, 59(8): 422-434.

[4] 陈伟, 黄剑虹. 视网膜海绵状血管瘤二例[J]. 中华眼底病杂志, 2006, 22(2): 142.

[5] 刘丽娅, 陈桂芬, 马景学, 等. 视网膜海绵状血管瘤一例[J]. 中华实验眼科杂志, 2018, 36(4):272-273.

[6] 王小芳, 张林.视网膜海绵状血管瘤1例[J]. 国际眼科杂志, 2011, 11(5): 936-937.

[7] 傅征. 误诊为Coats病的视网膜海绵状血管瘤一例. 中华实验眼科杂志, 2018, 36(11): 869-870.

[8] 茶雪平, 马嘉, 张毅, 等. Leber多发性粟粒状动脉瘤病误诊1例分析[J]. 昆明医学院学报, 2007, 28(2): 127.

[9] 闫慧, 金海鹰, 张琦, 等. 双眼视网膜毛细血管瘤一例[J]. 中华实验眼科杂志, 2016, 34(2): 142-143.

31. 先天性永存瞳孔膜

病例报告

患者，女，46岁。自幼双眼视力不好，无眼红、眼痛病史，眼部未受外伤。患者足月顺产，身体健康，父母非近亲结婚，患者母亲孕期情况不详。眼科检查：右眼视力0.4，左眼视力0.3；双眼结膜无充血，角膜透明，KP（－），前房清晰，房水无混浊；双眼虹膜和瞳孔改变相同，瞳孔区被厚的膜状组织遮盖，颜色为棕褐色，与虹膜相同，该膜与晶状体前囊粘连成为一体，其中间有一不规则洞，边缘伸出条索组织连于虹膜卷缩轮附近，在膜的周边有数个小孔，使外界的光线能够进入眼内（图31-1），眼底检查模糊不清，验光无法获得结果，试镜视力无提高；B超检查示左眼晶状体前囊处形成多个间断强回声（图31-2），右眼欠清晰。临床诊断双眼先天性永存瞳孔膜。

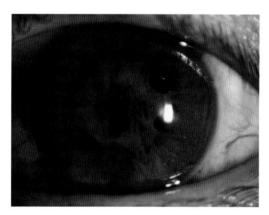

图 31-1　左眼前节裂隙灯图像

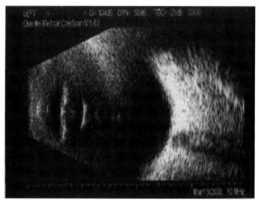

图 31-2　左眼 B 超图像

疾病介绍

在胚胎发育过程中，当视泡由脑泡向外长出时，除直接与表面外胚叶接触的地方外，其他部分都被中胚叶所围绕，直接与视杯接触的中胚叶为轴旁中胚叶，眼球本身的中胚叶组织均来自轴旁中胚叶。在胚胎达到22mm时，前房已可辨出，它的后壁是由环状血管分布的中胚叶组织形成，即虹膜瞳孔板，板的周边部厚，以后形成虹膜的表面中胚层，板的中央部分薄，几乎是没有细胞的隔膜，此膜称瞳孔膜，这一部分最后完全消失。全板富有血管，这些血管成襻状，在胚胎5个月时，其发育达到顶峰，同时虹膜部的外胚叶组织也从虹膜瞳孔板厚部后面向前生长。在胚胎第 7 个月时，晶状体血管膜后部萎缩过程已明显，前面瞳孔膜也开始有中央部分变薄，最中央一排血管襻开始萎缩，继之第二排血管向外退缩，直达虹膜深层边缘的外面，并与基质和括约肌血管丛分开。这时瞳孔皱襞形成。在胚胎第 8 个半月瞳孔形成，几乎大多数血管襻都已消失，虹膜表面血管在多处互相吻合，形成虹膜小环，以后表面血管继续萎缩，遗留一些散在小团块，其中的间隙即虹膜隐窝，形成虹膜特有的纹理。

对于正常的胚胎发育，在胚胎 7 个月时，晶状体表面的血管膜萎缩，逐渐形成瞳孔，如果该血管膜吸收不全，则遗留残迹，即永存瞳孔膜。永存瞳孔膜有几种表现形式。

1. 残余组织全部位于虹膜，这种类型表现为纤细组织，起于虹膜小环，并架在虹膜瞳孔部上，而不覆盖于瞳孔区内。也偶有残膜的一部分超过瞳孔缘凌驾于瞳孔区，但不附着于晶状体上。另有一些受累眼可表现为虹膜瞳孔板肥厚，从虹膜小环伸张到或超过瞳孔缘，在虹膜前面呈花边状，甚至在虹膜表面形成 1 个孔。还有少数病例，从虹膜小环长出一完整的膜遮盖瞳孔全部或一部分，膜上有 1~2 个孔，也可完全无孔，严重妨碍视力。

2. 残余组织附着于晶状体

（1）膜性条带或纤细组织的一端起于虹膜表面，另一端在瞳孔区附着在晶状体前囊，在晶状体附着处可见局限性白色晶状体混浊。少数病例残膜致密，晶状体较广泛混浊，影响视力。

（2）有一些受累眼在晶状体前囊有孤立或分散的色素，并不与虹膜相连，色素的形态各异，在瞳孔区内，多呈星状。有些色素聚集成团，或有细长的突起纵横交错，甚至密集成膜状。

3. 起于虹膜小环的细线状纤维组织经过前房附着于角膜后壁，附着处角膜常显混浊，此种情况非常少见。

若细的条索状组织跨越瞳孔，不影响视力，不需治疗。如果大片状残膜遮盖瞳孔，影响视力，则需手术治疗。如果残膜未与晶状体前囊粘连，则在黏弹剂维持前房的情况下，将残膜剪除，注意不要伤及晶状体。如果残膜与晶状体前囊广泛粘连，则可环形截开晶状体前囊，将前囊连同残膜一同取出，然后按白内障手术方式行人工晶状体植入术。

讨　论

先天性永存瞳孔膜属于胚胎时期眼发育不良，在胚胎第 7 个月，晶状体前的血管膜开始萎缩，如果晶状体前部的血管膜萎缩不全或发生障碍，就会出现永存瞳孔膜。先天性永存瞳孔膜可以呈现多种形态，临床上比较常见的是纤细的条索，其起自虹膜卷缩轮，条索跨越瞳孔，有的患者仅有 1 条，有的患者则是数条。少见呈膜状遮盖瞳孔，本文病例中如同锅盖状的残膜更为少见，浓厚的残膜黏附在晶状体前囊，瞳孔边缘已无法看到，且难于判断，如果没有残膜周边的几个小孔，则患者会没有视力。正是有这些小孔，才使外界光线进入眼内，患者获得一定视力。晶状体的情况不清，但没有完全混浊，眼底不能看清。验光无法获得结果，试插镜片视力无提高。

先天性永存瞳孔膜的鉴别诊断。虹膜睫状体炎引起的瞳孔后粘连与本病的区别是病史不同，先天性永存瞳孔膜系出生时即有膜状病变，终身形态无变化，而虹膜睫状体炎所致者应有眼部患病史，眼红、眼痛，视力下降，患病时角膜后有沉着物，前房渗出，虹膜后粘连。两者病变形态不同，轻症永存瞳孔膜有丝状棕色虹膜组织横跨瞳孔，但它起于虹膜小环，也可一端粘在晶状体前囊。虹膜睫状体炎发生虹膜后粘连的部位在瞳孔缘，多处粘连形成花瓣状瞳孔，本文患者系巨大的残膜黏附在晶状体前囊，将自然散大的瞳孔遮挡，残膜上的条索状组织悬空与虹膜小环相连。

本病例尚需与多瞳症鉴别，本例中巨大的残膜如同锅盖将瞳孔遮盖，虹膜发育亦异常，残膜上条索与虹膜相连处有数个孔洞，看似瞳孔，实为假性多瞳，两者的区别在于真性多瞳症的瞳孔周围有瞳孔括约肌环绕，光线照射，瞳孔缩小。

（哈尔滨爱尔眼科医院　张士元　哈尔滨医科大学附属第二医院　张中宇）

参考文献

[1]　李凤鸣. 眼科全书[M]. 北京: 人民卫生出版社, 1996, 2088–2089.

32. 视网膜毛细血管瘤

病例报告

患者，女，42 岁。因左眼无痛性视力逐渐下降 2 年，于 2022 年 5 月 19 日收入我院眼科病房。患者自述有左眼视网膜血管瘤病史，曾行左眼视网膜激光光凝术，无手术外伤史，家族史无类似眼病，全身检查（－）。眼科检查：右眼视力 1.0，左眼视力指数 /20cm；双眼前节检查未见异常；眼底检查：右眼底无异常，左眼底视盘色红，边界欠清，鼻侧视网膜血管怒张迂曲，沿循血管行径至周边视网膜可见 3 处分别为 4PD、3PD、1/2PD 的红色卵圆形的毛细血管高度扩张形成的血管瘤，其中粗大的滋养血管一端与视盘相连，瘤体周围可见视网膜前增殖，7 点位到 12 点位可见牵拉性的视网膜脱离，颞侧周边部视网膜可见陈旧性激光斑，黄斑区视网膜可见玻璃纸样反光，小血管被牵引向中央移位（图 32-2）。诊断：左眼视网膜毛细血管瘤，左眼视网膜前增殖膜，左眼牵拉性视网膜脱离。荧光血管造影显示：左眼鼻上可见 3 处强荧光，无明显渗漏，有粗大滋养血管，其余周边部可见广泛末梢血管扩张及渗漏（图 32-1）。颅脑 MRI：脑 MRI 扫描未见显著变化，左侧眼球异常信号。肝胆胰脾 + 泌尿系 + 妇科三维超声：子宫低回声团考虑子宫肌瘤，其余未见明显异常。肾上腺 CT：左侧肾上腺略粗，增生可能性大。入院后患者完善相关检查（图 32-1 和图 32-2），并行激光及抗 VEGF 治疗（图 32-3）。

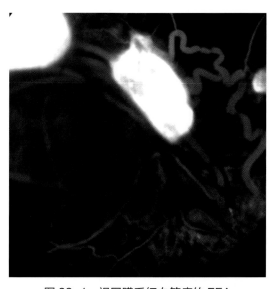

图 32-1 视网膜毛细血管瘤的 FFA

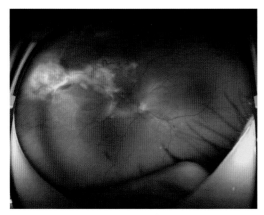

图 32-2 激光治疗前 SLO 图像

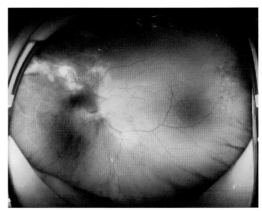

图 32-3 激光治疗后 SLO 图像

疾病介绍

视网膜毛细血管瘤（RCH）是一类发生于视网膜周边或视盘周围的良性血管性肿瘤，其可独立发生，但也可作为 von Hipple-Linda 病（VHL 病）的一部分。多见于 10~30 岁青少年，无性别差异，多为单眼多灶或双眼发病。视网膜毛细血管瘤多位于视网膜周边部，病程进展缓慢，早期的瘤体较小，无明显临床症状。对于早期的视网膜毛细血管瘤，眼底检查可见单个微小的红色视网膜内点，与糖尿病性视网膜病变中的微动脉瘤及视网膜内点状出血灶相近。随着疾病的发展，大量细小的视网膜高度扩张，毛细血管聚集呈团块状，内皮细胞及周细胞不断增生，逐渐形成典型的红色或红黄色的饱满结节样瘤体，并有粗大的滋养动脉及回流静脉一端连于瘤体，一端连于视盘。血管瘤长大后可引起出血、渗出等改变，此时视力会有不同程度地下降。随着病变的进展，出血和渗出可引起渗出性视网膜脱离，局部组织的缺血、缺氧引起视网膜表面及视网膜下纤维条索的形成，进而也可引起牵拉性视网膜脱离，此时视力可下降至指数，预示着视力预后不佳。若疾病再进展，可引起全视网膜脱离、并发性白内障、新生血管性青光眼、眼球萎缩等严重并发症。

眼底荧光素造影（FFA）：是辨识视网膜毛细血管瘤的灵敏检查方法，显示早期血管瘤强荧光，可一直持续到晚期，晚期视网膜毛细血管可出现渗漏。

光学相干断层成像（OCT）：检测血管瘤引起的黄斑水肿，黄斑前膜、视网膜前膜、视网膜下液或视网膜脱离等。

扫描激光眼底检查（SLO）：可直观地观察眼底视网膜毛细血管瘤的形态。

视网膜毛细血管瘤的治疗主要是破坏瘤体，尽量不破坏肿瘤周围视网膜的功能，保持视力与视野。血管瘤的大小、位置及临床表现决定着治疗方法的选择及疗效。破坏瘤体一般通过激光光凝、冷冻、光动力治疗、手术切除瘤体等方法。使用激光光凝瘤体通常需要进行长时间的灼伤（为 0.4~0.7 秒），其功率设置应低于典型的全视网膜光凝的功率设定，目的是光凝过程中最大程度地穿透瘤体，进而使瘤体萎缩瘢痕化，控制病情发展。治疗后肿瘤体积缩小，颜色程度或血管迂曲扩张减轻，视网膜下液的吸收和硬渗的消退，出现脉络膜视网膜瘢痕等都预示着治疗的有效。VHL 的基因失活可导致血管内皮生长因子（VEGF）的表达上调，从而促进血管瘤的发生，提示抗 VEGF 可能成为视网膜毛细血管瘤的治疗靶点。当出现黄斑前膜、玻璃体积血、视网膜脱离等并发症时可选择玻璃体视网膜手术，但因病情的严重性术后视力往往不理想。

讨 论

VHL 病是常染色体显性遗传性疾病，由位于 3 号染色体（3p25-26）上的 VHL 肿瘤抑制基因突变引起。视网膜毛细血管瘤是 VHL 病最常见及首发的症状。VHL 除出现视网膜毛细血管瘤以外，还可出现肾肿瘤、中枢神经系统血管母细胞瘤、胰腺肿瘤、嗜铬细胞瘤、内耳内淋巴囊肿瘤，以及肾上腺、胰腺、附睾囊肿等。中枢神经系统血管母细胞瘤和肾肿瘤也是 VHL 两大致死原因。

VHL 病的诊断通常基于以下临床标准：有阳性家族史和存在中枢神经系统血管母细胞瘤（包括视网膜毛细血管瘤）、嗜铬细胞瘤，或肾透明细胞癌；无相关家族史的情况下，存在 2 个或 2 个以上中枢神经系统血管母细胞瘤，或一个中枢神经系统血管母细胞瘤和内脏肿瘤（普通人群中常见的附睾和肾囊肿除外）。

通常在 VHL 病中发现的所有类型的肿瘤都可以考虑为散发发生（非家族性）。大约 20% 的 VHL 病患者是突变导致的，并且没有家族史。而对患有 VHL 病的个体要定期进行眼科评估，以发现并及时治疗新的或活动的视网膜毛细血管瘤。对于患有视网膜毛细血管瘤的患者，也要定期去神经外科、泌尿外科、内科等科室检查并随诊，尽量做到早发现、早治疗，以提高患者生活质量，延长患者生存期。

（哈尔滨医科大学附属第二医院 卢昊敏 孙大卫）

参考文献

[1] Wiley HE, Krivosic V, Gaudric A, et al. Management of Retinal Hemangioblastoma in Von Hippel–Lindau Disease [J]. RETINA, 2019, 39(12): 2254–2263.

[2] Aronow ME, Wiley HE, Gaudric A, et al. Von Hippel–Lindau Disease: Update on Pathogenesis and Systemic Aspects[J]. Retina, 2019, 39(12): 2243–2252.

[3] 张书林, 黎铧. 不同阶段视网膜毛细血管瘤的临床表现[J]. 临床眼科杂志, 2013, 21(4): 316–319.

[4] 黄永盛, 刘荣娇, 于珊珊, 等. von Hippel–Lindau病伴视网膜毛细血管瘤的长期随访[J]. 中山大学学报: 医学科学版, 2014, 35(4): 579–583.

[5] 胡向光, 李秋明. 视网膜毛细血管瘤的治疗进展[J]. 肿瘤基础与临床, 2018, 31(2):183–184.

33. 先天性葡萄膜缺损

病例报告

患者，男，23 岁。双眼自幼视力不良。眼科检查：右眼视力 0.08，左眼视力 0.12；双眼角膜光滑透明，前房清，虹膜纹理清，右眼瞳孔呈水滴状下移，左眼下方虹膜缺损，双眼瞳孔对光反应存在；晶状体无明显混浊，晶状体前囊色素颗粒附着（图 33-1 和图 33-2）；眼底视盘下方大范围脉络膜缺损，可以看到下方灰白色巩膜，对应视网膜血管稀疏、迂曲，走行异常（图 33-3 和图 33-4）；双眼球水平方向震颤；眼压测量右眼 18.0mmHg，左眼 17.5mmHg；眼部 B 超检查可见后极部回声呈桥状，视网膜后呈低回声（图 33-5 和图 33-6）。

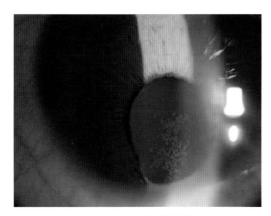

图 33-1　右眼前节图像

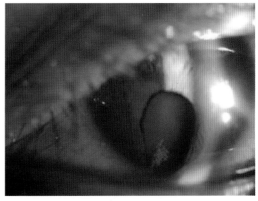

图 33-2　左眼前节图像

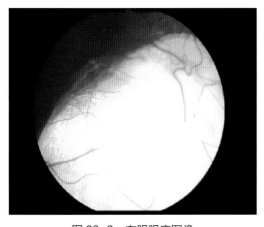

图 33-3　右眼眼底图像

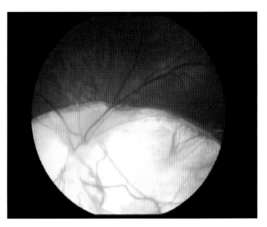

图 33-4　左眼眼底图像

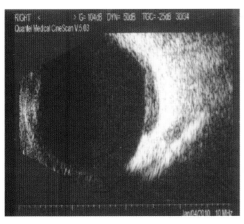
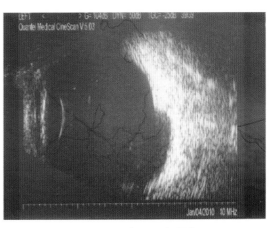

图 33-5　右眼 B 超图像　　　　　　　图 33-6　左眼 B 超图像

疾病介绍

葡萄膜缺损实为虹膜、脉络膜及视网膜色素上皮层的缺损，为眼球先天性组织缺损的一部分。胚胎 7~8mm 时视杯下方形成胚裂，视神经纤维由此填入视茎，至胚胎 17mm 前胚裂完全封闭，不留痕迹。如果在此过程中其受到某种因素干扰，使视杯内层过度生长，并且过度外翻而仍保持正常低分化时，则胚裂闭合后该处脉络膜及视网膜色素上皮层缺损，视网膜神经上皮层也异常。

葡萄膜缺损分为典型性与非典型性，典型性葡萄膜缺损多为双眼发病，偶有单眼，可有脉络膜和（或）虹膜、视神经的改变，非典型性葡萄膜缺损少见，多为单眼，常孤立存在于眼底任何区域，包括黄斑区。由于胚裂完全或不完全闭合，缺损程度可有很大差异，缺损的范围可以很广泛，前至虹膜、睫状体、晶状体和视网膜，后到视盘，并可形成组织膨出。典型的虹膜缺损是在下方 6 点钟的位置，从瞳孔缘直达根部，缺损一般呈梨形，尖端向下，瞳孔缘的色素镶边总是沿着缺损的边缘继续向前包围缺损的全部，这是与外伤和手术切除的人工虹膜缺损的区别。瞳孔括约肌在缺损部位存在，瞳孔对光反应并未消失。

脉络膜缺损常非全层缺损，仅为毛细血管层缺损，也无基底膜，大血管层仍可残存。缺损的边缘脉络膜突然或缓慢终止，有色素细胞积聚，也有由萎缩的无色素组织过渡。检眼镜下，透过菲薄的视网膜可见巩膜，显示白色、黄白色或淡蓝灰色，缺损区多位于视盘下方，上部可包括视盘，常为上小下大的三角状。在脉络膜缺损区视网膜血管多正常走行，或有中断现象，也有的血管沿缺损边缘绕行。视网膜静脉多不进入缺损区。在视网膜血管的深层，可见多少不等的粗大脉络膜血管从缺损边缘迂回走行，无脉络膜毛细血管，偶尔全部缺损区看不到脉络膜大血管。

讨 论

本例患者为年轻男性，自幼双眼视力不良。眼部检查发现该患者虹膜发育不良。双眼脉络膜呈对称性发育障碍，缺损区起自视神经盘，下方缺损面积很大，累及两个象限，呈白色，缺损的边缘并无明显色素沉着，缺损区可见大的脉络膜血管。本患者缺损区对应的巩膜因缺乏内膜而变薄，向后膨出。本病例为典型性葡萄膜缺损，同时合并眼球震颤，虽然患者黄斑区未见明显异常，但视力很差。部分葡萄膜缺损的患者可发生视网膜神经上皮层脱离，常因眼底背景颜色异常而难于被发现。建议该患者定期复诊，观察眼底变化。本病无特殊治疗，如发现视网膜脱离，则要手术治疗。

（哈尔滨爱尔眼科医院　安晓玲　张士元 ）

参考文献

[1] 北京工农兵医院眼科, 中国医学科学院首都医院眼科. 眼底病[M]. 北京: 人民卫生出版社, 1978, 50–53.

34. 急性后极部多发性鳞状色素上皮病变

病例报告

患者，女，15岁。主因"双眼中心视力模糊3年，加重1个月"于2022年5月25日就诊。3年前因病毒感染而进行了某进口青霉素治疗，过敏后1个月出现急性中心视物模糊，左眼重于右眼，曾在外院就诊，未予治疗，予以观察。观察1个月后未好转，于北京某医院就诊，予以抑制免疫药物治疗3个月后有所好转，1个月前自觉双眼视力下降，遂于我院就诊。既往有病毒感染史，有青霉素过敏史。查体：右眼视力1.0，左眼视力0.25，双眼前节未查及异常，双眼视网膜后极部可见多个灰白色不规则病变连结成地图形（图34-1）。右眼眼压19mmHg，左眼眼压20mmHg。OCTA示左眼黄斑区脉络膜新生血管（图34-3）。荧光血管造影显示双眼脉络膜背景荧光弱，黄斑区早期强荧光，晚期荧光着染，后极部斑驳荧光遮蔽，黄斑拱环欠完整，视盘边界清（图34-4和图34-5）。予以玻璃体腔应用抗VEGF治疗。1个月后复查，右眼视力1.0，左眼视力0.3。双眼后极部照片显示眼底病变已转为稳定期（图34-2），双眼治疗前后OCT明显好转（图34-6和图34-7）。

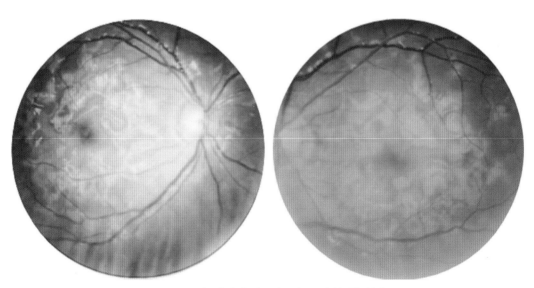

图34-1　初发病变时眼底照相示病灶呈奶油色

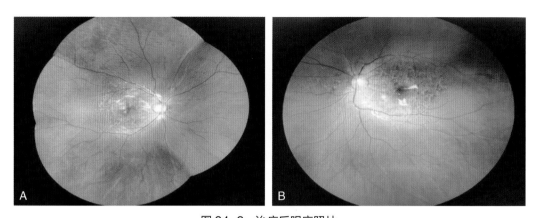

图 34-2　治疗后眼底照片

（A）图示右眼后极部灰色病变。（B）图示左眼后极部多个灰白色病灶连接成地图形。

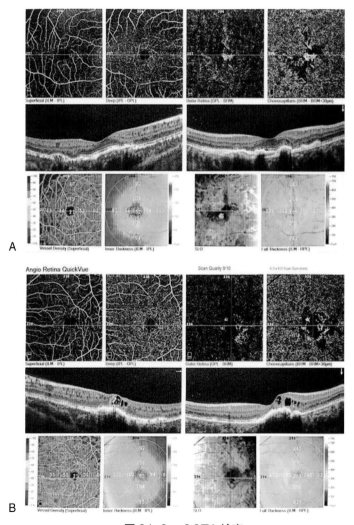

图 34-3　OCTA 检查

（A）右眼 OCTA 示脉络膜病灶瘢痕化。（B）左眼 OCTA 示黄斑区多个囊样水肿，脉络膜树枝样新生血管。

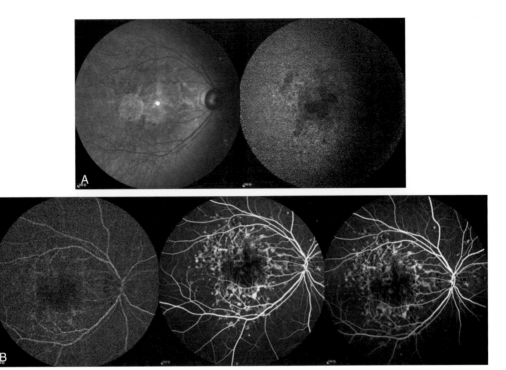

图 34-4　右眼 FFA 图像

右眼无赤光与自发荧光。

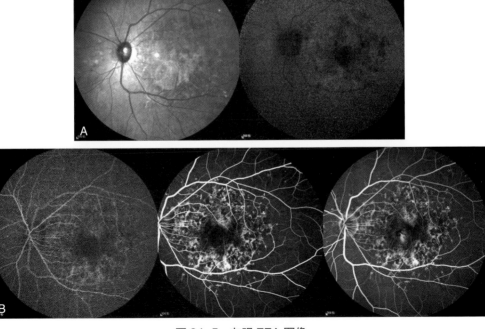

图 34-5　左眼 FFA 图像

左眼无赤光与自发荧光。

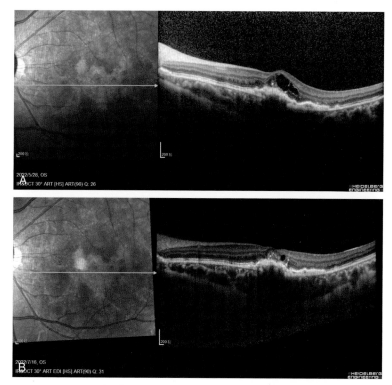

图 34-6 （A）左眼治疗前 OCT。（B）左眼治疗后 OCT

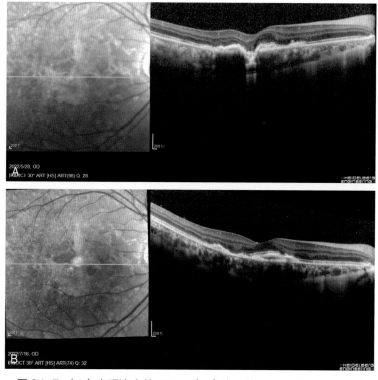

图 34-7 （A）右眼治疗前 OCT。（B）右眼抗 VEGF 治疗后 OCT

疾病介绍

急性后极部多发性鳞状色素上皮病变（APMPPE）由 Gass 于 1968 年首次发现，是一种罕见的炎症性疾病，属于白点综合征，被归为脉络膜毛细血管炎。其主要累及部位为脉络膜毛细血管，可继发光感受器损伤，主要见于年轻患者，男女比例为1∶2，平均发病年龄为 27 岁，该病在白种人中更为常见。该病发病前常有病毒前驱症状，与自身免疫及自身炎症性疾病相关，患者常有结核免疫检测阳性。临床常表现为双侧无痛性视力下降及旁中心暗点，重者视力仅能数指，眼部眼球痛，眼眶痛，全身伴发头疼、感冒。眼底表现：急性期为后极部视网膜血管下散在多个奶油色或灰白色圆形，鳞形或不规则性病变，可孤立存在或互相联结成地图形，仅个别病例有视盘炎症改变、神经上皮层浆液性脱离或视网膜血管炎，后部玻璃体常有轻度尘埃状灰白色混浊，数周及数月后病灶由橙黄色变成灰白色，并逐渐消失而出现色素紊乱。偶尔黄斑出现脉络膜新生血管膜，其是本病少见的并发症。眼底自发荧光急性期脉络膜毛细血管缺血，视网膜色素上皮细胞脂褐质累积显示强荧光，恢复期视网膜色素上皮细胞死亡，呈现窗格样缺损。荧光血管造影显示，急性期为造影初期由脉络膜毛细血管灌注缺失导致的后极部斑片状弱荧光，造影后期显示病变强荧光，部分患者病变边缘及视盘区荧光渗漏，恢复期可见病变区域色素脱失呈窗样缺损，其中合并色素沉着部位呈局部遮蔽荧光，病变边界清晰，无荧光渗漏。

对于 APMPPE 急性期，其治疗建议为使用抗炎药物，如口服泼尼松龙，剂量为每日 1mg/kg，缓解后逐渐减量，若确定了潜在的感染性病因，需进行特异性抗微生物治疗，同时进行抗炎治疗。

该病病变分布广泛，只要不累及黄斑中心凹，视力预后较好，80% 病例治疗后视力可达 0.5 以上。合并有中枢神经系统异常者可遗留永久视野缺损。

讨　论

该病的鉴别诊断包括急性色素上皮炎症、匍行性脉络膜炎、多灶性脉络膜炎、多发性一过性白点综合征、点状内层脉络膜病变、结节病相关葡萄膜炎、梅毒性及结核性后葡萄膜炎。与急性色素上皮炎症的鉴别为急性期表现为黄斑区散在 2~4 个小群暗黑色，有时呈黑色小圆点状病损，其周围可见小白圈，退行期为灰色点，更黑、更淡。眼底荧光造影示急性期病损正中弱荧光，外围强荧光，由中黑外亮的小点组成的葡萄串状形态。与地图状脉络膜病变（匍行性脉络膜炎）的鉴别为病变位于脉络膜毛细血管前小动脉更大些的脉络膜动脉，多个小动脉阻塞连接成地图状。患者一般年龄较大，眼底荧光造影示急性期早期弱荧光，后期强荧光，慢性期中间弱荧光，边上强荧光，病灶中透见脉络膜中大血管，晚期瘢痕形成明显，预后差。多灶性脉络膜炎的眼底表现为多发小的、黄白或黄灰色边界清楚的小点，荧光素眼底血管造影的显著特征为病变区视网膜色素上皮窗样缺损，病变区周围可有强荧光环。多发性一过性白点综合征的眼底表现为多发由淡黄小点组成的 100~200μm 灰白色斑块，荧光血管造影早期斑块病变区点状强荧光，后期整个眼部斑块强荧光。点状内层脉络膜病变早期黄白色点状病灶，晚期典型表现为三联征，即周边点状视网膜病灶、视盘周围瘢痕形成及黄斑区盘状萎缩。

（哈尔滨医科大学附属第二医院　　王慧颖　孙大卫）

参考文献

[1] 李娟娟, 黎铧, 郑志坤. 眼底自发荧光在急性后极部多发性鳞状色素上皮病变不同阶段的特征分析[J]. 眼科新进展, 2016, 45–48.

[2] Testi Ilaria, Vermeirsch Sandra, Pavesio Carlos. Acute posterior multifocal placoid pigment epitheliopathy (APMPPE)[J]. J Ophthalmic Inflamm Infect, 2021, 11: 31(1).

35. 布鲁菌性葡萄膜炎

病例报告

患者，女，44岁。该患者于2009年10月来我院门诊就诊。主述双眼视物不清2周，伴有头痛、眼痛、畏光等症状。门诊以双眼葡萄膜炎收入院。眼科检查：右眼视力0.08，左眼视力0.3；双眼混合充血，角膜后可见大的圆形KP（图35-1），右眼前房积脓（＋），瞳孔部分后粘连，眼底窥不清；左眼前房Tyndall征（＋），玻璃体轻混，眼底可见后极部有絮状渗出，黄斑水肿；眼压右眼29mmHg，左眼20mmHg。入院后给予甲泼尼龙120mg静脉滴注，局部散瞳，帕立百点眼；20%甘露醇静脉滴注，3天后右眼视力0.3，左眼视力0.5。右眼前房积脓（－），Tyndall征（＋），瞳孔药物性散大，晶状体前囊有渗出物，玻璃体混浊，眼底可见点状棉絮状渗出。左眼症状均减轻。全身检查：体温37℃，四肢关节疼痛，全身无力；血常规检查，白细胞11.2×10^9/L，淋巴细胞百分比43%，血沉快。抗"O"阴性。眼底荧光血管造影显示双眼视网膜血管均有渗漏。治疗10天后双眼前部炎症基本消退，双眼视网膜轻度水肿，出院改口服激素治疗。2周后患者再次就诊，主诉近1周持续高热，体温在39℃左右，在当地医院给予抗生素治疗无效。眼部检查：右眼视力0.8，左眼视力0.8；双眼无充血，右眼角膜后可见细小尘样KP，Tyndall征（＋），视网膜可见点状渗出，轻度水肿；左眼角膜后可见色素KP，Tyndall征（－），视网膜可见几个点状渗出，黄斑轻度水肿。嘱患者转其他相关科室会诊，1周后检查结果显示布鲁杆菌试验（＋），给予抗生素治疗，发热减退。1个月后复查，右眼视力0.8，左

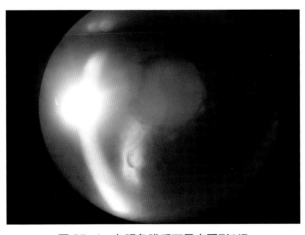

图35-1　左眼角膜后可见大圆形KP

眼视力 0.8，双眼无充血，角膜后可见几个色素 KP，右眼虹膜局部后粘连，双眼晶状体前囊有色素沉着，双眼底可见后极部有色素沉着，中心凹反光阳性，眼压正常。

疾病介绍

布鲁菌是一种革兰阴性的不运动细菌，作为细胞内寄生虫可以在很多种家畜体内存活。对人类造成感染的细菌主要是马耳他布鲁菌、流产布鲁菌、牛羊布鲁菌和狗布鲁菌。根据生化反应及血清试验可将其分为羊、牛和猪 3 种类型。羊型对人类具有高度致病性，猪型次之，牛型最弱。病原体通过感染动物的排泄物和污染的食物进行传播，因此接触病兽人员易得此病。此外饮用未消毒的乳品也可经口传染。羊型布氏杆菌可以通过完整皮肤进入人体，也可经呼吸道、眼结膜及性器官黏膜侵入而引起感染，还可以经消化系统进入人体，在局部淋巴结内繁殖，继而侵入血液循环，流向全身产生转移性病灶。本病见于世界各地，国内多见于内蒙古、西北、东北等牧区。以长期发热、多汗、关节痛及全身乏力为特征。

（一）临床表现

1. 全身表现　起病可以急性，也可缓慢发病，潜伏期 5~12 天。患者早期感觉疲乏，继而畏寒、发热，表现为波浪热或不规则热，偶有持续低热，发热可持续数周至数月。多伴有多汗、肝脾大、腹痛、头痛、关节痛等全身症状。慢性发病者可有长期疲乏无力，不发热或低热。

2. 眼部表现　可以侵犯眼外肌，引起麻痹性斜视，有时还可以侵犯结膜和角膜，引起结膜炎和角膜炎。比较多见的是侵犯葡萄膜，引起前部的虹膜睫状体炎和脉络膜炎。

（二）诊断

1. 根据病史和临床表现　有牛羊接触史，伴全身无力、关节痛、出汗、发热等症状。

2. 血象　淋巴细胞百分比增多，可有贫血。血沉增加。

3. 血清凝集试验　急性期多呈阳性反应，慢性患者效价较低。

4. 皮内试验　皮内试验为迟发性过敏反应，这种反应可持续数年，阳性者提示为急性、慢性或以往有过本病。

（三）治疗

1. 眼科可根据病变治疗　葡萄膜炎可局部应用糖皮质激素。

2. 全身抗菌治疗　四环素和链霉素联合治疗可以提高疗效。复方磺胺甲唑对本病也有效。

讨　论

本例患者就诊时眼部表现为急性葡萄膜炎症状，虽然有全身症状，但未引起注意。在进行相关检查前就给予大量激素治疗，眼部治疗效果较好，症状逐渐减轻，并且患者有关节痛的病史以及低热，考虑到可能为风湿病，没有进一步检查。患者出院后再次发热亦未能引起注意，于是转入其他科室，经进一步检查发现患者家里养了很多羊，有与羊密切接触史，而且患者早期有全身无力、关节痛、发热等症状，以及眼部的葡萄膜炎表现，同时血沉快。经血清凝聚实验证实为阳性，最后诊断为布鲁杆菌性葡萄膜炎。

（哈尔滨医科大学附属第二医院　齐艳华）

参考文献

[1] 杨培增. 临床葡萄膜炎[M]. 北京: 人民卫生出版社, 2004, 242–268.

[2] 肖东楼. 布鲁氏菌病防治手册[M]. 北京: 人民卫生出版社, 2008, 57–60.

[3] Sungur GK, Hazirolan D, Gurbuz Y, et al. Ocular involvement in brucellosis[J]. Canadian Journal of Ophthalmology, 2009, 44: 598–601.

[4] Goldstein DA, Tessler HH. Ocular brucellosis vs Vogt–Koyanagi–Harada syndrome[M]. Arch Ophthalmol, 2006, 124: 608–609.

[5] MK Karahocagil , A Demirok, A Kili, et al. Brucellosis and uveitis[M]. Ann Ophthalmol, 2008, 40: 48–50.

36. 急性虹膜睫状体炎继发青光眼

病例报告

患者，男，18岁。左眼红、疼痛1周余，起初自以为患红眼病并未在意，3天后左眼视物模糊，遂到某医院就诊，被诊断为左眼角膜炎，用药不详，病情无好转，近2天视力进一步下降，眼痛加重，来我院就诊。患者无眼外伤史，既往健康。

眼科检查：右眼视力0.4，左眼视力指数20cm，左眼睑中度肿胀，结膜混合充血，角膜雾状水肿，表层弥漫细小水疱，前房大量渗出，虹膜膨隆状，瞳孔区模糊，边缘不清（图36-1），晶状体、玻璃体和眼底均无法窥见，右眼未见病变。眼压测量右眼17mmHg，左眼78mmHg。验光检查，右眼-4.0D，矫正视力1.0。临床诊断：左眼急性虹膜睫状体炎，继发性青光眼，入院治疗。

入院后立即行左眼结膜下注射阿托品0.3mL、肾上腺素0.2mL，左眼结膜囊频繁滴美多丽（复方托吡卡胺）眼液，4小时后结膜下注射地塞米松0.5mL，结膜囊滴百力特（醋酸泼尼松龙）、扑南扑灵（普拉洛芬）、美开朗（卡替洛尔），睡前涂阿托品眼膏。静脉滴

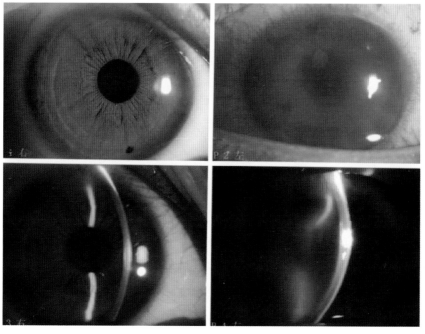

图36-1　眼前节图像
左侧为右眼，右侧为左眼

注甘露醇、清开灵、地塞米松 15mg，口服尼目克司（醋甲唑胺）、布格芬。第 2 天，左眼瞳孔无变化，眼压下降为 54mmHg，继续上述治疗。第 3 天，角膜水肿减轻，房水较前清晰，渗出部分吸收，但瞳孔仍无散大，停止结膜下注射散瞳药，其他治疗措施继续。静脉滴注地塞米松减量，眼压接近正常时停甘露醇。5 天后前房渗出大部分吸收，瞳孔未散大，广泛后粘连，边缘呈锯齿状，晶状体前囊有机化物（图 36-2），左眼视力为 0.06，眼压为 21mmHg。入院第 7 天行 UBM 检查，虹膜瞳孔区后粘连，虹膜呈膨隆状（图 36-3），用 YAG 激光在 3、6、9、12 点钟位做虹膜周边切除，虹膜击穿后房水涌入前房，虹膜变平坦。住院 2 周检查，左眼视力 0.1，眼底模糊，无法窥清。佩戴 -4.0D 镜片，视力可达 0.5。眼压测量：右眼 13mmHg，左眼 15mmHg。

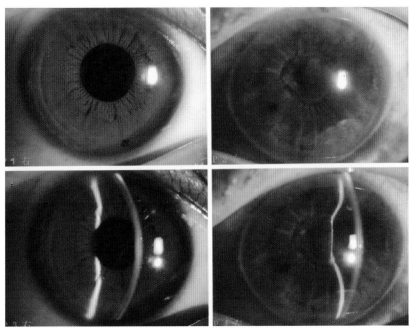

图 36-2　眼前节图像

左侧为右眼，右侧为左眼

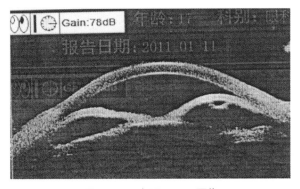

图 36-3　左眼 UBM 图像

疾病介绍

葡萄膜位于眼球壁的中层，睫状前动脉会同睫状后长动脉供应葡萄膜前部（虹膜、睫状体和前部脉络膜）的血液，睫状后短动脉供应脉络膜的血液。葡萄膜各个部分的病变，如炎症的发生，常因不同的血管分布，而局限于一定部位。某一部分急剧的或长期存在的炎症有可能蔓延开来，演变成全葡萄膜炎。

葡萄膜炎的病因和发病机制非常复杂，包括：①感染因素：细菌、真菌、病毒、寄生虫和立克次体等可通过直接侵犯葡萄膜、视网膜、视网膜血管或眼内容物引起炎症，也可通过诱发抗原抗体及补体复合物反应引起葡萄膜炎，还可通过病原体与人体或眼组织的交叉反应引起免疫反应和炎症，感染可分为内源性和外源性（外伤或手术）；②自身免疫因素，正常眼组织中含有多种致葡萄膜炎的抗原，如视网膜 S 抗原、光感受器间维生素 A 类结合蛋白、黑素相关抗原等，在机体免疫功能紊乱时，可出现对这些抗原的免疫应答，从而引起葡萄膜炎；③创伤及理化损伤，创伤及理化损伤主要通过激活花生四烯酸代谢产物而引起葡萄膜炎；④免疫遗传机制，已发现多种类型的葡萄膜炎与特定的 HLA 抗原相关。

虽然葡萄膜炎的分类有多种方法，但由于人们对本病的病因认识还不全面，全身疾病和眼部病变因果关系尚不清晰，眼局部病变难以进行病理组织学检查，因此目前的分类尚不令人满意。①按病因分感染性和非感染性；②按临床和病理组织学分肉芽肿性和非肉芽肿性；③按病变的解剖学位置分前葡萄膜炎、中间葡萄膜炎、后葡萄膜炎和全葡萄膜炎；④按病程分急性葡萄膜炎、亚急性葡萄膜炎和慢性葡萄膜炎；⑤按渗出物性质分化脓性葡萄膜炎、浆液性葡萄膜炎和纤维素性葡萄膜炎。

虹膜睫状体炎属于前葡萄膜炎，是葡萄膜炎中最常见的类型，在我国约占葡萄膜炎总数的 50%。急性虹膜睫状体炎的临床表现：患者通常出现突发眼痛、眼红、畏光、流泪等症状，检查可见睫状充血、尘状 KP、明显的前房闪辉、大量的前房细胞，可伴有纤维蛋白渗出、前房积脓、瞳孔缩小、瞳孔后粘连等。

讨　论

虹膜睫状体炎属常见眼病，根据症状和体征诊断并不困难，本文患者由于出现了并发症，眼压高，角膜水肿，前房模糊不清晰，致使其在某医院就诊时被诊断为角膜炎。急性虹膜睫状体炎是眼科急症，如诊断正确，治疗及时，则疗效满意。疾病初期表现为眼红，该患者自认为患红眼病，并未在意，待眼痛加重，视物模糊时，到医院就诊又出现错误，延误了治疗。到我院时视力已降至指数 /20cm，急性虹膜睫状体炎继发青光眼。

虹膜睫状体炎的并发症有并发性白内障、继发性青光眼和眼球萎缩。前者在疾病转为慢性和反复发作时可以出现。虹膜睫状体炎时眼压可以正常、降低或升高，由于炎症累及睫状体，使其分泌房水功能下降，引起低眼压；炎症细胞、纤维蛋白性渗出物以及组织碎片阻塞小梁网，小梁网的炎症或虹膜周边前粘连使房水引流受阻，瞳孔闭锁、瞳孔膜闭阻断房水由后房进入前房，这些均可引起眼压升高，以瞳孔闭锁和虹膜周边前粘连后果最为严重。

虹膜睫状体炎治疗的首位措施是散瞳，在炎症作用下，虹膜的瞳孔括约肌持续收缩，瞳孔缩小，虹膜与晶状体前表面的纤维蛋白性渗出和增殖使两者黏附在一起，形成虹膜后粘连，它使患眼处于危险之中，只有将瞳孔散大才可缓解。本例患者入院后马上采取了散瞳措施，包括结膜下注射散瞳合剂、复方托吡卡胺眼液频繁点眼和阿托品眼膏涂眼，在一般情况下，早期患者应用以上1项措施即可将瞳孔散大，而该患者应用联合方法强力散瞳，也未收到效果，瞳孔未散大，广泛后粘连，形成瞳孔闭锁、虹膜膨隆、继发性青光眼。虹膜睫状体炎患者散瞳后可呈圆形散大，解除了后粘连，疾病恢复后瞳孔和正常人没有区别，可能晶状体前囊有色素斑块沉着。如果形成部分粘连，散瞳后瞳孔呈梅花瓣状，房水也能由后房进入前房，进行正常的房水循环，而本例患者没有达到散瞳的目的，房水在瞳孔阻滞，虹膜膨隆，会导致虹膜周边前粘连，为了解除瞳孔阻滞，被迫采用YAG激光虹膜周边切除术，治疗后，房水可由后房进入前房，但这种通路可能不会持久，建议病情平稳后行小梁切除术，并做虹膜周边较大切除。虹膜睫状体炎要用糖皮质激素，如眼药水滴眼，结膜下注射，病情严重者可全身给予糖皮质激素。本病可以给予非甾体抗炎药。怀疑由感染因素引起急性虹膜睫状体炎，应采取相应的抗感染治疗。对于慢性虹膜睫状体炎反复发作，可以合并使用其他免疫抑制药，如果病情长期得不到控制，则会并发白内障，严重者导致眼球萎缩。

本文病例诊治过程的启示：①应当普及医学常识教育，并非出现眼红即是得了结膜炎，有些疾病延误治疗后果严重；②在出现并发症后，疾病的原发体征变得模糊，致使本病初诊时出现错误，导致误诊、误治；③急性虹膜睫状体炎是眼科急症，治疗的首要措施是散大瞳孔，本例患者虽然经过及时全力的散瞳，终因就诊延迟，虹膜已广泛牢固地产生了后粘连，未能取得效果，这将影响疾病预后；④有些虹膜睫状体炎易于复发，要告知患者本病的症状，在出现疾病迹象时，及时就诊，防止出现不良后果。

（哈尔滨爱尔眼科医院　张士元　哈尔滨医科大学附属第二医院　张中宇）

参考文献

[1] 赵堪兴, 杨培增. 眼科学[M]. 7版. 北京: 人民卫生出版社, 2008, 171-176.
[2] 葛坚. 眼科学[M]. 1版. 北京: 人民卫生出版社, 2002, 170-172.
[3] 上海第一医学院眼耳鼻喉科医院眼科教研组. 眼科学[M]. 北京: 人民卫生出版社, 1977, 229-230.

37. 白塞病性葡萄膜炎

病例报告

患者，女，44岁。因双眼视力下降 4 年，右眼由于葡萄膜炎、新生血管性青光眼失明 6 个月来医院就诊。询问病史，患者 4 年前无明显诱因出现右眼视力下降，进行性加重，在外院以葡萄膜炎治疗（全身及局部糖皮质激素治疗，剂量、用药时间不详），效果欠佳。右眼葡萄膜炎治疗 6 个月后左眼视力下降，左眼诊断葡萄膜炎而给予相同治疗方案。4 年中双眼葡萄膜炎反复发作，发作间隔一般为 20~30 天，给予全身及局部糖皮质激素治疗后缓解，发作时双眼症状轻重不同，视力进行性下降。6 个月前右眼因新生血管性青光眼给予睫状体冷凝术，术后无光感。现以左眼炎症复发、视力下降就诊。追问病史，患者反映五、六年前有口腔溃疡病史，发作频繁，每次发作时疼痛剧烈，但一般 15 天左右自然痊愈，未发现外生殖器溃疡。葡萄膜炎发作后口腔溃疡发作次数明显减少，疼痛亦减轻。双下肢小腿前部有团块状红斑，初起时疼痛，几天后缓解。葡萄膜炎早期全身静点时针眼愈合不良，第二天有白色脓疱现象，很快脓疱愈合。

眼科检查见表 37-1。

表 37-1　眼科检查结果

眼别	OD	OS
视力	NLP	0.03
眼压（NCT）	6mmHg	13mmHg
眼睑	正常，睑裂略小于对侧眼	正常
结膜	无充血	睫状充血
角膜	透明，上皮光滑	透明，上皮光滑，KP（＋）
前房	Tyn（－），Cell（－），	Tyn（＋），Cell（＋＋＋），积脓 2mm，深度正常
虹膜	较多新生血管	大部分后粘连，颞上象限 2 个钟点未粘连
瞳孔	闭锁	欠圆，直径约 3.5mm
晶状体	窥不清	中度混浊
玻璃体	窥不清	混浊（＋＋）
视盘	窥不清	隐约可见颜色略淡
黄斑区	窥不清	平伏
视网膜	窥不清	基本平伏

辅助检查：B超示双眼玻璃体腔混浊声像，右眼视网膜漏斗状脱离声像，左眼视盘不光滑，视网膜略水肿，下方中周部视网膜前可见视网膜前膜存在，视网膜平伏；患者通光体混浊未进行FFA检查；眼前节照相示结膜睫状充血，角膜后KP（+），Cell（+++），前房积脓2mm，虹膜不完全后粘连，晶状体混浊（图37-1）。

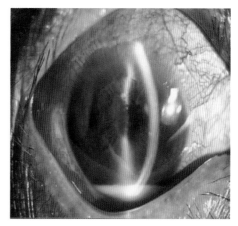

图37-1　左眼前节图像

实验室检查：血常规示白细胞总数12 000/mL，中性粒细胞80%，淋巴细胞20%；血沉为39mm。

诊断：①白塞病；②白塞病性葡萄膜炎（OU）；③并发性白内障（OU）；④玻璃体混浊（OU）；⑤视神经萎缩（OS）；⑥视网膜脱离（OD）；⑦新生血管性青光眼（OD）（眼压控制）。

治疗：患者全身状态较好，自发病后未被诊断为白塞病，未接受过免疫抑制药治疗，因此确诊后给予细胞毒性药物联合糖皮质激素治疗。全身抗炎——①环磷酰胺冲击后改口服，逐渐减量；②泼尼松，症状缓解后逐渐减量。眼局部用药——①发作时左眼应用百力特眼水；②发作时应用双氯芬酸钠眼水；③发作时应用典必舒眼膏；④眼局部散瞳，并应用阿托品眼膏、美多丽眼水。

疾病介绍

白塞病是一种具有虹膜炎、口腔溃疡、生殖器溃疡的综合征，最早于20世纪30年代由土耳其皮肤病专家Hulusi Behçet在德国皮肤病杂志报道。随着研究的深入，大部分专家认为它是一种单独的疾病，其概念为以葡萄膜炎、口腔溃疡、外生殖器溃疡和皮肤损害为特征的多系统、多器官受累的疾病，也易累及关节、中枢神经系统和胃肠道。白塞病的病因及发病机制至今仍不清晰，有病毒感染、自身免疫、细菌感染、免疫遗传和环境等多种学说，综合来讲是在遗传的基础上，在免疫系统和环境因素的共同作用下，以导致机体免疫功能紊乱、中性粒细胞和凝血功能失调、血管炎性病变及多器官受累为特征的病理生理过程。

白塞病的临床表现通常为口腔、眼、外生殖器、皮肤、关节、神经系统、血管、消化系统等的损害，其中以口腔、眼、皮肤的损害最为常见。①口腔溃疡发生率几乎100%，最初表现口腔溃疡者占22%~80%，圆形或椭圆形，直径为2~10mm，中央先隆起，随后破溃成溃疡，多发生在易摩擦处，疼痛剧烈，2周内多愈合，重者愈合后有瘢痕，复发间隔数天至数月不等，多在1个月内反复发作，其他临床表现可与口腔溃疡同时发作，也可在其发作的几年后。②眼部损害的发生率为41%~100%，非肉芽肿性葡萄膜炎多数双眼受累，单眼受累仅10%左右，双眼多在1年内先后发病，一般不超过 6 年。一般有两种类型：虹膜睫状体炎型占 10%~20%，多见于成年女性，按前节葡萄膜炎治疗较容易控制；视网膜葡萄膜炎型占大多数，为视网膜炎、视网膜血管炎、视网膜脉络膜炎，经常合并虹膜睫状体炎，多见于男性，炎症不易控制，预后差。白塞病眼前节炎症表现为结膜睫状充血，也可无充血，前房炎症明显，尘状 KP（++ 至 ++++），丁达尔（+ 至 ++），Cell（+ 至 ++++），前房积脓和积血，但前房纤维素样渗出少见，因此前房积脓流动性大，可伴（热性，见于初次发病者）或不伴（寒性，见于反复发病者）睫状充血，积脓很快消失，但易反复发生。初次发病虹膜后粘连很少发生，前房积脓重也很少发生，反复发作后才发生虹膜后粘连。眼后节炎症可有玻璃体混浊，下方雪球状玻璃体混浊、炎性细胞、积血。视盘、黄斑病变，眼后节最常见的视网膜炎，最初是后极部小静脉受累，逐渐发展小动脉、大的静脉直至视网膜中央静脉阻塞，血管扩张、闭塞、血管鞘，新生血管形成，增殖性病变，完全闭塞后成为幻影血管，视网膜病变多发生后极部视网膜水肿、出血、渗出。③皮肤损害有结节性红斑、渗出性红斑、溃疡性皮炎、毛囊炎、皮疹、水疱、脓肿等，皮肤过敏反应一般呈阳性，此外还可有关节炎、血栓性静脉炎、中枢神经系统病变、消化道病变、肺部损害、听觉异常、附睾炎、泌尿系统病变、交感神经病变、淋巴结病等。

辅助检查 FFA 对此病的诊断具有重要意义。视网膜脉络膜型白塞病占大多数，因此见到特征性的视网膜小血管及毛细血管扩张、荧光素渗漏，后期荧光完全淹没整个大血管主干一般可确诊。但是对于少数早期白塞病患者 FFA 可能只有视盘染色，因此对于双眼视盘染色患者，即使其没有视网膜毛细血管扩张，也要仔细询问病史。眼底彩照显示正常眼底色泽较红，而对于白塞病患者病程久者，由于其视网膜水肿而导致眼底颜色较正常明显苍白。

讨 论

葡萄膜炎是治疗方式简单、治疗方法繁多、疗效较差、复发率高的一类疾病，白塞病性葡萄膜炎是葡萄膜炎中最难治疗的一种疾病。本例患者在 4 年的求医过程中没有得到正确诊断和规范治疗，从而导致右眼失明，说明部分医生对白塞病还不十分熟悉。白塞病性葡萄膜炎约占葡萄膜炎的 16%，在临床工作中常常会碰到，很多医生看到前节或后节葡萄膜炎就简单地将其诊断为葡萄膜炎而给予常规的治疗，从而导致很多患者的疗效欠佳。即使考虑到患者是白塞病，但若没有给患者进行规范的治疗，其后果同样严重。因此，在临床工作中碰到双眼葡萄膜炎，后前节炎症反复发作者应该详细询问其病史并认真查体。复发-缓解-复发是白塞病性葡萄膜炎的重要特征，没有一种葡萄膜炎复发如此频繁。其眼前节炎症表现差异很大，睫状充血可有可无，前房闪辉和前房细胞分离是白塞病的重要特征。炎症期细胞严重，但闪辉较轻，恢复期炎症细胞轻，闪辉重，与其他葡萄膜炎明显不同。复发性前房积脓是白塞病的重要特征，但这种体征在我国的发生率只有 25% 左右。病程久者会发生虹膜后粘连，下方睫状体平坦部经常见到玻璃体雪球样混浊，需要和中间葡萄膜炎鉴别。眼底特征性的视网膜毛细血管渗漏是诊断的重要依据，早期或病情轻患者的FFA 可能只有轻微的视网膜毛细血管渗漏及黄斑区水肿，严重患者的 FFA 早期显示视网膜毛细血管渗漏，大血管壁附近无荧光，完全渗漏将大血管壁完全淹没，呈西瓜皮样改变。诊断依据是：①复发性口腔溃疡（每年至少 3 次）；②以下 4 项至少出现 2项即可确诊，复发性外生殖器溃疡或瘢痕、葡萄膜炎、多形性皮肤损害、皮肤过敏反应试验阳性。另外，有一种反复发作的前房积脓，表现为复发性视网膜炎、视网膜血管炎、FFA 显示弥漫性视网膜毛细血管渗漏，不伴任何的全身症状，称为单纯眼部受累型白塞病。

白塞病治疗具有系统性、长期性、艰巨性，过程十分艰难。单纯前节受累可按前葡萄膜炎治疗，但是 80％ 以上患者视网膜受累，预后较差。只要视网膜受累，就应该使用糖皮质激素联合其他免疫抑制药。单纯糖皮质激素不可长期应用，单纯应用可以缩短疾病发作的病程，但停药后易反跳，对复发无帮助而且长期应用可缩短发病间隔，导致疾病发作更加频繁。联合环磷酰胺、苯丁酸氮芥、CsA 等细胞毒性药物可以减少它们各自的用药剂量，抵消部分副作用，提高疾病对细胞毒性药物的反应性，使患者保存或恢复部分视力。使用免疫抑制药时一定定期检查患者的全身状况，发现不良情况适当调整药物及使用剂量。评价药物有无效果应在使用该药 4~5个月后进行评判。治疗效果一般有以下几种情况：痊愈，眼部炎症不再复发，全身病变逐渐消退；基本控制，用药最初 2~3 个月炎症还有复发，但频率降低，严重程度下降，随着治疗时间延长，葡萄膜炎及全身病变消失；好转，葡萄膜炎复发频率降低和炎症程度减轻，但并未完全控制，一般治疗 4~5 个月仍有复发，说明此种方案难以彻底治愈，应换治疗方案，或加其他免疫抑制药。如果治疗过程中全身状态不好，则免疫抑制药应减量至 1/3~1/2，观察后再调整。眼前节炎症按前葡萄膜炎常规治疗。治疗过程中可联合中医中药，减轻西药的副作用。对其并发症，如白内障、玻璃体积血、视网膜缺血等原则上在炎症静止时或两次发作的间歇期进行激光或手术，切忌在炎症控制不良时手术，否则眼内炎症复发或加重使患眼有失明危险。另外，中医中药在治疗该病中有很好的辅助作用，因此在整个治疗过程中可以用中药配合治疗。

（哈尔滨医科大学附属第二医院　王绍伟　原慧萍）

参考文献

[1] Bchçet H. über die rezideivierende, aphthose, durch ein virus verursachte Geschwure am Mund, am Auge und an den Genitalien[J]. Dermatol Wochenschr, 1937, 46: 414.

38. 播散性脉络膜炎

病例报告

患者，女，23岁。主诉右眼视力下降1周。10余天前曾患感冒，后觉右眼痛伴头痛，并出现恶心、呕吐，在当地医院应用甘露醇及复方樟柳碱治疗，未见好转。否认糖尿病、高血压、肝炎、结核相关疾病，否认药物、食物过敏史。1年前行阑尾切除手术，4年前行刮宫术。眼科检查：右眼视力指数/10cm，左眼视力0.4；结膜无充血，角膜透明，房水清，常深，晶状体透明；双眼玻璃体稍混浊，双眼眼底可见多量、大小不一陈旧脉络膜萎缩灶，中央可透见脉络膜大血管及白色巩膜，灶周围色素沉着，边界模糊，右眼视盘边界欠清，稍水肿，黄斑中心凹反光（－）；双眼B超正常。右眼眼压13mmHg，左眼眼压12.5mmHg。UBM示前房常深，房角开放；FFA示双眼可见后极部多个散在3mm×4mm大小透见脉络膜荧光病灶，边缘强荧光，右眼视盘早期荧光渗漏，晚期荧光积存（图38-1和图38-2）。全身检查：血常规；WBC为$14.3×10^9$/L；NEUT为91.3%；LMYPH为7.0%；血沉42.5mm/h；肝炎系列阴性；梅毒抗体及抗HIV阴性；胸部X线片无异常；风湿因子及类风湿因子阴性；感染科会诊建议结核菌素试验，结核菌素皮肤试验强阳性。诊断为双眼结核性播散性脉络膜炎。

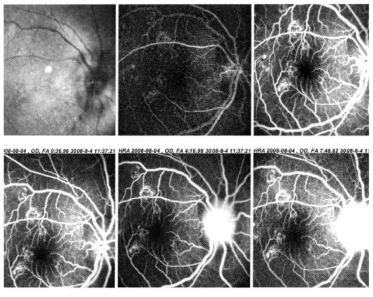

图 38-1 右眼 FFA 图像

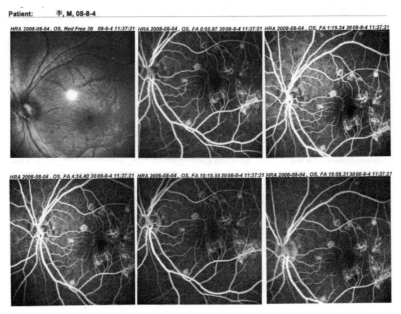

图 38-2　左眼 FFA 图像

治疗：给予异烟肼、利福平、吡嗪酰胺、乙胺丁醇口服，控制全身结核病症，全身应用甲强 0.5g/d 冲击治疗 3 天，然后改为醋酸泼尼松片口服，治疗 5 天后，患者右眼视力 1.0，左眼视力 1.0。出院继续抗结核治疗。1 个月后复诊双眼视力 1.0，复查 FFA 显示双眼眼底可见多量、大小不一陈旧透见脉络膜荧光病灶，右眼视盘荧光渗漏明显好转（图 38-3 和图 38-4）。

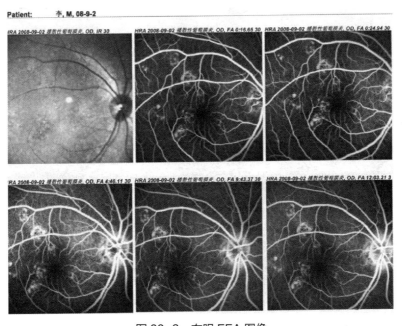

图 38-3　右眼 FFA 图像

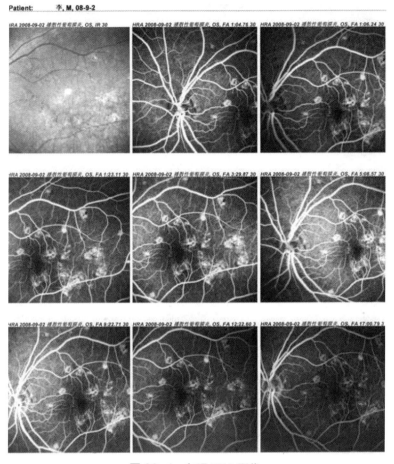

图38-4　左眼FFA图像

疾病介绍

根据病变的范围和形态，脉络膜炎可分为3种类型：局限性脉络膜炎、播散性脉络膜炎和弥漫性脉络膜炎。此3类脉络膜炎可以单独出现，也可以是炎症扩展的一个过程。①局限性脉络膜炎是在致病因素与机体组织间保持平衡作用的情况下病灶局限于某一部位，此类可发生于黄斑区、视盘附近或眼底周边部；②播散性脉络膜炎为致病因素作用增强或机体抵抗力降低后，在脉络膜上同时出现多个病灶；③弥漫性脉络膜炎为病情继续发展，病灶相融合形成大面积炎症时，眼底呈均一红色晚霞样（夕阳红）眼底。

播散性脉络膜炎是一种少见的特发性脉络膜视网膜病变，主要侵犯中青年女性。发病年龄为6~69岁，以30~40岁多见。常双眼发病，双眼病变及症状可不对称，无种族差异。临床表现有前葡萄膜炎、玻璃体炎，典型眼底表现为散在的脉络膜视网膜病灶，直径5.0~35.0μm。约1/3患者出现黄斑部或视盘周围脉络膜新生血管，导致视力下降。1973年，Nozik和Dorsch首次报道2例伴发脉络膜视网膜病变的双眼前葡萄膜炎患者，眼底表现呈打孔样视网膜脉络膜瘢痕性病灶。1984 年，Dreyer 和 Gass 报道 28 例类似病例，发现其病变位于视网膜色素上皮层和脉络膜毛细血管层，遂命名为播散性脉络膜炎和全葡萄膜炎。播散性脉络膜炎的病因并未完全清楚，有专家认为其与 EB 病毒感染有关，也有专家认为其多与患者的全身病有关，如结核、梅毒或类肉瘤病等。

讨　论

播散性脉络膜炎并不是难诊断的疾病，具有较明显的体征，主要与鸟枪弹样脉络膜视网膜病变、多发性一过性白点综合征相鉴别。对于其发病原因的判断是指导治疗的最重要环节，如果本病例没能明确病因，而是盲目全身应用大剂量激素及抗感染治疗，势必加重全身结核疾病症状，引发严重后果。结核病是一种古老的细菌感染性疾病，世界卫生组织（WHO）估计全世界有 1/3 的人（约 20 亿）在其一生中曾感染结核菌，其中 10% 出现临床症状，每年新发病例为 800~1 000 万人，其中 95% 集中在非洲和亚洲等不发达国家，在我国约有 4 亿人感染过结核菌，现有传染性结核患者超过 200 万。结核菌感染的主要靶器官为肺部。结核菌感染引起的眼部病变较少见，主要表现为脉络膜结核、脉络膜视网膜炎和视网膜血管炎等，占全部葡萄膜炎的 0.1%~4%。眼部结核菌感染病例较少的原因之一是其确诊较为困难，眼科医生对其认识日趋淡薄，临床上容易产生误诊和漏诊。

（哈尔滨医科大学附属第二医院　张中宇　原慧萍　孙大卫）

参考文献

[1] Nozik RA, Do rsch W. A new chorioretinopathy associated with anterior uveitis[M]. Am J Ophthalmol, 1973, 76758–762.

[2] Dreyer RF, Gass JDM. Multifocal choroiditis and panuveitis: A Syndrome that mimics ocular histoplasmosis[M]. Arch Ophthalmol, 1984, 102: 1776–1784.

[3] ET Cunningham, SR Rathinam. TB or not TB? The perennial question[M]. Br J Ophthalmol, 2001, 85127–128.

[4] 王文莹, 张军军. 结核性脉络膜炎[J]. 中华眼底病杂志, 2002, 18: 164–166.

[5] Helm CJ, Holland GN. Ocular tuberculosis[M]. Surv Ophthalmol, 1993, 38229–256.

[6] Y Morimura, AA Okada, S Kawahara, et al. Tuberculin skin testing in uveitis patients and treatment of presumed intraocular tuberculosis in Japan[M]. Ophthalmology, 2002, 109: 851–857.

39. Vogt-小柳原田综合征

病例报告

患者，男，53 岁。双眼视物模糊 6 个月，眼部症状出现前 1 周似有感冒，表现为头痛、耳鸣。双眼视力减退缓慢加重，1 个月后有轻度眼痛，虽经药物治疗，病情未见好转，2 个月前脱发增多，胸部出现白癜风样病变（图 39-1）。既往健康，全身检查无性病。眼科检查：右眼视力 0.12，左眼视力 0.1，双眼轻度睫状充血，角膜后沉着物，虹膜纹理略模糊，瞳孔呈不规则梅花瓣状，虹膜较广泛后粘连（图 39-2和图 39-3），晶状体前后皮质混浊，眼底模糊，视盘边界欠清，色泽尚正常，视网膜发红，呈晚霞状眼底，隐约现细小色素，左眼底不清（图 39-4）；眼压检查右眼12mmHg，左眼 13mmHg；角膜内皮细胞检查显示内皮层有斑点状病变（图 39-5 和图 39-6）；B 超检查双眼玻璃体混浊；头部 CT 和眼眶 CT 均正常。临床诊断为 Vogt-小柳原田综合征。

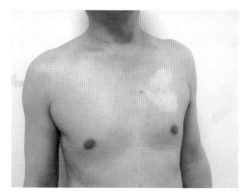

图 39-1　患者前胸部白癜风

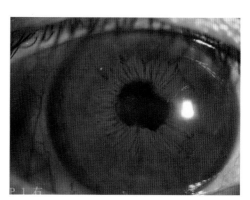

图 39-2　右眼眼前节图像

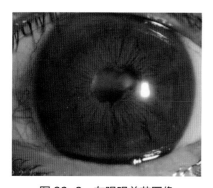

图 39-3　左眼眼前节图像

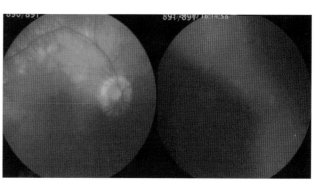

图 39-4　双眼底图像

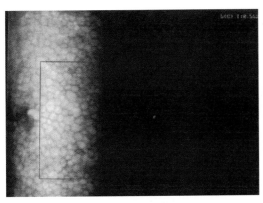

图 39-5 右眼角膜内皮细胞检查图像

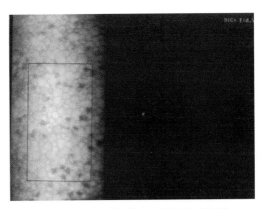

图 39-6 左眼角膜内皮细胞检查图像

疾病介绍

Vogt- 小柳原田综合征是以双侧肉芽肿性全葡萄膜炎为特征的疾病，常伴有脑膜刺激症状、听力障碍、白癜风、毛发变白或脱落。本病的病因尚未完全清楚，目前认为其是由自身免疫反应所致，还与 HLA-DR4、HLA-DRw53 抗原相关。

（一）临床表现

本病有典型的临床进展过程。

1. 前驱期　在葡萄膜炎发病前 1~2 周，患者可有颈项强直、头痛、耳鸣、听力下降和头皮过敏等症状。

2. 后葡萄膜炎期　葡萄膜炎发生后 2 周内，多数患者会发生双眼急性视物模糊，典型眼底表现为双侧弥漫性脉络膜炎、脉络膜视网膜炎、视盘炎、视网膜神经上皮脱离、视网膜脱离等，这种视网膜脱离是浆液性脱离。

3. 前葡萄膜受累期　发病后 2 周至 2 个月，炎症累及眼前节，角膜可见尘埃状 KP，出现前房闪辉、前房细胞等非肉芽肿性前葡萄膜炎改变。

4. 前葡萄膜炎反复发作期　约于发病 2 个月后，典型表现为复发性肉芽肿性前葡萄膜炎，虹膜出现结节，这些结节在萎缩的虹膜基质背景下呈圆形、白色、边界清楚的绒毛状外观。前房角镜下，房角处可见色素颗粒。眼底常有晚霞样改变、Dalen-Fuchs 结节。

眼外表现：本病各期都可能出现涉及皮肤系统和中枢神经系统的眼外表现，在前驱期早期会出现毛发和皮肤的接触性过敏；在恢复期可出现毛发变白，包括眼眉、睫毛、头发和脱发，与眼底的脱色素过程相一致，白化在头部、眼睑和躯干部的分布呈对称性，特别是位于骶骨的皮肤；神经系统的体征常见于前驱期，脑膜刺激症状包括颈项强直、头痛和轻度意识模糊；高达 75% 的患者可以出现内耳问题，伴有耳鸣、听力减退和眩晕。

眼部并发症有 2 种。并发性白内障，由于长期的炎症反应和糖皮质激素治疗，常导致发生晶状体后囊下混浊，其发生率为 10%~35%，一般认为这种并发性白内障在前葡萄膜炎处于静止期进行。继发性青光眼，葡萄膜炎期间的眼压升高可能起因于小梁网的炎症。炎症细胞阻塞小梁网，周边虹膜前粘连，虹膜炎症反复发作，虹膜广泛后粘连，引起瞳孔阻滞和房角闭塞。另外，睫状体急性水肿可以引起晶状体－虹膜隔向前移位，导致房角阻塞。部分患者为暂时性眼压升高，经药物治疗眼压恢复正常。另一部分患者则需要手术治疗，即虹膜周边切除或滤过性手术。

眼底荧光血管造影检查可见急性期主要为视盘渗漏及多个点状强荧光斑，仅于视网膜色素上皮水平，其下为脉络膜炎病灶，这些斑点逐渐扩大，使视网膜下及色素上皮下积液着染，慢性及恢复阶段，视网膜色素上皮水平有广泛色素游离，眼底呈斑驳状，弱荧光与强荧光相间。

（二）治疗

本病的治疗原则是通过早期和突击性全身使用糖皮质激素以抑制急性眼内炎症，然后根据临床反应在 3~6 个月缓慢降低药物剂量，早期治疗可以缩短疾病的持续时间，阻止其向慢性期发展。

1. 糖皮质激素　全身应用糖皮质激素应是首选措施，早期应足量突击治疗，然后改为维持量，用药至少 3 个月后才考虑逐渐减量。如果用药后疾病症状减轻就过早地减少剂量或停止用药，常致病情反复。

2. 细胞毒性制剂　该制剂的适应证为大剂量的糖皮质激素治疗无效者；患有糖尿病、消化性溃疡、活动性肺结核、股骨头坏死及精神病等不适宜长期、大量应用糖皮质激素者；复发性或顽固性患者。常有药物有环磷酰胺、苯丁酸氮芥、硫唑嘌呤，以上药物均有骨髓抑制作用，用药期间要经常进行血象监测，以免引起严重后果。

3. 环孢素 A　这是一种选择性免疫抑制药，主要抑制某些 T 淋巴细胞和 B 淋巴细胞的增殖，广泛应用于器官移植术后，防治免疫排斥反应，并对自身免疫性眼病显示了疗效。对于糖皮质激素治疗无效或出现严重副作用者可选择此药。该药的主要不良反应是肾脏和肝脏损伤及血压升高，用药期间要监测肾脏功能和肝脏功能，并要观察血压变化。

4. 中药治疗　急性期可用双黄连、清开灵静脉滴注，口服祛风通络、清热养阴、解毒利湿的中药。

5. 眼局部治疗　滴用糖皮质激素眼药水，也可以将糖皮质激素制剂结膜下注射或球旁注射。前葡萄膜受累时，应用散瞳药，如阿托品、复方托吡卡胺等，也可局部热敷。

讨　论

Vogt- 小柳原田综合征是一种严重的双眼葡萄膜炎，伴有脑膜刺激症状和皮肤改变。流行病学调查显示，亚洲人的发病率较高，女性多于男性，大多数患者在 20~50岁发病。本病的病程进展具有规律性，在疾病的早期，90% 的患者出现脑膜刺激症状，如头痛、头晕。有些患者呈现颈项强直，提腿试验阳性（Kernig 征），第Ⅵ对脑神经麻痹。如果检查脑脊液，可有暂时性压力增高和淋巴细胞增多，因此本病有时称为葡萄膜大脑炎。疾病侵犯眼部，最先受累者可能为视神经，表现视盘充血水肿，很像视神经盘炎。接下来后极部脉络膜出现炎症，病变沿赤道部向前发展，使睫状体和虹膜受累。有些患者的病变以前部葡萄膜炎为主，虹膜睫状体炎严重，同时有视网膜水肿，以后进展为渗出性视网膜脱离，眼前节炎症如未经有效控制，可能很快发生瞳孔闭锁或膜闭，此种类型称为 Vogt- 小柳原田综合征。有些患者的眼前节炎症轻微，仅有角膜后沉着物，主要表现为视网膜水肿和渗出性脱离，此种类型称为原田病。在临床上常是前部和后部葡萄膜都受累及，一般统称为 Vogt- 小柳原田综合征。本文的患者是 53 岁男性患者，6 个月前发病，来我院就诊时为疾病后期，后部和前部葡萄膜均受累，虹膜后粘连，瞳孔已不能散开，眼底呈晚霞状，2 个月前胸部皮肤出现白癜风样病变。

应当与本病相鉴别的疾病有交感性眼炎，交感性眼炎多有眼球穿孔伤或手术史，双眼并非同时发病，被交感眼常在交感眼发病 2 周后出现症状，眼前节和眼后节均可受累，很少出现听觉障碍、白癜风和脱发。另外尚有 Behcet 病，该病是累及全身多系统的疾病，有口腔溃疡、皮肤损害和生殖器溃疡，眼部表现复发性葡萄膜炎，部分患者出现前房积脓。

（哈尔滨爱尔眼科医院　张士元　苏大迎）

参考文献

[1] 北京工农兵医院眼科, 中国医学科学院首都医院眼科. 眼底病[M]. 北京: 人民卫生出版社, 1978, 171–174.

[2] 李玉杰, 彭广华, 李辰. 眼的免疫性疾病[M]. 郑州: 河南科学技术出版社, 2001, 687–706.

[3] 孟宪锐, 王兰惠. Vogt–小柳原田综合征葡萄膜炎期的临床分析[J]. 眼科研究, 2007, 25: 364–366.

40. 中间葡萄膜炎

病例报告

患者，女，27岁。双眼视物模糊8个月，伴有眼前黑影浮动，无眼痛、头痛。既往健康，无眼外伤病史。全身检查未见异常。眼科检查：右眼视力1.0，左眼视力1.0；双眼结膜无充血，角膜透明，KP（-），房水清，虹膜纹理清楚，瞳孔圆形，直径约3mm，对光反应存在；晶状体透明，检眼镜下可见玻璃体混浊，混浊物规则，呈球形，如同小的黄豆粒大小，混浊球带色素，呈棕色，随眼球运动而浮动（图40-1）；眼底检查，视盘边界清楚，色泽正常，黄斑部无出血和渗出，周边部视网膜细小血管旁可见白鞘，锯齿缘附近灰白色渗出样病变；眼压测量右眼14mmHg，左眼16mmHg；B超检查显示双眼玻璃体点状混浊；OCT检查示右眼黄斑区视网膜神经上皮层和色素上皮层分离，左眼正常（图40-2和图40-3）。临床诊断双眼中间葡萄膜炎。

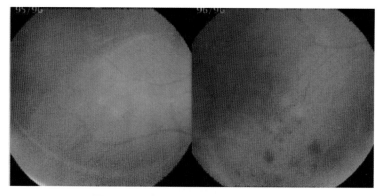

图40-1　左眼可见玻璃体褐色球形影

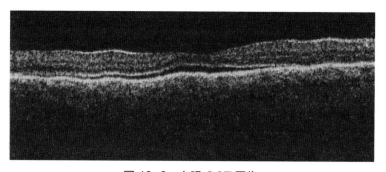

图40-2　右眼OCT图像

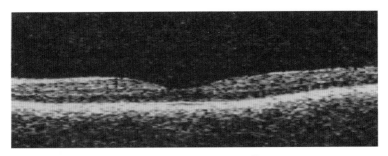

图 40-3　左眼 OCT 图像

疾病介绍

中间葡萄膜炎是累及睫状体平坦部、玻璃体基底部、周边视网膜脉络膜的一种炎症性和增殖性疾病，曾经被称为中间葡萄膜炎、睫状体平坦部炎。为了统一概念，国际葡萄膜炎研究协作组于 1979 年提议将其命名为中间葡萄膜炎。

（一）病因和发病机制

中间葡萄膜炎是一种病因不明的眼病，可能与发病有关的因素有细菌、病毒、立克次体、原虫、梅毒等感染，以及全身结缔组织病、眼外伤等。本病的发病机制尚未完全清楚，大致有以下学说：①感染学说，认为一些低毒力的非常见细菌可以引起此病；②过敏学说，认为对感染因子或异体物质的过敏反应可引起此病。一些合并局灶感染或全身感染的患者，眼组织内不一定有病原体存在，表明炎症并非均由病原体直接侵犯眼组织所致，可能有相当一部分是由机体对这些感染因子及其产物所产生的免疫反应引起；③自身免疫学说，认为个体对自身抗原的免疫反应可引起此病，这是最盛行的学说；④血管学说，认为本病是由血管病变引起，大多数患者有视网膜血管炎和血管周围炎。

（二）临床表现

本病可发生于任何年龄，绝大多数发生于 40 岁以下，40 岁以上发病者很少，无性别差异。本病往往累及双眼，可同时或先后发病。本病的发病多隐蔽，往往不能确定准确的发病时间，一些患者主诉眼前黑影、视物模糊，患者偶可出现眼红、眼部疼痛。

眼部检查时，多数患者在下方睫状体平坦部出现典型的雪堤样改变，呈白色或黄白色，此种改变的位置、大小及数目可有很大不同，可局限于下方睫状体平坦部，也可延伸至锯齿缘。雪堤病灶可是单一的，也可呈多发性，雪堤一般表现前缘锐利，后缘不整齐。炎症活动期雪堤呈突出而光滑的外观，炎症消退时，其出现萎缩、扁平和干燥的形态。一些患者有时可见玻璃体浓缩呈环形薄膜状覆盖于周边视网膜，玻璃体混浊多含细胞及其碎片，常呈弥漫性分布。最常见的病变是患者玻璃体出现雪球样渗出，呈致密圆形白色混浊团，大小一致，多见于下方玻璃体的基底部。

眼前段改变可以看作睫状体平坦部炎症溢出的表现，可出现数量较少的羊脂状或尘埃状角膜后沉积物，轻度前房闪辉，少量房水细胞，虹膜周边前粘连等。视网膜的改变多发生于周边部，常表现血管炎、血管周围炎，静脉比动脉易于受累，血管周围炎比血管炎更为常见。

（三）并发症

1. 黄斑病变　黄斑囊样水肿是引起视力下降的主要原因，如果发现黄斑囊样水肿，要详细检查眼底周边部，注意是否由中间葡萄膜炎引起。

2. 并发性白内障　晶状体混浊常起始于后囊下，进展缓慢，儿童患者可发生全混浊，与炎症持续时间长和局部应用糖皮质激素有关。

3. 其他　可发生视网膜周边部新生血管、玻璃体积血、增生性玻璃体视网膜病变、视盘水肿等。

（四）诊断

根据典型的玻璃体雪球样混浊、睫状体平坦部雪堤样病变以及下方周边视网膜血管炎等改变可以做出诊断。对于轻型或不典型病例，如果具有以下情况：①出现飞蚊症并有加重倾向；②其他原因难以解释的晶状体后囊下混浊；③不能用其他原因解释的黄斑水肿；则要应用三面镜、双目间接检眼镜进行眼底周边检查，避免疾病的误诊和漏诊。

（五）治疗

对于少数病因比较明确的患者，可以结合病因进行治疗；对于大多数病因不清的患者，则根据具体病情而定。由于一部分患者病情并不严重，是否需要治疗或何时给予何种治疗尚无固定模式。

1. 药物治疗

（1）糖皮质激素：应尽量局部应用以减少药物副作用，可采取长效药物，如醋酸甲泼尼龙、曲安奈德 Tenon 囊下注射。双眼受累者可口服泼尼松，随着病情好转可逐渐减量。

（2）非甾体抗炎药：对于轻度和中度患者，可周期性给予非甾体抗炎药。

（3）其他免疫抑制药：对糖皮质激素无反应或手术治疗无效的患者，可考虑给予这类免疫抑制药，如环磷酰胺、苯丁酸氮芥、环孢素 A。

2. 手术治疗

（1）冷凝术：对于药物治疗无效者，可采取睫状体平坦部冷凝术，冷凝可以减轻局部组织的炎症和渗出，可以消除新生血管，减少玻璃体纤维组织增生和孔源性视网膜脱离的发生。

（2）透热术：对于出现大量新生血管、渗出性视网膜脱离和继发性青光眼的患者，可试用透热术。

（3）激光光凝：用于治疗视网膜新生血管。

（4）玻璃体切割术：可以清除玻璃体内炎症介质、有毒有害物质、抗原等，有助于控制顽固性炎症。但由于手术本身对炎症具有刺激作用，甚至术后有导致眼球萎缩的危险，因此一般应在各种药物治疗无效时，或确需清除玻璃体混浊和玻璃体积血时，才考虑选用此种手术。

讨　论

　　按发病部位，葡萄膜炎可以简单地分为前部葡萄膜炎、后部葡萄膜炎和中间葡萄膜炎。前部葡萄膜炎部位浅表，应用裂隙灯显微镜就能清楚显示病变，对于后部葡萄膜炎，应用检眼镜能够发现病变，而对于中间葡萄膜炎，一般检查不能看到病变，只有在散瞳后三面镜检查才能发现病变，因此在疾病早期临床上常会漏诊。

　　本例患者系年轻女性，其雪球状玻璃体混浊呈污秽状，为棕色。虽然眼底检查黄斑未见病变，但 OCT 检查显示右眼视网膜神经上皮层和色素上皮层分离。治疗时静脉滴注抗生素和激素，球旁注射曲安奈德，眼部滴激素和非甾体激素眼药水，玻璃体和眼底周边部病变未见变化，疾病未见明显好转，亦无恶化。

　　（哈尔滨爱尔眼科医院　张士元　哈尔滨医科大学附属第二医院　张中宇）

参考文献

[1]　杨培增, 李绍珍. 葡萄膜炎[M]. 北京: 人民卫生出版社, 1998, 198–215.

[2]　赵堪兴, 杨培增. 眼科学(7版)[M]. 北京: 人民卫生出版社, 2008, 178–179.

41. 前房胆固醇结晶

病例报告

患者，男，14 岁。自幼右眼失明，为改善外观来我院就诊。患者足月顺产，身体健康，父母非近亲结婚，家族中无人患此眼病，患者母亲孕期情况不详。

眼部检查：右眼视力无光感，左眼视力 0.4；右眼眼睑无肿胀，结膜充血，角膜轻度水肿，前房内可见大量散在的结晶状彩色闪光颗粒，浓稠呈胶胨样，并随眼球运动上下漂动（图 41-1）。瞳孔、虹膜均模糊不清；玻璃体及眼底均无法窥见；左眼未见明显异常；验光检查左眼 -1.5D，矫正视力 1.0；眼压测量（非接触眼压计）右眼 21mmHg，左眼 19mmHg；B 超显示右眼球容积缩小，不整圆形，玻璃体有弥漫点状和条状回声；A 超显示右眼眼轴测不出，左眼眼轴为 24.98mm。

治疗经过：患者入院后给予抗生素眼液点眼，于次日局麻下行右眼球内容物去除联合义眼台植入术。术中见玻璃体腔充满结晶样物质，前房内结晶颗粒较玻璃体腔内结晶颗粒稍大。术后常规抗炎，1 周后出院。

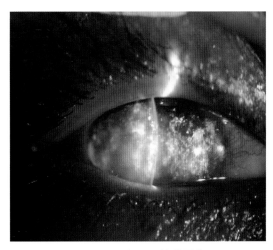

图 41-1　右眼眼前节图像

疾病介绍

早在 1826 年 Parfait-Landrau 就记录了前房内存在闪光结晶这一现象，以后相继有相关报道，并确定此结晶为胆固醇结晶。眼内胆固醇结晶病变多见于因严重外伤或其他原因所致的大量或反复出血的眼球，患眼多数已丧失视力。玻璃体内充有胆固醇的彩色结晶体，因玻璃体已高度液化，这些结晶体平时因重力关系沉积于玻璃体底部，眼球运动时便纷纷从底部升起，裂隙灯下呈奇特外观，五彩缤纷如节日的焰火。待眼球停止运动后，结晶体又沉积于玻璃体底部。

　　眼前房中充满房水，房水是无色透明液体，由睫状突上皮细胞分泌，并由后房经瞳孔进入前房。房水的主要成分是水，同时含有蛋白质、电解质、葡萄糖、乳酸、氧、抗坏血酸、氨基酸、脂质、酶类和微量元素。房水中含脂质量甚少，低于1mg/100mL 脂蛋白。另外，测出房水中存在磷脂，主要组成为溶血磷脂酰胆碱、鞘髓磷脂和磷脂酰胆碱。由于磷脂不易通过血 – 房水屏障，故房水中磷脂的浓度低于血浆浓度。一般认为，前房中不能生成胆固醇结晶，前房内的胆固醇结晶多由视网膜下液和玻璃体胆固醇结晶通过变性的睫状体悬韧带间隙流入前房。在无晶状体或晶状体半脱位的情况下，玻璃体胆固醇结晶也可进入前房。少量胆固醇结晶积存于前房底部，量多时可能阻塞房角而引起继发性青光眼。因患眼多已失明，一般不考虑手术去除。对伴有继发性青光眼，又不愿摘除眼球的患者，可试行前房冲洗。

讨　论

　　在临床上最常见的眼内胆固醇结晶沉着是玻璃体胆固醇结晶沉着症。玻璃体本身不含胆固醇，其产生主要是因为玻璃体积血吸收不完全。玻璃体积血可来源于视网膜出血，也可见于外伤所致，大量的玻璃体积血长期不能吸收，可能形成胆固醇结晶。如果慢性葡萄膜炎长期迁延不愈，则玻璃体混浊也可能演变为胆固醇结晶，但这种情况非常少见。视网膜的胆固醇沉着，可以由视网膜脱离引起。一般认为，视网膜脱离时视网膜下积液具有很强的刺激性，它既可刺激色素上皮细胞的增生，又可刺激脉络膜而诱发炎症，这种内生性炎症可促使脉络膜内膜组织和胆固醇的形成。除肾上腺皮质外，视网膜内的胆固醇含量高于全身其他组织，胆固醇不仅对于视网膜细胞膜的形成起重要作用，而且还有利于膜的坚韧性。随着视网膜脱离病程的延长，视网膜细胞成分发生分解，胆固醇结晶充斥于视网膜下积液中和玻璃体内。Coats 病时，眼底出现大片状渗出，在渗出病变附近常可见到点状发亮的胆固醇结晶。国内所有报道的前房胆固醇结晶症病例均存在患眼 1~14 年的失明病史，与年龄、性别、居住地等无明显关系。以上信息提醒我们，当在临床上发现无光感眼的前房内出现高折光、随眼球运动而上下运动的结晶时，应考虑为前房胆固醇结晶症。本例患者自幼失明，无眼部外伤史，术前玻璃体及眼底窥不进，只见前房内有大量胆固醇结晶，术中发现玻璃体腔也充满胆固醇结晶，因此该患者前房内胆固醇结晶很可能是充斥于玻璃体内的胆固醇结晶经过变性的悬韧带间隙渗入前房内。

（哈尔滨爱尔眼科医院　沃　娜　张士元）

参考文献

[1] 李凤鸣. 眼科全书[M]. 北京: 人民卫生出版社, 1996, 281–282, 2413.

[2] 杨术本. 前房胆固醇结石一例报告[J]. 中华眼科杂志, 1981, 17: 135.

[3] 许雪亮. 前房胆固醇结晶1例[J]. 实用眼科杂志, 1989, 7(3): 165.

[4] 鞠岩, 赵玉琴, 张多嵩, 等. 前房胆固醇结晶[J]. 眼科新进展, 1989, 9(2): 15.

[5] 张斌. 前房胆固醇结晶症(附二例报告)[M]. 眼底病, 1991, 7(4): 227.

[6] 孙为荣. 眼科病理学[M]. 北京: 人民卫生出版社, 1997, 502–504.

[7] 管怀进, 龚启荣. 现代基础眼科学[M]. 北京: 人民军医出版社, 1998, 230–231.

[8] 范传峰, 陈璇, 王玉. 前房内胆固醇结晶一例[J]. 中国实用眼科杂志, 2007, 25: 423.

42. 脉络膜黑色素瘤

病例报告

患者，男，55 岁。主因"左眼无痛性视力下降 2 个月"，于 2022 年 5 月 28 日以"左眼脉络膜肿物，左眼视网膜脱离"收入我院眼科。患者自诉无外伤史，家族中无同类疾病，无高血压，无糖尿病。眼科检查：右眼视力 0.8，左眼视力 0.04；双眼眼睑如常，结膜无充血，角膜无水肿，前房常深，房水清，瞳孔圆，直径约 3mm，直接和间接对光反射存在，双眼晶状体略混浊，左眼眼底下方可见一圆顶样肿物，直径约 5mm，有平坦边缘，累及下方血管弓，并伴有下方视网膜脱离，周边散在黑色素颗粒，右眼眼底未见异常。患者于 2022 年 5 月 30 日于我院局部麻醉下行左眼球摘除术，术中送病理，病理结果显示左眼脉络膜恶性黑色素瘤，梭形 A 型和梭形 B 型混合型。SLO：左眼视盘颞下方可见圆顶形肿物，累及下方血管弓，周边散在黑色素颗粒（图 42-1）。FFA：左眼颞下方可见巨大肿物，视网膜高度隆起。视网膜可见无灌注区，新生血管，下方视网膜脱离，肿物表面可见出血遮蔽荧光，肿物累及黄斑区，荧光素造影显示圆顶样扩展的明确血管化（图 42-2）。OCT：脉络膜高度隆起，继发性视网膜下液（图 42-3）。OCTA：左眼黄斑区未见明显新生血管（图 42-4）。B 超：圆顶状脉络膜肿物，中高回声，伴视网膜脱离（图 42-5）。MRI：左眼球内后壁可见结节样双低信号，边界清，最大径约为 5mm，Gd-DTPA 增强扫描病灶仍呈高信号。双眼晶状体形态及信号未见异常。双侧视神经未见增粗。双侧眼外肌未见增粗、异常信号。左眼球内后壁占位，考虑脉络膜黑色素瘤可能（图 42-6）。术中送病理诊断：富含黑色素肿物，脉络膜恶性黑色素瘤，梭形 A 型和梭形 B 型混合型。

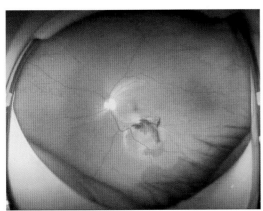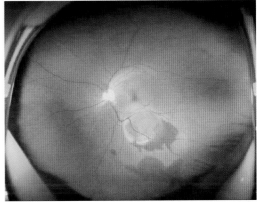

图 42-1　左眼 SLO 图像

肿瘤面积：0.5cm×0.3cm，局灶侵及巩膜，视神经及视神经断端（一）；伴视网膜剥离（图42-7）。

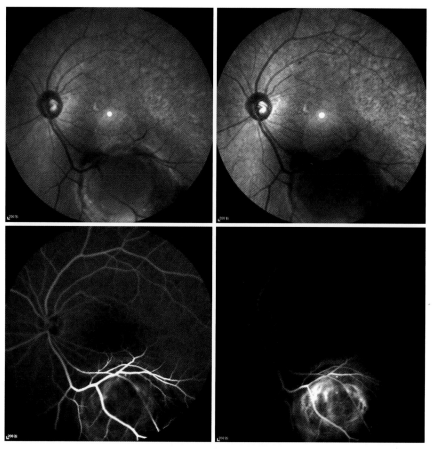

图42-2　左眼 FFA 图像

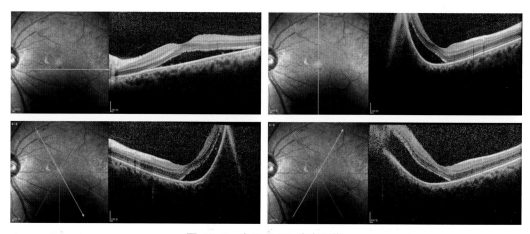

图42-3　左眼 OCT 病变图像

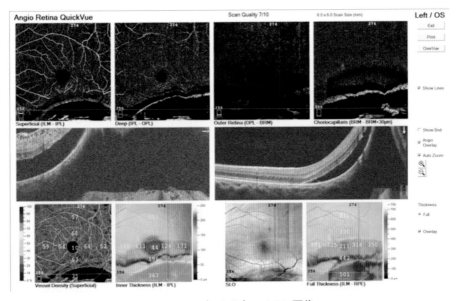

图 42-4 左眼眼底 OCTA 图像

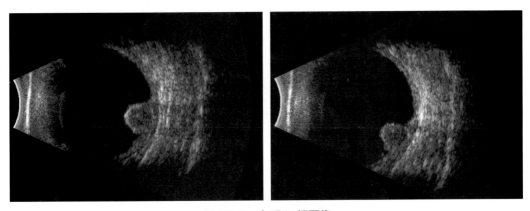

图 42-5 左眼 B 超图像

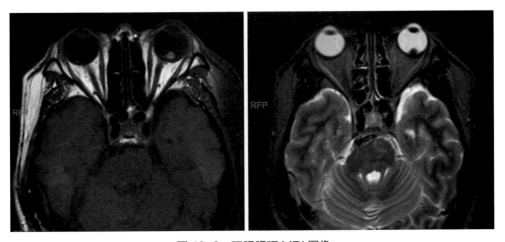

图 42-6 双眼眼眶 MRI 图像

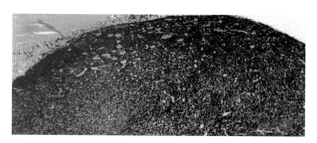

图 42-7　脉络膜肿物送检病理

疾病介绍

脉络膜黑色素瘤（UM）是成人患者最常见的眼内原发恶性肿瘤，恶性程度高，致死率、致残率、致盲率高。由恶性黑色素瘤细胞组成的神经外胚叶性肿瘤，发生于脉络膜基质内的黑色素细胞或睫状神经鞘膜细胞。国内发病率仅次于儿童的视网膜母细胞瘤，居眼内肿瘤第2位，最常见于脉络膜，主要症状是视力下降或视野缺损，好发中老年人，但也见年轻人。其恶性程度高，不仅可致患者视力丧失，而且严重威胁患者的生命，即使在没有明确转移前摘除眼球，5年死亡率仍有17%~53%。

UM是多基因病，由多种致病因素共同参与，如GNAQ/GNA11突变、MAPK信号通路激活、miR-181异常表达等。

脉络膜黑色素瘤的3种细胞类型是A型长方形梭形细胞、B型长方形梭形细胞、大的多边形上皮样细胞，这些上皮样细胞似乎对转移具有内在的亲和力，被认为是构成更高风险的病变。然而，87%的原发性肿瘤具有所有3种细胞类型的混合物。

根据COMS标准及其大小对脉络膜黑色素瘤进行分类。

表 42-1　脉络膜黑色素瘤分类

	顶高（mm）	最大直径（mm）
小的	1.0~2.5	5.0~16.0
中等的	2.5~10	小于16
大的	超过10	超过16
大的	超过10	超过16

脉络膜黑色素瘤通常表现为脉络膜隆起的圆顶状灰褐色病变，边缘不规则，边界不清晰。少数黑色素瘤是无色素的。当黑色素瘤突破Bruch膜时，它会形成典型的蘑菇状结构。其主要症状是视力下降，视野缺损、变形，幻视和飞蚊症。不太常见的症状是疼痛和红眼。睫状体黑色素瘤出现相对较晚且较大。在睫状体肿瘤中，前哨血管更为常见。在晚期病例中，晶状体虹膜隔移位和继发性房角关闭可能会导致继发性青光眼。

（一）检测方法

1.眼底自发荧光　可见脂褐质存在于黑色素瘤中。脂褐质色素沉着具有自发荧光特性。①眼部 B 超：圆顶形最常见，蘑菇形最经典，不规则形状不常见。肿瘤内可见声学中空区、脉络膜挖空征和视网膜下液。②荧光素钠和吲哚菁绿血管造影表现弱荧光：由于肿瘤固有的色素沉着阻塞脉络膜血流。③强荧光：由于 RPE 水平的脂褐质沉积，可能会看到小的超荧光斑点。"双循环"模式由病变内的内部循环和覆盖视网膜的正常血管组成。这一特点在 ICGA 中更为明显。

2.标准谱域 OCT（SD-OCT）　SD-OCT 穿透深度不足以检测脉络膜肿瘤的内部特征。然而，它可用于可视化神经视网膜层和视网膜色素上皮 (RPE) 的变化。

3.磁共振成像（MRI）　MRI 是目前显示有色素 CM 最具组织学特征的检查手段，但对无色素的黑色素瘤的定性较为困难。

4.基因检测　大多数 UM 没有遗传倾向，只有约 1% 的 UM 被认为是遗传的。在3 号染色体上发现的肿瘤抑制基因的改变与一些遗传性黑色素瘤有关。有两种种系突变导致可遗传的黑色素瘤：BAP 1 表达缺失，如 BRAC1 相关蛋白 –1（BAP1）肿瘤易感综合征（BAP1-TPDS），以及最近甲基 –CpG 结合域 4（MBD4）的失活。

5.其他　脉络膜黑色素瘤通过涡静脉扩散到血管系统。其大多数转移到肝脏（92%），少数可以扩散到肺部和皮肤。罕见的脉络膜黑色素瘤可以扩展到视神经和大脑。在脉络膜黑色素瘤患者的转移性检查期间可能需要进行的检查包括 CT 胸部 / 腹部 / 骨盆对比、PET CT。

（二）治疗

治疗原则强调个体化，对较小、不活跃的早期肿瘤可考虑采用激光、放射等方法，在不影响预后的情况下尽量保留患者视力。虽然眼球摘除术可能因挤压瘤细胞而引发转移，并且其长期疗效尚存争议，但眼内较大、发展较快的肿瘤还是会采取眼球摘除术，以防止疾病恶化，术中通常会剪除一定长度的视神经，避免肿瘤经视神经蔓延至眼眶。眶内容物摘除术一般用于眼球摘除后肿物眶内复发、有广泛眶内浸润者，术后可以结合放射治疗、化学治疗、免疫治疗等多种辅助手段。CM 预后较差，早期诊治有助于改善预后。

讨　论

脉络膜黑色素瘤应与以下疾病相鉴别。

1.脉络膜痣　脉络膜痣边缘清晰，平坦或略微隆起，大小保持稳定。随着时间的推移，脉络膜痣仅表现为覆盖玻璃疣，以及视网膜色素上皮萎缩、增生或纤维化生等特征。而脉络膜黑色素瘤可表现边缘相对模糊、不规则或椭圆形结构、覆盖视网膜下液和橙色色素，以及边缘突然升高。脉络膜痣很少转化为恶性黑色素瘤，但转化率随年龄增长而增加。

2. 脉络膜出血和视网膜色素上皮层下出血　脉络膜血肿多继发于手术、外伤，并引发新生血管的黄斑病变及全身性疾病。其表现为视力急剧下降。视网膜下可见黑红色隆起，区别于脉络膜黑色素瘤的肿物表面橘红色脂褐素。FFA 在鉴别诊断上极为重要。出血灶处脉络膜荧光被遮蔽而呈边界清楚的无荧光区，动脉及静脉区也只能见到视网膜动静脉爬行于无荧光区表面，与本病的多湖状荧光斑及肿瘤面有新生血管渗漏不同。

3. 脉络膜血管瘤　多发生于眼底后极部的橘红色实性占位病变，隆起度不高，表面可有色素。超声检查孤立型在玻璃体内可探及扁平或半圆形实性隆起，与球壁回声紧密相连，内回声均匀，为中强回声，声衰减不明显。病变边缘整齐，界限清晰，没有脉络膜凹陷和声衰减。部分病例可同时伴有视网膜脱离。弥漫型在玻璃体内可探及平实性病变，病变范围较大。内回声与孤立型基本相同。彩色多普勒超声检查：瘤体的内部发现斑点状的血流信号，频谱分析为高收缩期、高舒张期、低阻力的动脉型血流。

4. 脉络膜转移癌　一般沿脉络膜水平方向生长，隆起度不高，边缘无明显分界，肿瘤颜色黄色、黄白色，很少呈局部隆起，转移癌起病急，且发展迅速，或在突破 Bruch 膜前生长缓慢。另外，如能发现原发病灶，其是鉴别诊断上最有力的根据。如伴有视网膜脱离，则仅凭检眼镜检查难与本病鉴别，需借助超声、FFA 和 ICGA 检查。

5. 脉络膜黑色素细胞瘤　为良性肿瘤，极少见。临床无法与脉络膜黑色素瘤鉴别，可以靠组织病理检查鉴别。

（哈尔滨医科大学附属第二医院　纪宇晗　孙大卫）

参考文献

[1] 葛坚, 王宁利. 眼科学[M]. 北京: 人民卫生出版社, 2015, 309.

[2] 黄大蕊, 王桂云, 宋丹, 等. 脉络膜黑色素瘤 1 例[J]. 中国老年学杂志, 2012, 32(6): 1267–1268.

[3] Coupland SE, Lake SL, Zeschnigk M, et al. Molecular pathology of uveal melanoma[J]. Eye (Lond), 2013, 27(2): 230–242.

[4] 王风华. 脉络膜黑色素瘤的临床、组织病理学特点及研究进展[J]. 国外医学眼科学分册, 2001, 25(6): 372–377.

[5] Collaborative Ocular Melanoma Study Group. Trends in size and treatment of recently diagnosed choroidal melanoma, 1987–1997: findings from patients examined at collaborative ocular melanoma study (COMS) centers: COMS report no. 20[J]. Arch Ophthalmol, 2003, 121(8): 1156–1162.

[6] Schmitz-Valckenberg S, Holz FG, Bird AC, et al. Fundus autofluorescence imaging: review and perspectives[J]. Retina, 2008, 28(3): 385–409.

[7] Shields JA, Rodrigues MM, Sarin LK, et al. Lipofuscin pigment over benign and malignant choroidal tumors[J]. Trans Sect Ophthalmol Am Acad Ophthalmol Otolaryngol, 1976, 81(5): 871–881.

[8] Coupland SE, Campbell I, Damato B. Routes of extraocular extension of uveal melanoma: risk factors and influence on survival probability[J]. Ophthalmology, 2008, 115(10): 1778–1785.

[9] Field MG, Harbour JW. Recent developments in prognostic and predictive testing in uveal melanoma[J]. Curr Opin Ophthalmol, 2014, 25(3): 234–239.

[10] 魏文斌. 进一步提高我国脉络膜黑色素瘤的诊断治疗水平[J]. 中华眼底病杂志, 2006, 22(3): 147–149.

[11] 王巧珍, 蔡昌兰, 陈杉杉. 放射性疗法治疗眼癌的研究进展[J]. 标记免疫分析与临床, 2016, 23(1): 98–101.

[12] Shields CL, Furuta M, Berman EL, et al. Choroidal nevus transformation into melanoma: analysis of 2514 consecutive cases[J]. Arch Ophthalmol, 2009, 127(8): 981–987.

[13] Sen M, Honavar SG. Circumscribed choroidal hemangioma: An overview of clinical manifestation, diagnosis and management[J]. Indian J Ophthalmol, 2019, 67(12): 1965–1973.

43. 睫状体胶质细胞瘤

病例报告

患者，男，52岁。因右眼视力下降伴视物变形半年余来我院就诊。眼部检查：右眼视力为手动/眼前，左眼视力0.8；右眼眼球运动自如，前节正常，颞侧前部玻璃体腔内见形状不规则实性隆起肿物，颞侧视网膜局限性隆起；左眼前后节正常。

辅助检查：B超检查示右眼前部玻璃体腔内可探及团状回声，中等强度，内回声分布大致均匀，前界欠清，后部玻璃体见"V"字形回声，其尖端与视盘相连（图43-1）。

彩色多普勒超声检查示右眼内颞侧可见1.7cm×1.0cm的团状回声，前至睫状突，边界清晰，表面光滑，其内可见小的不规则无回声区；血流显像可见团块内有点状血流信号；眼眶CT示右眼高密度块影自环外侧向玻璃体腔隆起，侵犯范围自睫状体至视网膜区域，略呈半圆形，不均质；玻璃体后部可见新月形高密度影，边界清晰（图43-2）；MRI示右眼球形态规整，外侧睫状体见不规则块状长T_1、短T_2信号区，信号不均匀，边缘不齐，视网膜区见月牙状稍短T_1、短T_2信号（图43-3A和图43-3B）。

术后病理组织学检查，HE染色瘤细胞形态单一，外形小而圆，很少有突起。瘤细胞核深染、圆形、染色质细、分布散在，核分裂象少见。胞质稀疏，核周出现空晕（图43-4）。病理诊断为右眼睫状体胶质细胞瘤。

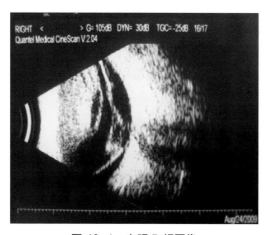

图43-1 右眼B超图像

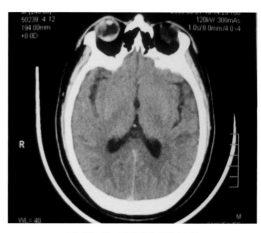

图43-2 眼眶部CT图像

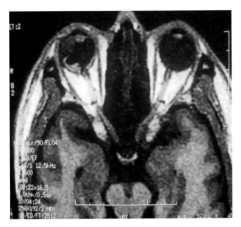
图 43-3A 眼眶 MRI（T1WI）

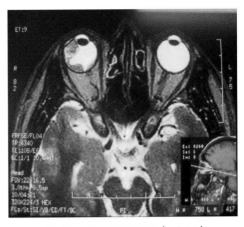
图 43-3B 眼眶 MRI（T2WI）

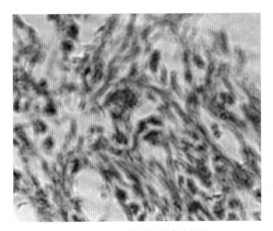
图 43-4 病理组织切片图

疾病介绍

睫状体占位性病变是眼科临床较为常见的眼前节新生物，由于睫状体位于虹膜后，其解剖位置隐匿，临床检查及确定诊断较为困难，同时睫状体占位性病变与虹膜及脉络膜占位性病变相比，从临床上分辨其组织类型亦有一定难度。睫状体占位性病变的早期临床检查和鉴别诊断较困难，易被漏诊和误诊，从而影响正确的临床处理。在对患者进行临床检查时，除需确定肿物所在的部位，判断肿物可能的组织来源、病理类型及必要的鉴别诊断外，还需进一步判断肿瘤的性质，这对决定肿瘤的治疗方案、手术方法及评估预后具有重要参考价值。

睫状体的解剖结构由 3 层构成，睫状体上皮层、睫状体基质层和睫状体上腔。睫状体上皮层由内层的无色素上皮和外层的色素上皮构成；睫状体基质层由胶原、细胞（成纤维细胞、黑色素细胞、散在的肥大细胞）、血管和神经构成；睫状体上腔由纤细的胶原纤维构成，借以分隔睫状体和巩膜。睫状体无色素上皮和睫状体色素上皮均来源于神经外胚层，而其他的结构，包括睫状肌则来源于间充质上皮层。

睫状体占位性病变的组织来源。睫状体基质组织内含有的色素细胞是黑色素瘤和黑色素细胞瘤的发生来源；而睫状体无色素上皮是视网膜神经上皮层的延续，可因多种原因致细胞增生而发生腺瘤或腺癌，睫状体的色素上皮则是视网膜色素上皮层的延续，正如视网膜色素上皮层很少发生肿瘤一样，起源于睫状体色素上皮的肿瘤罕见；另外，睫状体内的睫状肌和神经组织则是肌源性和神经源性肿瘤的发生来源。

睫状体占位性病变的临床表现。睫状体肿瘤的发病率较低，睫状体的位置隐蔽且不易被观察，又因睫状体肿瘤早期可无任何特异临床表现，因此其很难被早期发现。睫状体肿瘤可向前、向后、向玻璃体腔及巩膜生长。睫状体肿瘤侵及范围不同，其临床表现可不同。较小的睫状体肿瘤常无临床症状，增大后多因视力下降、眼前黑影、眼球胀痛而就诊。临床检查发现部分患者可观察到虹膜近周边组织的局限性隆起，呈棕褐色或灰白色外观，表面可见新生血管；病变处房角变浅或消失，患者眼压升高、眼红、眼痛，引起继发性青光眼，肿物可压迫晶状体赤道部产生局限性凹痕和局限性白内障，使患者视力下降。肿瘤亦可向后方生长累及脉络膜，引起局限性视网膜脱离和玻璃体混浊，产生眼前黑影。少数肿瘤穿出眼球壁形成结膜下肿物。

睫状体占位性病变的临床诊断。如何早期发现睫状体肿瘤对其治疗和预后非常重要。UBM 的应用对于睫状体占位性病变的早期诊断提供了很大的帮助，其是明确鉴别原发肿瘤或虹膜侵及房角和睫状体病变的最佳方法，在肿瘤形状、侵入范围方面与病理相关性好，可清晰显示肿瘤的基底部，对病变范围进行准确定位，测量高度 < 4mm 的病变，为制订治疗方案和手术范围提供帮助。B 超对睫状体肿瘤的早期诊断帮助不大，但对于睫状体肿瘤较大侵及视网膜脉络膜而导致脱离及水肿，B 超具有一定作用。睫状体肿瘤长到足够大时，CT、MRI 对睫状体部分肿瘤才有特征性改变，特别是 MRI 对部分恶性黑色素瘤有特征性改变，但是有报道 MRI 不能鉴别色素上皮腺瘤与其他葡萄膜肿瘤。曾有学者发现，CT、MRI 诊断与病理诊断的不符合率达75%，这说明 CT、MRI 对睫状体肿瘤的性质判断较差，早期意义不大。对于睫状体占位性病变的临床诊断，首先要了解患者的年龄和病程，裂隙灯、房角镜和检眼镜的检查要重点注意病变的生长部位、外观形态和色泽，观察其生长方式及与周围组织的关系，再结合 CT、B 超，特别是 UBM 检查，了解肿瘤的基底、大小形态、内部情况及与周围组织的关系，得出初步的临床诊断。肿瘤表面常有色素表现为棕褐色，辅助检查特异性不高，仅从外观和辅助检查对其进行诊断、确定肿物是良性或恶性是困难的，常依靠病理进行诊断。睫状体肿瘤包括从眼球血管膜起源肿瘤，亦包括睫状体上皮和色素上皮起源的肿瘤。睫状体眼球血管膜内有血管和色素成分，还有睫状肌，因此睫状体肿瘤较脉络膜肿瘤复杂得多。睫状体黑色素瘤常需与黑色素细胞瘤、平滑肌瘤、睫状体无色素上皮腺瘤和腺癌、睫状体神经鞘瘤、炎性肿块鉴别。

睫状体占位性病变的治疗。睫状体肿瘤的治疗方法有眼球摘除、局部肿瘤切除联合玻璃体切割及光凝、放疗等。因目前无合适药物来治疗睫状体肿瘤，特别是恶性肿瘤，所以目前化疗是无效的。局部敷贴放疗能有效控制睫状体黑色素瘤和保护视力，并且其对于局部眼外扩散小于 3mm 肿物具有较好疗效。对于恶性肿瘤，目前多主张综合治疗。如果肿瘤超过 4 个钟点或肿瘤基底超过 10mm，则局部切除较为困难，即使勉强切除，伤口也可能愈合不佳，视力下降幅度较大，甚至丧失，并且肿瘤切除不净导致复发或恶变。如果肿瘤小于 1 个象限或肿瘤基底小于 10mm，则局部尽可能切净并联合玻璃体切割、光凝。如病理为良性，可密切随访；如为恶性，可考虑眼球摘除或放疗；如有视力或独眼，考虑予以局切、放疗。如患眼无视力，或继发青光眼，不管术前考虑是恶性或良性，首选眼球摘除。UBM 的应用能够早期发现病变，可行局部切除联合玻璃体切割，使得挽救视力、提高生活质量成为可能。

讨　论

常见的睫状体肿瘤包括睫状体痣、睫状体囊肿、睫状体黑色素瘤、睫状体血管瘤、睫状体恶性上皮瘤以及睫状体转移肿瘤等，因其不易直观可见，确诊一般需手术切除并行病理检查。睫状体胶质细胞瘤极为罕见，文献中仅报道几例睫状体星形胶质细胞瘤，而睫状体少突胶质细胞瘤尚未见报道。由于睫状体胶质细胞瘤位于虹膜后，其解剖位置隐匿，早期诊断困难。本例患者主要因继发视网膜脱离致视力下降或视物变形而就诊。眼部临床、超声、CT、MRI 检查发现睫状体区肿物，但各项检查结果均缺乏特异性，很难确定是哪种肿瘤。睫状体胶质细胞瘤的确定诊断依据术后病理检查，通过形态学观察及相关抗体的免疫组化染色等辅助手段。在本病例中，HE 染色瘤细胞形态单一，外形小而圆，很少有突起；免疫组化 OLIGO-2（＋），GFAP（－），提示本病例为睫状体少突胶质细胞瘤（WHO Ⅱ级较良性肿瘤）。睫状体胶质细胞瘤的治疗原则应与颅内胶质瘤的治疗原则一致，完全切除可以提高远期生存率。对于本例睫状体胶质细胞瘤患者，由于其肿瘤体积较大而选择眼球摘除，因此睫状体胶质细胞瘤眼球摘除术后的生存率应该会更高。术中是否选择一期植入义眼台主要是根据眼球壁是否完整及视神经是否增粗，一期植入义眼台可以减轻患者二次手术的痛苦，还可以提高患者的生存质量。本病例术中见视神经未增粗、球壁完整而选择一期植入义眼台。

结合本病例，睫状体胶质细胞瘤的出现进一步证实了胶质瘤可以在神经干细胞存在的任何部位发生。胶质瘤来源于恶变的神经干细胞，睫状体胶质细胞瘤起源于在睫状体部的视网膜干细胞所分化的少突胶质细胞和星形胶质细胞。睫状体部的视网膜干细胞具有神经干细胞所具有的迁移性和多向分化的特征，当受到致癌性刺激时，即发生分化，在分化过程中形成瘤性神经元和瘤性胶质细胞。睫状体胶质细胞瘤的发现进一步证实睫状体部存在视网膜干细胞，为治疗退行性疾病，如视网膜色素变性、青光眼晚期、年龄相关性黄斑变性、视神经萎缩等提供了新的治疗思路。

虽睫状体胶质细胞瘤极为罕见，并且常规检查缺乏特异性，确定诊断须依赖于病理及免疫组织化学检查，但术前诊断睫状体肿物时应考虑到胶质细胞瘤的可能。

（哈尔滨医科大学附属第一医院眼科医院　郭　庆　孙守彬）

参考文献

[1] 倪卓. 眼的病理解剖基础与临床[M]. 上海: 上海科技普及出版社, 2002, 200–214.

[2] FA Marigo, PT Finger, SA Mc Cormick, et al. Iris and ciliary body melanomas: ultrasound biomicro scopy with histopathologic correlation[m]. Arch Ophthalmol, 2000, 118: 1515–1521.

[3] 杨文利, 胡士敏, 朱晓青, 等. 超声生物显微镜诊断眼前节肿瘤[J]. 中华超声影像学杂志, 2000, 9: 39–41.

[4] Greenberg PB, Haik BG, Martin PC. A pigmented adenoma of the ciliary epithelium examined by magnetic resonance imaging[M]. Am J Ophthalmol, 1995, 120: 679–681.

[5] 郭涛, 钱江. 睫状体肿瘤临床分析[J]. 中华临床眼科杂志, 2004, 12(5): 391–394.

[6] K Gunduz, CL Shields, JA Shields, et al. Plaque radio therapy for management of ciliary body and choroidal melanoma with extraocular extension[M]. Am J Ophthalmol, 2000, 130: 97–102.

[7] Finger PT. Plaque radiation therapy for malignant melanoma of the iris and ciliary body[M]. Am J Ophthalmol, 2001, 132: 328–335.

[8] 魏文斌, 胡士敏, 朱晓青, 等. 睫状体肿瘤局部切除联合玻璃体视网膜手术的疗效分析[J]. 中华眼科杂志, 2002, 38: 286–288.

[9] J Marek, J Jakubaszko–Turkiewicz, J Oficjalska–Mlynczak, et al. Retinal oligodendroglioma[M]. Am J Ophthalmol, 1999, 128(3): 389–391.

[10] 李彬, 孙宪丽, 郑邦和, 等. 52例睫状体占位性病变的组织来源、临床特征及组织病理学分析[J]. 中华眼科杂志, 2000, 36(4): 250–254.

[11] Mei H, Xing Y, Yang A, et al. A Heiligenhaus. Astrocytoma of the ciliary body[J]. Ophthalmologica, 2009, 223(1): 72–74 .

44. 多发性睫状体囊肿

病例报告

患者，男，22岁。发现右眼外斜2年，为矫正斜视就诊。该患者自幼右眼失明，否认眼局部用药史，否认眼部外伤史及手术史。眼科检查：右眼无光感，左眼视力1.0。眼压右眼9mmHg（1mmHg≈0.133kPa），左眼12mmHg；右眼前房浅，虹膜膨隆，瞳孔区白色渗出膜，晶状体混浊，余窥不清；左眼常规检查未见异常（图44-1和图44-2）；右眼球可向各方向运动，第一眼位外斜15°。UBM显示左眼约2、5、7、9、11点钟位睫状体可见囊样暗区，虹膜根部向角巩膜内面靠近（图44-4）；右眼房角闭，瞳孔全部后粘连，虹膜膨隆，晶状体混浊，虹膜前粘连，睫状体脱离（图44-3）。A超右眼20.11mm，左眼23.45mm；B超显示右眼球腔缩小，后壁强回声，非圆形，皱褶状内陷（图44-5）。诊断为右眼慢性虹膜睫状体炎，并发性白内障，眼球萎缩，知觉性外斜视，左眼多发性睫状体囊肿。入院后右眼行斜视手术治疗，术后眼位正。出院后嘱患者定期复诊，密切观察左眼变化。

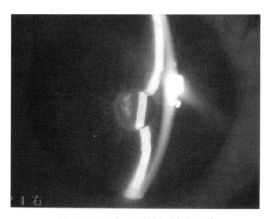

图44-1　右眼裂隙灯检查图像

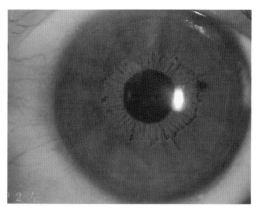

图44-2　左眼眼前节图像

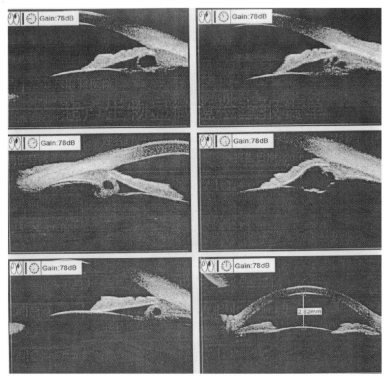

图 44-3　左眼 UBM 图像

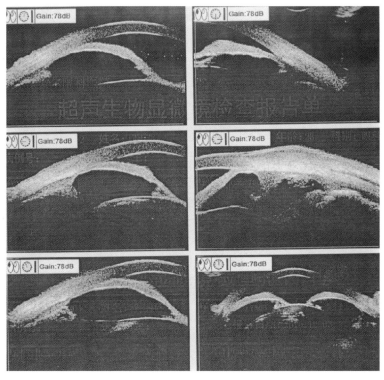

图 44-4　右眼 UBM 图像

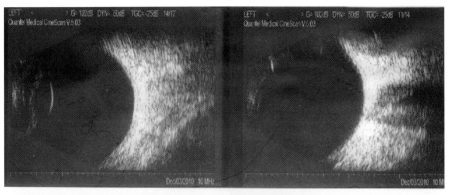

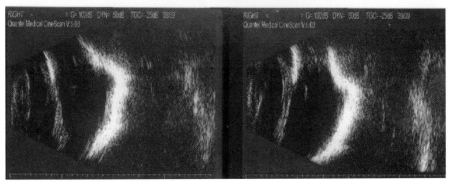

图 44-5　B 超图像

上为左眼，下为右眼

疾病介绍

虹膜睫状体囊肿的最早报道是在 1870 年，美国的 Charles 和 Knapp 各报道 1 例眼部外伤后继发虹膜巨大囊肿，占据瞳孔区并挤压角膜、虹膜，采用手术切除囊肿和部分虹膜。其后鲜见报道。20 世纪 90 年代，随着 UBM 在眼科临床的应用，对囊肿的发病情况有了新的认识，其检出率较以往增加。

（一）睫状体囊肿胚胎来源及组织病理学

睫状体部囊肿绝大多数为无色素上皮囊肿，囊壁由无色素上皮细胞组成，外观呈半透明灰白色泡状，其侧壁和底部为正常的无色素上皮，顶部由新生的无色素上皮组成，细胞形态与正常无色素上皮相似，但较扁平，排列成单层或 2~3 层，细胞核呈椭圆形。囊内间隔的细胞形态与囊顶相似，部分较大囊肿底部的细胞变扁，核稀疏，而小囊肿底部的无色素上皮细胞仍呈立方形。少数囊肿的顶部未完全闭合，顶部与侧壁间有窄隙，多数囊肿为单房性，少数囊肿被分隔成多房。

（二）原发性虹膜睫状体囊肿分类

1. 按囊肿所在的部位分为　①瞳孔缘虹膜囊肿；②虹膜中部囊肿，即介于瞳孔缘与虹膜根部的囊肿；③虹膜睫状沟囊肿，该部位囊肿可能来自于虹膜睫状体连接部，因此，也被称为虹膜睫状体连接部囊肿，部分文献也称之为周边虹膜囊肿；

④睫状冠囊肿；⑤睫状体平坦部囊肿；⑥脱落性囊肿，即囊肿脱落，可能漂浮于前房，也可能在玻璃体。

2. 按囊肿的组织来源分为　①神经上皮囊肿，包括虹膜和睫状体部位的色素上皮或无色素上皮囊肿；②虹膜基质囊肿，即非色素上皮囊肿。

3. 按囊肿个数分为　①单发囊肿，指仅发现单个囊肿；②少发囊肿，指发现 2 个囊肿；③多发囊肿指发现 3 个或 3 个以上囊肿。

（三）临床表现

睫状体囊肿少见，内壁光滑，大小不等，最多见于睫状沟处，也可见于睫状突中央，可单发也可多发。由于部位隐蔽，囊肿大小无变化，患者往往无任何症状，常规裂隙灯及房角镜检查较难发现，通常是在体检或检查其他眼部问题时行 UBM 检查发现。少数囊肿由于位置靠前或较大，表现为周边虹膜面局部膨隆，散瞳后偶可见到虹膜后棕色圆形或椭圆形囊样肿块。

（四）治疗

大多数囊肿无须治疗，仅需随访观察，如有生长迹象，应尽早治疗，包括药物灌注冲洗，激光破坏囊肿和手术切除。但如果囊肿继发闭角型青光眼，目前报道的首选方法是激光周边虹膜切开术。对于进行性增大的原发性虹膜基质囊肿、巨大囊肿引起并发症者，或囊肿性质不能确定者，应考虑手术治疗，术式包括虹膜扇形切除、虹膜睫状体切除等。

讨　论

睫状体囊肿临床上较少见，一般无临床症状，部位隐匿，常规裂隙灯显微镜检查很难发现。睫状体肿瘤确定诊断要做病理检查，病理检查是一种损伤性检查，对于可疑睫状体囊肿者，一般不采取这种检查方法，而是进行临床观察。本患者右眼已失明，左眼为唯一有用视觉器官，虽患睫状体多发性囊肿，更不宜进行病理检查，但必须密切随访观察。

原发性虹膜睫状体囊肿由于部位隐蔽，常规裂隙灯显微镜及 B 型超声检查常难发现。而 UBM 具有高分辨、非干扰、定量及不受屈光间质混浊影响的特点，可在活体内观察眼前节的整体结构，发现虹膜、睫状体内的囊样结构及其与周围组织间的相互关系，能实时、无创地检查虹膜后和睫状体区，因而 UBM 为诊断虹膜睫状体囊肿病变提供了一种新的无创伤性检查手段。

UBM 检查显示囊肿边界清晰，可呈球形、椭圆形或半球形，单个或多个，多见于颞下方和鼻下方；囊壁光滑纤薄，密度均匀，囊内为无回声区或低回声区，外围为与虹膜回声强度基本相同的中高回声。若囊肿较大，使虹膜根部向前隆起，使局部房角狭窄甚至近于关闭，一部分患者在睫状沟内有多个小囊肿或囊肿位于睫状突，使得周边虹膜具有高褶虹膜的形态，亦会导致房角狭窄或关闭。

除原发性虹膜基质囊肿以外，绝大多数原发性虹膜睫状体囊肿为静止、良性的自然过程，少数可随年龄的增长逐渐缩小，而原发性虹膜基质囊肿有生长倾向，潜在危险性较大。原发性虹膜睫状体囊肿可以继发闭角型青光眼，较少引起其他眼部并发症，文献中仅见少数进行性增大的原发性虹膜基质囊肿及极少数巨大囊肿由影响视轴而引起视力下降，甚至挤压角膜或晶状体，引起角膜内皮损伤、白内障、晶状体脱位等并发症。

（哈尔滨爱尔眼科医院　王晓霞　张士元）

参考文献

[1] 王冰鸿, 姚玉峰. 原发性虹膜睫状体囊肿研究进展[J]. 眼科研究, 2009, 27: 345–348.

[2] 顾宝文, 方玲珠, 黄丽娜, 等. 超声生物显微镜在原发性虹膜睫状体囊肿诊断中的应用[J]. 眼科研究, 2006, 24: 437.

[3] 沈蕾, 张北平, 黎育圃, 等. 睫状体囊肿合并强直性瞳孔一例[J]. 中国实用眼科杂志, 2006, 24: 1252.

[4] 王冰鸿, 聂欣, 周晨曦, 等. 原发性虹膜睫状体囊肿与前房角变化对应关系的研究[J]. 中华眼科杂志, 2008, 44J993–997.

[5] 蔡小于, 刘杏. 原发性虹膜睫状体囊肿的超声生物显微镜检测[J]. 广东医学, 2004, 25: 539–540.

45. 肾盂上皮细胞癌脉络膜转移

病例报告

患者，男，57岁。因左眼视物模糊不伴有眼痛2月余。患者自述无外伤史，家族中无遗传疾病史。眼科检查：左眼视力0.04，右眼视力0.6；双眼角膜透明，结膜无充血，晶状体略混浊，玻璃体略混浊，左眼眼底视盘边界欠清，后极部视网膜下黄白色病灶，血管走形大致正常，右眼视盘色正界清，黄斑中心凹反光存在，血管走形大致正常（图45-1）。OCTA未见视网膜新生血管，脉络膜凸凹不平隆起，B超扫描可见左眼渗出性视网膜脱落和脉络膜高回声影像（图45-2）。左眼无赤光背景下可见黄斑及颞侧视网膜下的占位遮蔽，FFA示早期可见脉络膜荧光遮蔽，晚期无明显改善，FFA晚期视盘荧光着染，黄斑颞侧视网膜荧光渗漏，晚期荧光积存（图45-3）。左眼ICGA累及黄斑部颞下脉络膜遮蔽荧光影像，晚期无改善（图45-4）。眼眶CT可见左眼后极部基底广泛的扁平实质性隆起，厚薄不均（图45-5）。体检全腹超声右侧肾盂实性占位，肝弥漫性病变，肝内多发胆管扩张，增强CT考虑肾盂癌，腹膜后多发增大淋巴结，考虑转移。病理诊断报告右肾盂浸润性尿路上皮癌，软组织内可见癌（＋），膀胱浸润性尿路上皮癌。

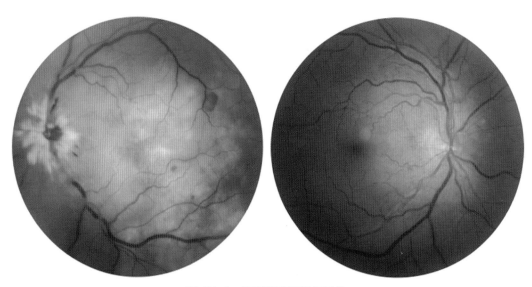

图45-1　双眼眼底后极部图像

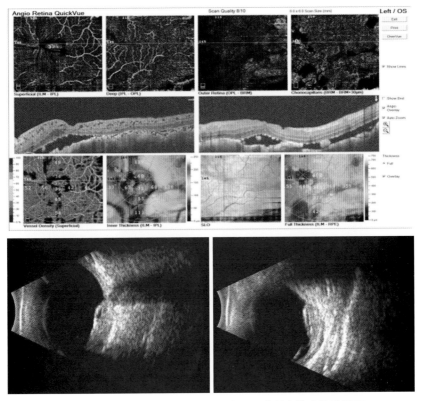

图 45-2　OCTA 与 B 超示渗出性视网膜脱离伴脉络膜增厚

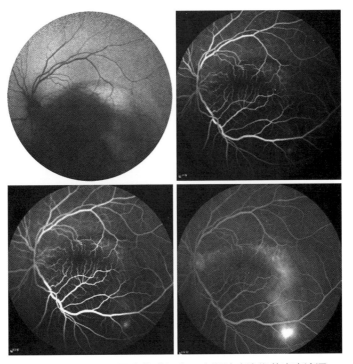

图 45-3　FFA 早期脉络膜阻塞，晚期肿瘤边缘荧光素渗漏

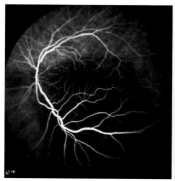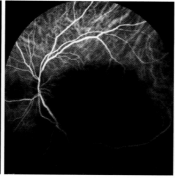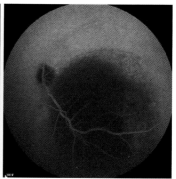

图 45-4　左眼 ICGA 造影图像

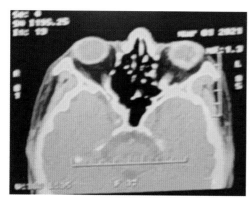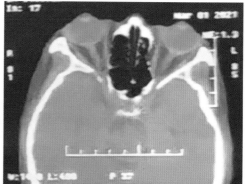

图 45-5　双眼眼眶 CT

疾病介绍

　　眼内转移癌最常见部位是脉络膜转移，主要是由于其丰富的血管供应和高氧浓度适于肿瘤细胞生长，眼部转移的分布包括脉络膜占 57%，睫状体占 14%，虹膜占 7%，视网膜占 14%，巩膜占 11%，视神经占 21%，眼眶占 14%，眼外肌占 4%。肾脏肾盂上皮细胞癌的眼部转移是一类罕见的疾病。最常见的眼内肿瘤是男性肺和女性乳腺癌的脉络膜转移。较不常见的原发性癌症眼转移包括甲状腺、前列腺、肾脏、睾丸、胰腺、卵巢和肝脏。

　　临床上，肾盂上皮细胞癌脉络膜转移的患者通常表现为视力模糊（81%），其不常见的临床表现包括闪光感（5%）和飞蚊症（5%）。诊断基于临床表现，与渗出性视网膜脱离相关的黄白色隆起病变有关。B 超显示不规则、实性的肿块。眼底荧光血管造影通常表现为早期斑驳的弱荧光和晚期的荧光素渗漏。

　　脉络膜转移瘤的治疗应该个体化，考虑到患者的全身状态、疾病活动性和视觉，目的是缓解症状，提高患者的生活质量，恢复或维持视觉功能。局部治疗方案包括体外放射治疗、经瞳孔温热疗法、光动力疗法、肿块放射治疗，对于疼痛、失明的患眼可以考虑眼球摘除。在广泛转移的病例中，患者会选择单独全身化疗或结合局部治疗。如果患者已经在接受全身化疗，并且视力得以保留，那么就不需要增加额外的治疗。据报道，在单纯脉络膜转移的患者中，局部治疗是安全的，可以维持视觉功能，并且没有化疗的全身副作用，卡铂和吉西他滨全身化疗是一种姑息性治疗。由于辐射对病变比较敏感，脉络膜转移癌也可采用体外放射治疗使局部症状缓解。

讨　论

大约一百年前，眼睛的转移性肿瘤首次被提出，由于其丰富的血管供应和高氧浓度，脉络膜转移癌是最常见的眼内恶性肿瘤。它通常继发于乳腺癌和肺癌。肾盂上皮细胞移行癌很少见，最多的文献报道有 5 例，其中 3 例发生在膀胱肿瘤，2 例发生在尿路。脉络膜转移通常与播散性疾病有关，晚期恶性肿瘤患者很少接受眼科医生的检查，因为重病患者往往忽略了眼部转移灶。与膀胱癌相比，肾盂癌相对少见，一部分肾盂癌患者会发展为尿路其他部位的癌症。体外放射的副作用是白内障形成、放射性视网膜病变和青光眼。经瞳孔温热疗法已被证明在低能量环境下使用是安全有效的，但是可能导致黄斑水肿和严重的球后疼痛。光动力疗法的副作用是视网膜内出血。对于任何形式的癌症转移性脉络膜病变的患者，都没有标准化的眼部治疗方案。当存在播散性癌症时，全身化疗是癌症治疗的金标准，通常只有在视力受到影响且患者有症状时才采用局部眼科治疗方案。

（张家口市第四医院　范晓乐　哈尔滨医科大学附属第二医院　张中宇）

参考文献

[1] Khader J, Mheid S, AbuHijla F, et al. Choroidal Metastasis as an Unusual Initial Presentation of Transitional Cell Carcinoma of the Kidney[J]. Case Rep Oncol, 2016, 9(3): 672–678.

[2] Atta H R. Presumed metastatic transitional cell carcinoma of the choroids[J]. Br J Ophthalmol, 1983, 67(12): 830–833.

[3] Di Mattina AJ, Fazelat A, Santaro A. Exudative Retinal Detachment Reveals Metastatic Bladder Cancer[J]. Optometry and vision science, 2016, 93(5): 549–554.

46. 脉络膜骨瘤

病例报告

患者，女，47岁。自觉左眼视力下降2个月，闪光感2天，于2005年8月5日到我院就诊。有脑囊虫病史，现已钙化。否认眼外伤史。眼科检查：双眼视力0.5，双眼前节正常，眼压右眼14mmHg，左眼16mmHg，双眼散瞳示右眼底未见异常。辅助检查：综合验光右眼1.0（0.5×−1.50DS），左眼0.5，不能矫正；眼底照相示视盘界清，色淡红，视盘黄斑区地图状病灶，颞下黄白色，颞上橙红色，与周围正常网膜分界清楚，病灶累及黄斑区（图46-1）；眼底荧光血管造影（FFA）示左眼早期视盘颞侧及颞下肿瘤区出现斑驳状强荧光，夹杂色素性弱荧光，黄斑区散在弱荧光，外周荧光逐渐增强（图46-2）。晚期肿瘤斑驳状组织染色，外周荧光减弱，无渗漏（图46-3）；眼科A/B超声波检查示A型超声采用斜声束检查法，眼球壁的3个回波清晰可辨，脉络膜（此处为瘤体）反射最高，巩膜和眶内组织反射很低（图46-4），B型超声降低仪器的灵敏度，视盘旁球壁回声增厚，呈强回声，其后回声消失（图46-5）；CT检查示左眼环后壁视盘颞侧1.0cm×0.4cm卵圆形致密影，边缘清晰锐利，CT值280Hu（图46-6）；OCT检查示目中物呈高反射隆起，未见视网膜下新生血管及积液（图46-7）。

结合辅助检查，临床确定诊断为左眼脉络膜骨瘤。行左眼多波长氪激光围绕肿瘤进行光凝，1个月后视力提高到0.6。

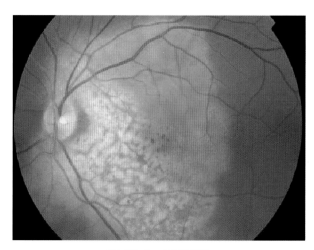

图46-1 眼底照相

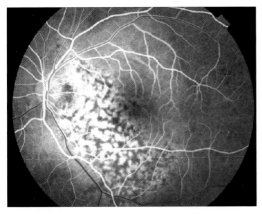

图 46-2　左眼早期眼底荧光血管造影图像

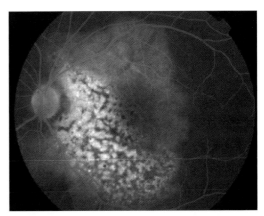

图 46-3　左眼晚期眼底荧光血管造影图像

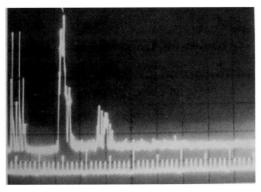

图 46-4　左眼 A 超图像

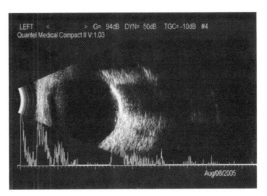

图 46-5　左眼 B 超图像

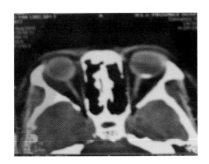

图 46-6　眼眶 CT 图像

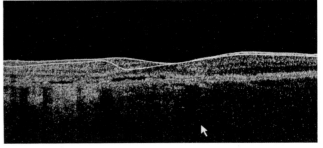

图 46-7　左眼光学相干眼底断层扫描（OCT）图像

疾病介绍

（一）病因

本病病因尚未完全明确，大多认为是由脉络膜内先天性残留原始中胚叶组织发展而来，因而"有骨迷离瘤"之称。骨瘤组织由骨小梁构成，有成骨细胞及破骨细胞。也有人认为是由炎症、外伤引起色素上皮或间叶组织的化生进而产生骨化或由血管瘤骨化而来。

（二）发病率

脉络膜骨瘤是一种好发于健康青年女性的良性骨化肿瘤，女性发病率约为男性的 4 倍。国内发病年龄为 26~39 岁，国外为 6~43 岁，无种族倾向。一般无全身疾病或家族史。单眼居多，双侧可同时发生，有的则间隔数年之久。据统计双侧发生率接近 30%。

（三）临床表现

临床症状根据黄斑区受累情况表现各异，主要为视力下降，视物变形，眼前旁中心暗点或复视，有时无临床症状，体检时被发现。但视力下降是一种必然的趋势，尽管全身预后良好，但长期存在的骨瘤对其上的视网膜产生影响，特别是当骨瘤侵入黄斑区可引起浆液性视网膜脱离或出血，最终视力预后不佳。脉络膜骨瘤眼底改变可见圆形或椭圆形黄白色病灶，边清不规则，可分叶。病灶外围色素上皮脱失，形成一个病变界限区。

（四）诊断与治疗

FFA、A/B 超、CT、OCT、彩色多普勒、ICG 等检查对脉络膜骨瘤的诊断和治疗均有指导价值。单独眼底造影不能明确病灶性质，一般表现为早期病变处为强荧光，造影过程中荧光逐渐加强，晚期荧光仍强并有斑驳状染色。在肿瘤周边棕红色区，如色素上皮未被破坏，呈正常荧光。如果病变部位有视网膜下新生血管，早期可有呈网状的荧光色素渗漏，色素和出血一直遮挡荧光。

所有检查中，A/B 超和 CT 诊断意义最大。由于高频超声不能透过含骨组织，故使其深部组织的声能影消失，所以，脉络膜骨瘤在超声图像上有其特征性的表现。A 型超声表现为骨瘤处 A 型超声的反射波最高，其后声波迅速下降。B 型超声表现为后极部球壁一梭形强回声光团，其后为长声影，降低增益至球壁回声消失，瘤体回声光团仍可见。需要强调的是脉络膜骨瘤系脉络膜的钙化灶，在 A 型超声中，当声束与视网膜垂直时，眼球壁 3 层都产生最大的反射，3 个高波重叠在一起，不能分辨，为了将病灶显示出来，应采用斜声束检查法。在 B 型超声中，用高灵敏度时，骨瘤表现为低平的隆起，表面不规则，定性诊断困难，如想到骨瘤的可能时，降低仪器的灵敏度，使眶内组织的回声全部消失，此时只有高反射的骨瘤仍有回声，显示其形状和边界。

CT 片可显示病变全貌及组织密度值，根据 CT 值推断组织系何种成分。骨瘤位于眼球后极部的巩膜色素环即眼环上，由于含大量钙质，密度高且均匀，接近周围眶壁骨，本患者 CT 值 280Hu，显示骨组织密度值，加之典型的形态，即眼球后极眼环上卵圆形、弧形或半环形光滑锐利的致密影，既不突向玻璃体，也不向球后发展，不伴有占位效应，与眶内容物如脂肪、肌肉、神经、玻璃体、眼环形成鲜明对比，骨瘤的位置，大小及与周围组织的关系在 CT 图像上清晰，无须进行强化扫描，亦不必做其他有损伤性检查即可确定诊断。OCT 的应用对于判断视网膜色素上皮和神经上皮的进行性萎缩或视网膜下新生血管的渗出、出血，浆液性视网膜脱离等病变具有一定的帮助。

治疗方面，有报道用氩激光器围绕肿瘤进行光凝，可延缓骨化的进程，但现仍无特殊的治疗方法。Aylward G. William 等对一批骨瘤的患者实施视网膜光凝后发现有效率约为 25%。Trimble 推测激光可能诱导了单核细胞的生成，而单核细胞可转化为破骨细胞促进骨组织的吸收。另外，激光在骨科可用于骨切除。Nuss 提出其机制可能是由于激光的能量被骨组织中的有机质、无机盐或水分子吸收或由光的爆破等原因而产生治疗作用。

讨　论

脉络膜骨瘤是一种较为罕见的良性肿瘤，1975 年由美国 Henry Dyk 在 Verhoeff Society 会上首先报道。本病病因尚未完全明确，大多数人认为是由脉络膜内先天性残留原始中胚叶组织发展而来，因而有"骨迷离瘤"之称。

本患者具有较典型的眼底改变，结合相关检查，明确脉络膜骨瘤诊断。本患者行多波长氩激光围绕肿瘤周围进行光凝，1 个月后视力提高到 0.6，但具体疗效尚待进一步观察。

本病应与以下疾病鉴别。脉络膜血管瘤，脉络膜血管瘤是良性肿瘤，一般发生于 10~20 岁。可以单独存在，也可以是颅面血管瘤的一部分表现，常合并青光眼。组织学上，这些肿瘤是海绵状的。CT 表现为眼环上界限不清密度略高的肿块，向内侧隆起，增强明显。MRI 表现为肿瘤 T_1 加权像低信号，T_2 加权像高信号。

脉络膜转移癌，有恶性肿瘤病史，尤其双眼发病、多灶病变者，应考虑脉络膜转移癌的诊断。缺乏肿瘤史常造成误诊或漏诊。对成年或老年人，眼底检查发现后极视网膜下有灰白或黄白色扁平肿物及视网膜脱离时应怀疑脉络膜转移癌的可能性，注意询问原发癌瘤病史或手术史，通过体检、影像学检查仔细搜寻原发病灶及身体其他转移灶，眼部荧光血管造影、超声波、视野、CT 或 MRI 扫描等对诊断都缺乏特异性，但经综合判断，可能有助于诊断。

脉络膜恶性黑色素瘤是成年人最常见的眼内恶性肿瘤，多见于 50~60 岁，常为单侧性。主要起源于葡萄膜组织内的色素细胞和痣细胞。根据肿瘤生长情况，表现为局限性及弥漫性 2 种，前者居多。局限性者表现为凸向玻璃体腔的球形隆起物，周围常有渗出性视网膜脱离；弥漫性者沿脉络膜水平发展，呈普通性增厚而隆起不明显，易被漏诊或误诊，并易发生眼外和全身性转移，可转移至巩膜外、视神经、肝、肺、肾和脑等组织，预后甚差。早期诊断有时较困难，必须详细询问病史、家族史，进行细致的全身和眼部检查。此外还应行巩膜透照、超声波、FFA、CT 及 MRI 等检查。

（黑龙江省医院　王　洁　韩　清）

参考文献

[1] 张承芬. 眼底病学[M]. 北京: 人民卫生出版社, 1998: 579–583.

[2] G. Gurelik, Y. lonneville, N. safak, S. Coskun Ozdek, B. Hasanreisoglu. A Case of Choroidal Osteoma With Subsequent LaserInduced Decalcification[M]. International Ophthalmology, 2002, 24: 41–43.

[3] Aylward G. William, Tom S. Chang, Scott E. Pautler, et al. A Long–term Follow–up of Choroidal Osteoma[M]. Arch Ophthalmol, 1998, 116: 1337–1341.

[4] Trimble SN, Schatz H. Decalcification of a choroidal osteoma[M]. Br J Ophthalmol, 1991, 75: 61.

[5] RC Nuss, RL Fabian, R Sarkar, et al. Infrared laser bone ablation[J]. Laser Surg M ed, 1988, 8: 381

47. 视网膜母细胞瘤

病例报告

病例1　患儿，出生胎龄 38 周 4 天，因出生 7 个月后发现双眼内斜 2 周于我院就诊。诊断为视网膜母细胞瘤（RB）。眼科检查：双眼睑正常，双眼第一眼位内斜位，右眼角膜宽度 12.5mm，前房浅，角膜水肿，房角窥不见（图 47-1），左眼角膜宽度 11mm，前房深度正常，房角正常。Retcam Ⅲ 眼底检查示右眼淡黄白色球形隆起肿块延伸至整个玻璃体腔，表面可见视网膜血管，血管丰富迂曲，视盘不能窥入，周围伴有浆液性视网膜脱离，左眼可见颞上，鼻下及颞下三处网膜下突入玻璃体腔实性肿物，颞上肿物较大，肿物表面可见新生突起（图 47-2 和图 47-3）。右眼眼压 31mmHg，左眼眼压 14mmHg；B 超示玻璃体腔内高回声占位病变，基底部与眼球壁相连（图 47-4 和图 47-5）。

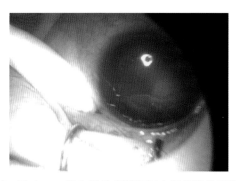

图 47-1　Retcam Ⅲ 右眼前节照相示右眼继发性青光眼改变

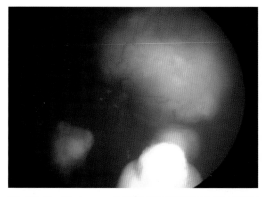

图 47-2　Retcam Ⅲ 左眼眼底照相示 RB 表面有新生突起

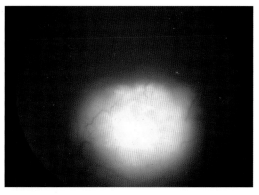

图 47-3　Retcam Ⅲ 右眼眼底照相示 RB 突入玻璃体腔

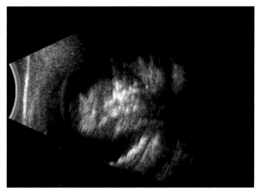 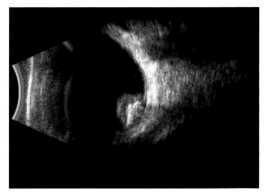

图 47-4　左眼 B 超图像　　　　　　　图 47-5　右眼 B 超图像

病例 2　患儿，2017 年 4 月出生，2017 年 8 月 25 日确诊为双眼 RB，右眼 RB 青光眼期，右眼全麻下行眼球摘除，左眼肿瘤较为局限，无玻璃体内种植，行局部激光治疗，辅以全身化疗，术前眼底照相示左眼 5 处散发病灶（图 47-6），术后 1 年及 2 年随访病灶瘢痕化，未继续发展，经激光实现了患儿的保眼治疗（图 47-7 和图 47-8）。

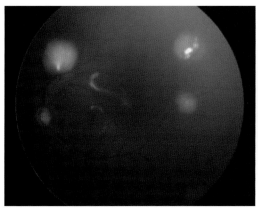 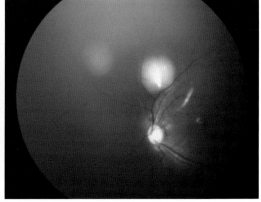

图 47-6　Retcam Ⅲ左眼眼底照片

可见颞侧散发 3 处 RB 病灶，病灶未延伸至玻璃体腔，左眼鼻侧散发 2 处 RB 病灶

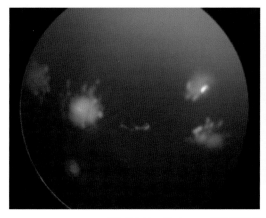 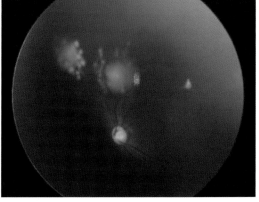

图 47-7　Retcam Ⅲ眼底照相示左眼 RB 激光治疗术后 1 年

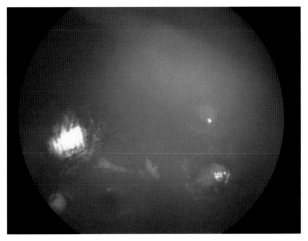

图 47-8　Retcam Ⅲ眼底照相示左眼 RB 激光治疗术后 2 年

疾病介绍

　　RB 是儿童最常见的一种眼内恶性肿瘤，幼儿期发病率较高，约 70% 的确诊患儿均小于 2 岁。可单眼或双眼发病，发病率分别约为 55% 和 45%，白瞳症为最常见的早期临床表现，其次为斜视。在中国，每年大约有 1100 例视网膜母细胞瘤新发患者。

　　患儿多因白瞳症就诊，其次为斜视，少部分有眼红表现，随着病情进展，肿瘤继续生长，外生型肿瘤在视网膜下生长，可引起视网膜脱离，内生型肿瘤向玻璃体内生长，引起玻璃体混浊，进一步进展可引起继发性青光眼，虹膜红变，玻璃体积血，角膜变性。典型的 RB 患儿 B 超可见玻璃体腔内 1 个或多个团块，肿物内可见强光斑及之后的声影，为瘤体内钙化灶形成。CT 示玻璃体内占位性病变，在 90% 的患者中可发现占位内的钙化病灶。视神经增粗提示肿瘤沿视神经转移。MRI 中正常玻璃体组织为低信号区，瘤体为等信号，瘤体内的钙化灶则变为无信号，在对肿瘤侵犯周边组织及视神经转移的判断方面具有优势。RB 的基因诊断也尤为重要，按病因分为遗传性和非遗传性，遗传性约占 40%，其发病年龄较早，平均就诊年龄约为 15 个月，是生殖细胞基因突变引起的。非遗传性 RB 约占 60%，平均就诊年龄约为 27 个月，是由视网膜细胞基因突变引起的。

　　视网膜母细胞瘤的治疗可分为局部治疗、化学治疗、手术治疗和基因治疗。局部治疗适用于体积较小或 A、B 期的早期瘤体，包括瞳孔温热治疗、冷冻疗法、巩膜敷贴放射治疗、激光治疗及光动力疗法。化学治疗适用于 D、E 期及部分 C 期。手术治疗为玻璃体切割手术，转移风险较高。HDAC 抑制剂和 nutlin-3 抑制剂可以通过寻找 RB 特异性靶点的方式进行靶向治疗（表 47-1）。

表 47-1　RB 眼内分组及临床分期

RB 眼内分组	定义
A 组	肿瘤较小并且远离重要的组织结构
B 组	无论大小或位置，肿瘤都没有玻璃体或者视网膜下的种植以及弥散的肿瘤
C 组	无论大小或位置，玻璃体或者视网膜下的种植以及弥散的肿瘤局限肿瘤附近
D 组	弥散的玻璃体或者视网膜下的种植，或者巨大的内生型或外生型肿瘤
E 组	肿瘤造成眼球解剖或功能上的损害，并有以下的特点之一：①新生血管性青光眼；②大量的眼球内出血；③无菌性眼眶蜂窝织炎；④肿瘤达到玻璃体前；⑤肿瘤触及晶体；⑥弥散或浸润型 RB；⑦眼球痨

临床分期	定义
0 期	单侧或双侧 RB，且无眼球摘除
Ⅰ 期	眼球完全摘除
Ⅱ 期	眼球摘除伴有镜下残留（前房、脉络膜、视神经、巩膜）
Ⅲ 期	A 期　眼眶受累
	B 期　耳前或颈部淋巴结侵犯
Ⅳ 期	远处组织器官转移
	A 期　血行播散：①单病灶；②多部位异常
	B 期　CNS 侵犯：①前视交叉病变；②颅内肿块；③软脑膜侵犯

讨　论

与 RB 相鉴别：易误诊的疾病有 Coats 病、视网膜脱离、眼内炎及永存原始玻璃体增生症。Coats 病经 CT 检查没有发现钙化灶，更为明显的渗出性视网膜脱离，更易出现虹膜新生血管导致眼压升高。视网膜母细胞瘤可引起非特异的炎症反应，需综合分析患者病史、生化指标和合并症，与眼内炎相鉴别。

RB 部玻璃体腔内注射化疗药物以及通过眼动脉输送药物的新型治疗方式，实现了保守治疗视网膜母细胞瘤，局部治疗也可达到最大剂量的药物暴露，但仍存在复发风险。通过研究新型药物，靶向治疗视网膜母细胞瘤得以实现，目前研究的免疫治疗的靶点，如 GD2 神经节苷脂已进入临床，对眼内注射携带自杀基因，即 RB1 途径功能障碍的病毒载体正在进行 Ⅰ 期评估，希望这些新型的治疗方式能早日成为视网膜细胞瘤患儿的新选择。

（哈尔滨医科大学附属第二医院　王慧颖　张中宇）

参考文献

[1] 崔雪皓, 李筱荣. 视网膜母细胞瘤诊断和治疗的研究进展[J]. 眼科新进展, 2022, 42(08): 634–638.

[2] 刘玥, 李永平. 视网膜母细胞瘤临床误诊的原因及病理特点[J]. 眼科学报, 2021: 61–68.

[3] 黄东生, 张谊. 儿童视网膜母细胞瘤[J].中国实用儿科杂志, 2018: 26–31, 26–31.

[4] Schaiquevich, P. and J. H. Francis, et al. Treatment of Retinoblastoma: What Is the Latest and What Is the Future[J]. Frontiers in oncology, 2022, 12: 822330–822330.

48. 先天性黄斑视网膜劈裂

病例报告

病例 1　患儿，男，7 岁。因双眼视力下降就诊。患儿视力下降具体时间不详。眼科检查：双眼视力均为 0.2，不能矫正，双眼角膜透明，前房清晰，晶状体、玻璃体透明，玻璃体未见纱膜状改变，双眼黄斑区发暗，中心凹光反射消失，并呈放射状的星形改变（图 48-1）；OCT 检查示黄斑区囊样改变，其囊腔被斜行或垂直的桥状组织所分割（图 48-2）；眼底荧光血管造影示黄斑区无血管及色素上皮损害（图 48-3）。

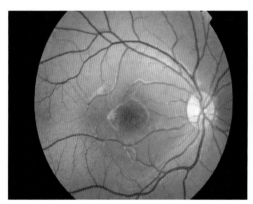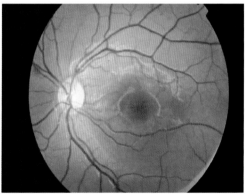

图 48-1　双眼眼底图像

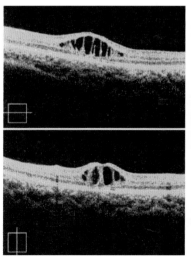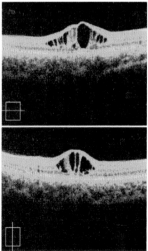

图 48-2　双眼黄斑 OCT 图像

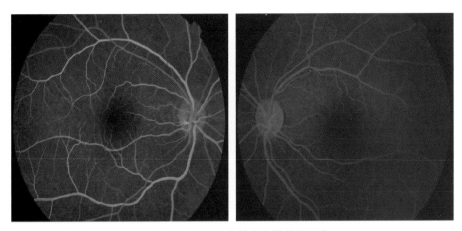

图 48-3　双眼眼底荧光血管造影图像

　　病例 2　患者，男，主诉双眼视物不清 10 年。眼科检查：双眼视力均为 0.15，双眼颞下周边部可见色素沉着，可见视网膜薄纱样改变，上有大裂孔（图 48-4）；眼底荧光血管造影示双眼底黄斑可见黄斑中心色素上皮损害透见荧光（图 48-5）；OCT 检查示黄斑区囊样改变，其囊腔被斜形或垂直的桥状组织所分割（图 48-6）。视野检查右眼鼻上方缺损（图 48-7）。

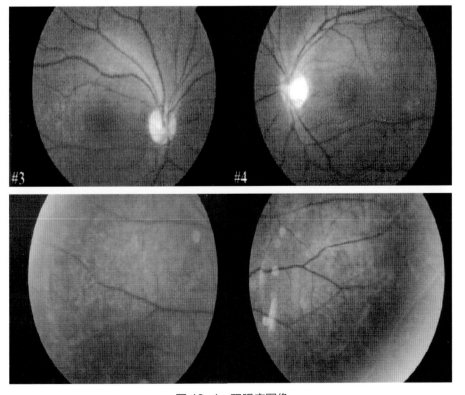

图 48-4　双眼底图像

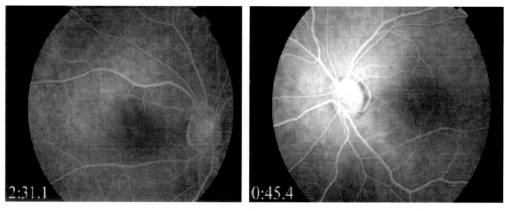

图 48-5　双眼眼底荧光血管造影图像

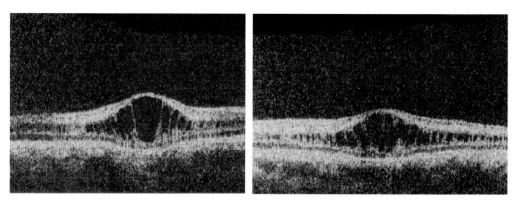

图 48-6　双眼 OCT 图像

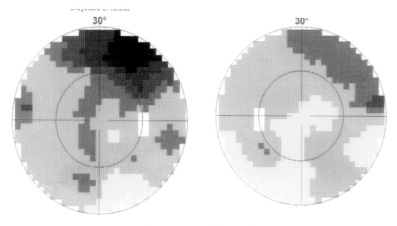

图 48-7　双眼视野图像

疾病介绍

先天性视网膜劈裂症是指视网膜的内层本身的层间分离。其改变多位于黄斑部，可伴有周边部的改变。有多种命名如青年性视网膜劈裂、先天性玻璃体血管纱膜症、遗传性视网膜劈裂、性连锁性青年性视网膜劈裂等。

（一）病因

先天性视网膜劈裂症是一种罕见的 X 性连锁隐性遗传病。目前认为 X 性染色体连锁遗传基因主要位于 XLRS1 部位，RS1 基因缺陷是造成该病的主要原因。本病以性连锁隐性遗传为主，属常染色体显性遗传，隐性遗传者罕见。

（二）发病机制

被定位于 XLRS1 的致病基因位于 Xp22，多由女性携带者传递。通常被认为与 Müller 细胞的遗传性结构缺陷以及玻璃体牵引有关。其可能的发病机制是 RS1 基因缺陷决定了视网膜内层的先天异常，Müller 细胞发育异常，尤其是 Müller 细胞的缺失，使得 Müller 细胞的支持功能丧失，导致视网膜内界膜异常变薄，而致视网膜神经纤维层本身发生层间分裂；也有认为是玻璃体皮质异常，玻璃体牵引促进了劈裂腔的形成。

（三）病理改变

视网膜劈裂症发生于神经视网膜层，其病理改变为黄斑增厚，内界膜皱褶形成伴视网膜神经纤维层的变性和色素上皮层的萎缩。周边视网膜劈裂多是从视网膜神经纤维层开始并由内层向内隆起，内层包括内界膜、视网膜血管及神经纤维层。

（四）临床表现

绝大多数为男性患者，女性偶见，常双眼对称性发病。5 岁前病情发展较快，以后渐慢，20 岁以后常停止发展。患者的视力有明显损害，多低于 0.3，常伴远视。成年后如果不出现并发症，患者视力可在相当长时间内保持稳定，50%伴周边部视网膜劈裂。典型的先天性视网膜劈裂症的眼底改变为以黄斑中心凹为中心的囊样改变，周围内界膜有放射状条纹形成（无赤光下更明显），可伴有黄斑区色素紊乱、中心凹光反射消失，或仅有黄斑区色素紊乱。周边部视网膜劈裂通常在颞下象限，与正常视网膜之间有一条灰白色交界线。劈裂的视网膜内层菲薄，呈纱膜样改变、向玻璃体内隆起，呈不规则形并向周边延伸，越是周边部隆起越高，膜上有视网膜血管走行，纱膜上常见数目及大小不等的圆形或椭圆形的神经上皮内层裂孔，如形成大裂孔可仅剩数支血管相连。可并发玻璃体积血、视网膜脱离和玻璃体脱离等。临床上单纯外层视网膜裂孔较为少见。本病晚期受累的视网膜内层和视网膜血管都消失，外层视网膜也变性，出现散在的斑点状色素沉着，因此，凡下半视网膜有色素沉着、视网膜血管消失的男性患者都应怀疑先天性视网膜劈裂的可能。

眼底荧光血管造影可见黄斑区花瓣样强荧光，黄斑部囊样变性间无荧光素渗漏；或黄斑区无血管区色素上皮损害，晚期黄斑部可形成炸面圈样的先天性视网膜劈裂。

晚期病例可见背景荧光增强，中周部视网膜色素上皮损害。在劈裂部分和正常视网膜之间有分界线，劈裂部分全部显荧光，呈粗大的颗粒状，证明色素上皮在早期就有色素脱失。

OCT 图像示：①黄斑区囊样改变，所有患眼的 OCT 图像均清晰地显示黄斑区囊样改变，其囊腔被斜形或垂直的桥状组织所分割；②视网膜神经上皮层间分离，在黄斑周围、后极部及视盘鼻侧进行扫描均可显示视网膜神经上皮层之间的分离，分离的组织之间可见明显的桥状组织结构相连；③神经上皮层增厚，在后极部视网膜呈纱膜样改变区域，于此区域行 OCT 扫描，可见视网膜神经上皮内层增厚，并与外层分离，其间有不规则的组织相连；④视野检查显示中心暗点，当视网膜周边部有劈裂时，在与劈裂相对应的部位出现周边视野缺损。暗适应正常或受损，色觉检查常发现有蓝色盲；⑤视网膜电图，依病变受累的程度可表现为 ERG 正常或异常，明视和暗视 b 波降低，a 波正常或降低（即负波型 ERG），b/a 振幅比值下降，振荡电位也可降低，b 波振幅与 a 波振幅比较有不相称的下降，即 b/a 比值低于正常，为本病的特点，但此改变并非特异性。

讨　论

先天性视网膜劈裂症的诊断主要依赖于疾病的临床特点、视觉电生理、OCT 和 FFA 检查。本组病例均为男性患者，双眼对称性发病，结合 OCT 检查，确诊为双眼先天性视网膜劈裂症，病例 1 双眼黄斑部视网膜劈裂不伴有视网膜周边部劈裂。病例 2 双眼黄斑部视网膜劈裂伴有视网膜周边部劈裂。

本病需与视网膜脱离、先天性视网膜皱襞、晶状体后纤维增生、增生性视网膜病变，以及与其他疾病如视网膜中央静脉阻塞、糖尿病视网膜病变所致黄斑囊样水肿相鉴别。FFA 对视网膜劈裂症有鉴别意义，可见正常荧光，无荧光渗漏，而在视网膜中央静脉阻塞、糖尿病性视网膜病变则可见菊花瓣状荧光积存。FFA 检查，黄斑浅脱离表现为盘状的视网膜下荧光积存，黄斑水肿表现为不均匀的片状强荧光斑或花瓣样荧光积存。后天性视网膜劈裂就没有特征性的 b/a 波比值的下降。此外，OCT 所显示的先天性视网膜劈裂症黄斑区的囊样改变与其他疾病，如视网膜中央静脉阻塞、糖尿病视网膜病变所致黄斑囊样水肿有所不同，前者的囊样改变表现为囊腔内被较均匀的斜形或垂直的桥状组织分隔，无渗出改变；而后者的囊样水肿在 OCT 图像中却表现为由不规则圆形或椭圆形的小囊腔组成，囊腔内可有渗出。

其并发症主要是玻璃体积血、牵引性或孔源性视网膜脱离、周边劈裂腔进展遮挡黄斑或累及黄斑。目前对先天性视网膜劈裂症尚无有效的治疗方法，在未出现并发症之前需密切观察，出现眼后段并发症行积极手术治疗有助于改善和稳定视功能。

（哈尔滨医科大学附属第一医院眼科医院　滕　岩）

参考文献

[1] 凌运兰, 刘杏, 李梅, 等. 先天性视网膜劈裂症的光学相干断层扫描图像特征[J]. 中华眼底病杂志, 1999, 15(4): 209–211.

[2] 高玲, 周建林, 王亚平, 等. 先天性视网膜劈裂症基因突变的分析[J]. 中华眼底病杂志, 2004, 20(3): 149–151.

[3] 宋学英, 齐绍文, 胡长娥, 等. 先天性视网膜劈裂症一家系[J]. 眼科研究, 2008, 26(5): 333–334.

[4] 罗静, 姜德咏, 聂爱光, 等. 先天性视网膜劈裂症一家系[J]. 中华眼底病杂志, 2001, 17(4): 321–322.

[5] 阎小毅, 俞萍, 李瑞峰, 等. 一个先天性视网膜劈裂症家系XLRS1基因突变分析[J]. 浙江医学, 2004, 26(4): 289–290.

49. 牵牛花综合征

病例报告

患者，男，13 岁。自幼左眼视力不良，因配镜矫正不佳来医院就诊。患者足月顺产，身体健康，父母非近亲结婚，家族中无人患此类眼病，患者母亲孕期情况不详。眼科检查：右眼视力 0.6，左眼视力 0.05；双眼前节未见异常；玻璃体透明；眼底检查可见左侧视盘较右侧明显扩大，面积约 2 个视盘直径，其周边可见灰白色隆起的色素环，环内可见色素沉着，底部凹陷，被不透明组织覆盖，边缘不规整，有多条血管沿视盘边缘呈放射状向周边走行，有的血管带有白鞘（图 49-1）；右眼底正常（图 49-2）。

辅助检查：综合验光 OD 为 $0.6 \times -1.25D = 1.0$，OS 为 $0.05 \times -1.50D / -0.5D \times 30° = 0.1$；眼底荧光血管造影；左眼显示视盘早期弱荧光，萎缩区内窗样缺损，透见强荧光，眼底可见脉络膜毛细血管无灌注，晚期视盘上增殖组织着染，持续强荧光（图 49-3 和图 49-4）；OCT 检查（图 49-5 和图 49-6）可见左眼视盘周围视网膜区失去正常形态；A 超示右眼眼轴长 24.3mm，左眼眼轴长 24.8mm；B 超未提示异常。

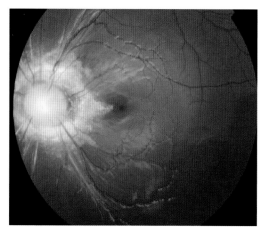

图 49-1　左眼底图像

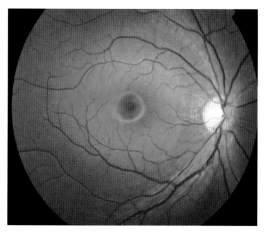

图 49-2　右眼底图像

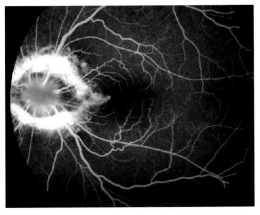
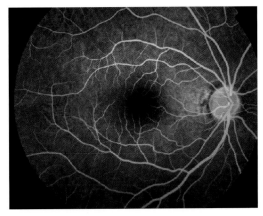

图 49-3　左眼底 FFA 图像　　　　　图 49-4　右眼 FFA 图像

OCT 图像　　　　　　　　　　　　眼底图像

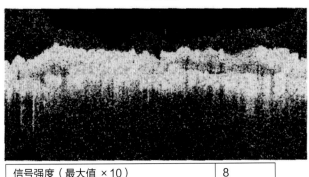
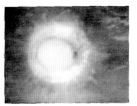

信号强度（最大值 ×10）	8
跨度高、分析信度低	

厚度图

图 49-5　左眼 OCT 图像

OCT 图像　　　　　　　　　　　　眼底图像

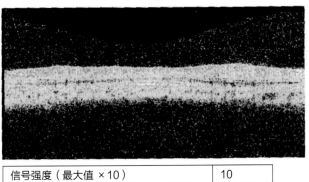
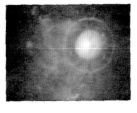

信号强度（最大值 ×10）	10

厚度图

图 49-6　右眼 OCT 图像

疾病介绍

牵牛花综合征是先天性视神经盘发育不全的一种表现，其为视神经入口处缺损伴有退缩的神经胶质增殖，巩膜开口处的边缘组织也不正常，是一种罕见的视盘发育异常。特征是视盘范围扩大，呈粉红色，视盘中央呈漏斗样凹陷，其外环绕一隆起的脉络膜、视网膜萎缩带，视盘及其边缘出现异常血管，整体看上去形似一朵牵牛花。

（一）病因

其发生可能与胚胎发育过程中视杯的胚裂上端闭合不全及以伯格梅斯特原始视盘为中心所发生的异常或中胚层的异常等因素有关。

（二）临床表现

眼底表现为视盘的部位较正常视盘大，大 2~6 倍。由于视盘发育不全，其底部凹陷，常被绒毛状或不透明白色组织填充；其边缘不规整，且隆起似一环形嵴，其上断续有色素沉着。嵴环外为视网膜脉络膜萎缩区，有较多支血管，一般为 20 支左右，从扩大的相当于视盘处穿出，有的伴有白鞘。众多血管呈辐射状向周边走行，好像一朵盛开的牵牛花，故名牵牛花综合征。

（三）相关检查

眼底荧光血管造影示视盘早期弱荧光，视盘血管均属于视网膜中央血管系。早期视盘周围萎缩区窗样缺损，透见强荧光，眼底可见脉络膜毛细血管无灌注。晚期视盘上增殖的组织着染，持续强荧光。

（四）治疗

视盘发育不全无特殊治疗。伴发视网膜脱离，常源于视盘周围，可引起全视网膜脱离。虽然发病机制不明确，但行玻璃体切割术治疗成功率较高，预后较好。

讨 论

牵牛花综合征又称遗传形式视盘中央胶质细胞异常综合征，早在 1929 年就报道过这类患者。本病主要为一种先天性视盘发育异常性疾病，较为罕见，大多数为单眼发病，偶见双眼发病。主要症状是儿童时期视力减退，视力多为指数 –0.02 左右，眼底多表现为视盘面积明显扩大，一般可达正常视盘直径的 2~6 倍，中央有一漏斗状深凹陷，凹陷边缘出现若干支粗细不等的血管，呈放射状走行至周边部，动静脉分不清。视盘周围有一灰白色或灰黑色隆起的色素环，环内常有色素沉着，其外围有视网膜脉络膜萎缩区。部分患者伴有先天性白内障或视网膜脱离。本病例临床表现符合上述体征，但不伴有视网膜脱离及白内障。

牵牛花综合征须与残留性第一玻璃体增生症及菊花综合征相鉴别，三者均为罕见的视神经盘异常。

1.残留性第一玻璃体增生症是视盘颜色苍白，视盘为纤维膜样向前隆起，无视盘周围色素轮。

2.菊花综合征视盘上有黄红色膜样组织。虽然周围有轮状视网膜脉络膜色素改变及血管异常，但视盘不凹陷。该综合征是一种先天性发育性疾病，常同时伴有屈光不正等影响视力的其他眼病，在儿童期应尽早明确诊断并针对屈光异常给予验光配镜等积极有效的治疗，可提高患儿的部分视力。

（哈尔滨医科大学附属第四医院　刘国丹　黑龙江省医院　韩　清）

参考文献

[1] 张承芬.眼底病学[M].北京:人民卫生出版社,1998:146.

[2] 徐丽,刘驰,杨庆才.牵牛花综合征合并视网膜脱离1例[J].眼科新进展,2005,25(1):67.

[3] 赵堪兴.眼科学[M].北京:人民卫生出版社,2008:233.

50. 先天性黄斑缺损

病例报告

患者，女，13岁，自幼双眼视力不良，因配镜矫正不佳来医院就诊。足月顺产，身体健康，父母非近亲结婚，另有一妹妹身体亦健康，家族中无人患此类眼病，患者母亲孕期情况不详。眼科检查：右眼视力0.08，左眼视力0.05。双眼前节未见异常。玻璃体透明。眼底检查，双眼视盘色正界清，大小一致。右眼黄斑区可见有近2个视盘面积大小近椭圆形病变区，中间散在黄白色斑块，可隐见细小的血管，中央有横行色素条，病变边缘被灰黑色色素包围（图50-1）。左眼黄斑区病变范围大，大于4个视盘面积，黄白色病变，其中有斑驳棕褐色色素，病变区可透见迂曲细小的血管，边缘被大量灰黑色色素包围（图50-2）。

辅助检查：综合验光，OD为0.08×-2.25DS=0.1；OS为0.05×-2.50DS/-0.50DC×30°=0.08。A超为右眼眼轴长为24.3mm，左眼眼轴长为24.8mm。B超：未提示异常。

OCT：可见黄斑中心区失去正常弯曲走行，有的呈楔状凹陷，部分区域神经上皮层缺如，裸露脉络膜，脉络膜细胞层有中断缺损（图50-3和图50-4）。

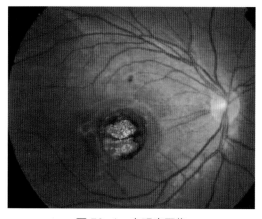

图50-1　右眼底图像

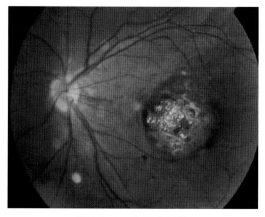

图50-2　左眼底图像

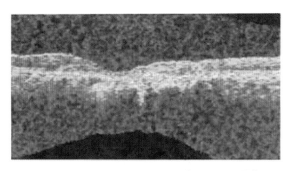
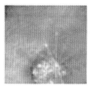

图 50-3　右眼 OCT 图像

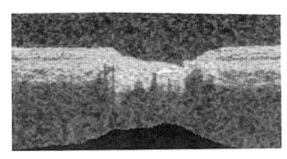
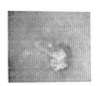

图 50-4　左眼 OCT 图像

疾病介绍

（一）临床表现

先天性黄斑缺损可单眼发病，也可双眼受累。自幼视力高度不良，大部分病例在出生时未被发现，在儿童早期因视力不佳检查时，始知有此种发育异常。

眼底表现多种多样，位于眼底后极部中央，黄斑的病变区平坦或呈轻度凹陷，常为圆形或不规则椭圆形，边界清楚，小则有一个视盘大小，大则可达 6 个视盘直径范围。病变区颜色不同，有的病例病变区发白，色素较少，有的病例则有浓厚斑驳的棕色色素。病变区的血管走行和分布也不相同。Mann（1929 年）根据巩膜暴露程度和色素的多少将其分为三种类型：①色素性缺损，在缺损区有色素团块分布，覆盖整个缺损区，位于色素斑浅面的视网膜血管正常，表面的视网膜未受损，其深面的脉络膜毛细血管缺乏，在露白的区域可见较大的脉络膜血管成网络状和血管瘤样团块外观；②无色素缺损，病变区形态如凿孔状，底部为白色巩膜，该区域眼球常向外扩张，缺损区无视网膜和脉络膜血管，周围常有不规则色素包绕；③缺损伴异常血管，除黄斑缺损病变外，尚可在病变区出现视网膜和脉络膜血管异常交通，也可在缺损区中央发出血管进入玻璃体，甚至达晶状体。

（二）病理改变

一般色素性黄斑缺损只包括脉络膜，而在无色素性缺损则累及视网膜和脉络膜两层，脉络膜层缺损可为脉络膜全层血管缺如，或只无毛细血管层而保留脉络膜大血管。视盘黄斑区的脉络膜亦可变薄。视网膜色素上皮层可不存在或有程度不同的增生和组织结构紊乱。巩膜暴露的程度不等，并可向后膨出，有的病例病理表现为炎症后改变，包括中胚层增殖，视网膜和色素上皮的破坏。

讨 论

黄斑位于眼底后极部，呈浅漏斗状的凹陷区，该区无视网膜血管，其营养主要来源于脉络膜。视网膜是由胚胎时期的神经外胚叶形成的视杯发育而来，视杯的外层形成单一的视网膜色素上皮层，视杯的内层则分化为视网膜的神经感觉层。视网膜神经感觉层的光感受细胞由视杆细胞和视锥细胞组成，视锥细胞主要分布在黄斑区，中心凹处只有视锥细胞，该处是视网膜上视觉最敏感的部位。先天性黄斑缺损时，由于不同的原因，视网膜和脉络膜发育不全，患者视力受到严重损害。目前本病尚无有效的治疗方法。

本病例中的患儿及亲属不能说清患儿母亲怀孕期间的身体状况，其亲属中无相同眼疾，故该患者的发病原因不清。患儿自幼视力不良，虽有近视，矫正不佳。眼底病变呈椭圆形，病变区有团块状色素斑块，间或黄白色病变，属于 Mann 分类中的色素性缺损，本患者眼轴长度正常，OCT 显示部分区域视网膜神经上皮层缺如，部分区域裸露脉络膜，脉络膜层有组织中断缺损。

本病应与以下疾病鉴别。

1. 弓形体脉络膜视网膜炎　可分为先天性感染和后天性感染。妊娠后期感染可能为先天性黄斑缺损的病因之一，可同时合并眼部其他部位的发育异常，例如小眼球、无虹膜、脉络膜缺损、永存玻璃体动脉、先天性白内障、斜视等。先天性弓形体脉络膜视网膜炎可以再发，再发的年龄在 11~40 岁，在陈旧病灶的边缘或其附近出现软性黄白色病灶，该处视网膜水肿，轻度隆起，边缘不清，与之有关的血管发生炎症反应，玻璃体呈现尘埃状混浊。后天感染多发生在 20~30 岁，患眼视力下降，眼底病变多位于黄斑部或视盘周围，病灶处视网膜灰白色水肿，边界不清，2~3 个月后，视网膜水肿和渗出消退，逐渐形成瘢痕病灶。患者血清学检查抗弓形体抗体阳性。

2. Stargardt 病　本病是一种有遗传倾向的疾病，常见为常染色体隐性遗传，也可散发，发病年龄绝大多数在 10 岁左右，视力缓慢进行性下降，眼底检查黄斑中心凹光反射消失，色素紊乱，后极部呈箔金样反光。OCT 检查，黄斑的中心区视网膜变薄。

3. 年龄相关性黄斑变性　多在 50 岁以上的患者发病，可分为萎缩性和渗出性，后者是由玻璃膜的变性改变诱发脉络膜新生血管膜，由此引起黄斑区的渗出性和出血性病变。患者视力突然下降，视物变形，眼底后极部出现范围大小不同的黄白色渗出样病变，伴有视网膜出血、视网膜前出血，病程晚期黄斑部出血机化，形成盘状瘢痕。

4. 中心性渗出性脉络膜视网膜病变　本病病因尚不明，患者多为中青年，单眼发病居多，自觉中心视力下降，视物变形。眼底黄斑区出现灰白色病变，略呈圆形，稍隆起，边缘模糊，常在病灶的边缘出现点状、片状等不同形状的出血。本病病程持久，常呈间歇性发作，逐渐形成瘢痕。

（哈尔滨爱尔眼科医院　冯　兰　方　毅　张士元）

参考文献

[1] 李凤鸣, 罗成仁. 眼的先天异常[M]. 北京: 人民卫生出版社, 1990: 101-105.

[2] 李凤鸣主编. 眼科全书[M]. 北京: 人民卫生出版社, 1996: 2271-2273.

[3] 黄叔仁, 张晓峰主编. 眼底病诊断与治疗[M]. 北京: 人民卫生出版社, 2003: 138-139.

[4] 杨继红, 吴子旭. 先天性黄斑缺损的光相干断层扫描检查[J]. 中华眼底病杂志, 2005, 21: 97-99.

[5] 张承芬主编. 眼底病学[M]. 北京: 人民卫生出版社, 1998: 165-168.

51. 先天性黄斑发育不良

病例报告

病例 1　患者，女，44 岁。在体检时发现眼部病变，家族史情况不详。全身检查未见异常。眼科检查：右眼视力 0.4，左眼视力 0.3，眼前节正常，屈光间质透明，眼底视盘正常，右眼黄斑区中央在类似半圆形范围内有蜂窝状病变，病变呈黄白色，其间色素紊乱（图 51-1）。左眼黄斑区病变形状不规则，有大小不同的黄白色斑状病变，斑驳色素散布其间（图 51-2）。验光检查：右眼 -0.75D，矫正视力 0.6，左眼 -1.00D，矫正视力 0.6。OCT 显示，黄斑区层次结构基本正常。

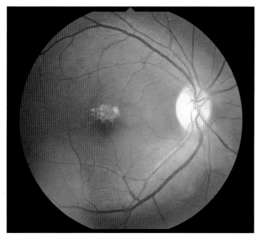 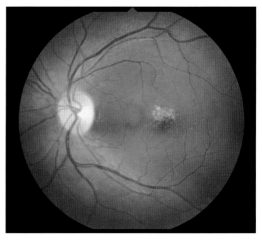

图 51-1　病例 1 患者右眼眼底像　　　　图 51-2　病例 1 患者左眼眼底像

病例 2　患者，女，22 岁，系病例 1 的长女。自幼双眼视力不好，足月顺产，父母非近亲结婚。全身检查未见异常。眼科检查：右眼视力 0.06，左眼视力 0.1。双眼前节未见异常，右眼眼底黄斑区圆形病变，面积大于 2 个视盘，病变区弥漫褐色色素，中间有黄白色斑点状病变，可见数条脉络膜血管（图 51-3）。左眼底黄斑区病变面积约 3 个视盘，该圆形区大量灰褐色色素，散在黄白色斑状病变，中间有半环形脉络膜血管（图 51-4）。验光检查：右眼 -10.50D，矫正视力 0.15，左眼 -9.50D，矫正视力 0.3。OCT 检查：黄斑区呈现弥漫锅底状，凹陷，部分区域神经上皮缺如，色素上皮 / 脉络膜血管增厚和变薄不均，左眼略好于右眼（图 51-5 和图 51-6）。

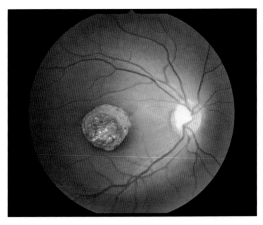

图 51-3 病例 2 患者右眼眼底图像

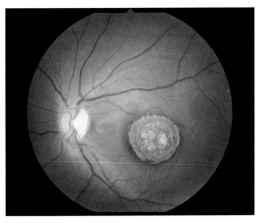

图 51-4 病例 2 患者左眼眼底图像

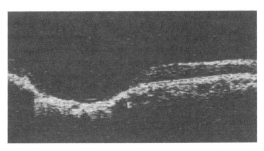

图 51-5 病例 2 患者右眼 OCT 图像

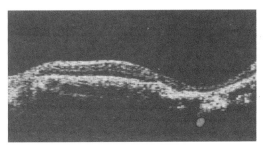

图 51-6 病例 2 患者左眼 OCT 图像

病例 3 患者，女，16 岁，系病例 1 的次女。自幼双眼视力不好，足月顺产。全身检查未见异常。眼科检查：右眼视力 0.15，左眼视力 0.25。眼前节正常。右眼底黄斑区半圆形呈黄白色病变，其中夹杂斑驳色素，隐见小血管（图 51-7）。左眼底黄斑区病变区呈团状，有黄白色病变，中间散布褐色斑状和块状色素，周围有斑点病变（图 51-8）。验光检查：右眼 -1.25D，戴镜视力无提高，左眼 -2.25D，矫正视

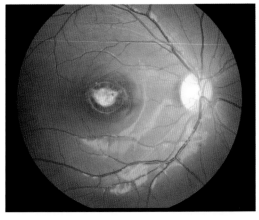

图 51-7 病例 3 患者右眼眼底图像

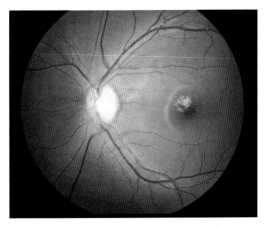

图 51-8 病例 3 患者左眼眼底图像

力 0.5。OCT 检查，右眼黄斑中心凹处无凹陷，该处视网膜神经上皮和色素上皮／脉络膜血管层均隆起，后者增厚（图 51-9），左眼黄斑中心凹附近脉络膜血管层断裂（图 51-10）。

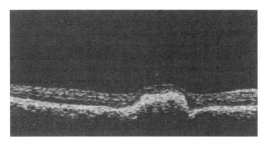 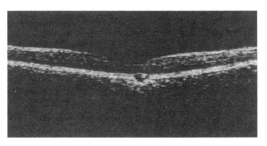

图 51-9　病例 3 患者右眼 OCT 图像　　　　图 51-10　病例 3 患者左眼 OCT 图像

疾病介绍

（一）视网膜脉络膜的胚胎发育

眼的胚胎发育可以作为大脑的延伸部分，从胚胎第三周开始，神经外胚层受诱导增厚，逐渐形成神经沟和神经管，神经管前端膨大，衍化成脑，在前脑前端形成囊状凸起，称为视泡，视泡向前生长，近脑端狭长，延伸形成视茎，视泡膨大，与覆盖其前方的表皮外胚层接近，视泡内陷，形成具有双层细胞壁的视杯，视杯的前缘最终形成瞳孔。视杯外层细胞壁形成单层视网膜上皮层，胚胎 4 周时，细胞内出现色素颗粒，形成视网膜色素上皮层。视杯的内层细胞壁则高度分化增厚，形成具有 9 层结构的视网膜神经上皮层，即视网膜感觉层。早期视杯和视茎的下方为一裂缝，称为胚裂，胚裂于胚胎第 5 周时开始闭合，形成球形，成为胚眼。

在胚胎第 6 周至 3 个月，视网膜分化明显，细胞不断分裂和繁殖，并向边缘区迁移。在胚胎第 6 周末开始，视杯内层细胞壁分化，形成外神经生发层和内神经生发层，外神经生发层分化出视锥细胞和视杆细胞，内神经生发层形成视网膜神经节细胞及其支持细胞，在内外神经生发层之间有一狭窄的无核区，即 Chievitz 过渡性纤维层，随着细胞分化，内层细胞增多，Chievitz 过渡性纤维层逐渐消失。

脉络膜始于视杯前部，神经嵴细胞分化形成脉络膜基质，在胚胎 11mm 时，出现玻璃膜将其与视杯外层分开，胚胎第 4~5 周，源于中胚叶的脉络膜毛细血管开始分化，前部血管排列整齐，胚胎第 3 个月，出现较大的静脉血管，胚胎第 4 个月，出现动脉，胚胎第 5 个月时，成人的各层均已出现，胚胎第 5~7 个月，在血管间发生载色素细胞，脉络膜外层出现色素，最初位于后极部，逐渐由后向前散布。

黄斑分化较为特殊，在胚胎三个月时，它的发育和后极部的视网膜发育相同，以后则发育变得迟缓，Chievitz 过渡性纤维层继续存在，在胚胎 6 个月时黄斑部比其周围的视网膜反而增厚，不但不下陷，还稍有突起，直到胚胎 7~8 个月时才开始迅速生长，出现中心凹，在出生时 Chievitz 过渡性纤维层大部分消失。刚出生的新生儿尚不能固视，出生之后黄斑继续发育，中心凹处仅留下视锥细胞核，直到 4 岁时黄斑区的发育才基本完成。

（二）黄斑缺损的病因

黄斑缺损是属于非典型位置的脉络膜和视网膜缺损，关于黄斑缺损的原因，尚不清楚，目前认为可能与下列因素有关：

1. 外胚叶缺陷

（1）视杯的附加裂隙和切迹　视杯的原发缺陷或永存中胚叶组织的机械影响，眼底缺损同时伴有相应部位的虹膜和睫状体缺损，黄斑缺损同时合并此种异常者较为罕见。

（2）累及视杯多能细胞的单纯外胚叶发育缺陷　色素上皮及脉络膜毛细血管发育受到抑制，或有神经胶质增生伴色素上皮破坏和脉络膜发育不全，或有视杯的两层生长不平衡，并有组织分化紊乱或组织变形。

2. 中胚叶缺陷　部分脉络膜毛细血管发育异常影响脉络膜的发育，色素上皮因血管异常而分化紊乱，发生眼底缺损。

3. 宫内感染　认为宫内炎症影响了胚胎发育，为结核、梅毒、其他细菌或弓形体等所致，并推测不同类型的临床表现是感染时间不同和组织反应上差异的结果。色素型感染发生在胚胎末期（胎龄为 8~9 个月），色素反应重，与成人的脉络膜炎相似。无色素型感染时间较早（胎龄为 5~6 个月），感染毒素较强，故病变区内色素被破坏，视网膜全层破坏以致视网膜血管中断，伴有血管畸形者则感染时间更早，约在胚胎 3 个月以前，玻璃体动脉尚未萎缩消失，视网膜和脉络膜同时受累，因而出现血管异常吻合。

4. 遗传学说　家族遗传倾向，家系调查发现父子、母子和同胞兄弟姐妹之间亦患有同样病变。

讨　论

Mann 对本病进行过深入研究，根据巩膜暴露的程度和色素多少，于 1929 年将黄斑缺损分成三型，即色素型、非色素型和合并血管畸变型。关于本病发病原因一部分可能与胚胎期宫内感染影响了胚眼视网膜脉络膜发育，有些是外胚叶和中胚叶发育缺欠，还有的与遗传有关，家族中父子、母子或同胞兄弟姐妹患有这种疾病，若双侧黄斑缺损伴有指（趾）骨发育不良，或两手示指无指甲或部分残存，称 Sorsby 综合征。

Mann 认为将这类疾病统称"黄斑缺损"是否确切，有待探讨，其在 1957 年提议，将此类疾病称作黄斑先天性发育不良。

本患者母女三人双眼黄斑出现病变，但病变形态并不相同，母亲的病情轻，仅侵及黄斑表层，视力受轻度影响，可能是光线受视网膜表层影响，发生散射，干扰了成像清晰度。长女病情最重，表现典型的黄斑缺损，视网膜和脉络膜受累，部分脉络膜暴露，其视力损伤严重。次女的黄斑损伤程度介于母亲和姐姐之间，检眼镜下其右眼黄斑病变形态和母亲的右眼相似。笔者认为，母女三人病变可能与黄斑发育不同时期引起的发育阻滞或产生病变有关，因此，将这组病例称为先天性黄斑发育不良。母亲可能是在胚胎发育的 8 个月之后出现了病变，仅影响了视网膜表层，而次女的右眼可能是在胚胎发育的 6 个月之后，停止发育，黄斑中心区处于隆起状态，长女则在胚胎发育的较早期即出现病变，视网膜和脉络膜的发育均受到影响。母女三人患病与遗传有关，可能是常染色体显性遗传，还应继续关注长女和次女的后代眼部发育情况。若认为母女三人是不同疾病的巧合，与遗传无关，这种可能极小。

目前认为本病尚无有效的治疗方法，需要长期随访，如果缺损区视网膜变薄出现裂孔，继发视网膜脱离，可行玻璃体手术。视力低下者可能出现固视点上移或固视点不稳定，可以用微视野测量视觉漂移的范围和位置，这样有利于探查固视点周围或病灶周边的视功能水平。也可借助微视野计开展视觉康复训练，提高患者假中心凹获得视觉信息的稳定性，提高其日常生活能力，改善生活质量。

（哈尔滨爱尔眼科医院　张士元　哈尔滨医科大学附属第二医院　张中宇）

参考文献

[1] 李凤鸣, 罗成仁. 眼的先天异常[M]. 北京: 人民卫生出版社, 1990: 101–105.

[2] 李凤鸣主编. 眼科全书[M]. 北京: 人民卫生出版社, 1996: 2271–2273.

[3] 黄叔仁, 张晓峰主编. 眼底病诊断与治疗[M]. 北京: 人民卫生出版社, 2016: 47–49.

[4] 张承芬主编. 眼底病学[M]. 北京: 人民卫生出版社, 1998: 165–168.

[5] 沈丽君主编. 黄斑疾病精准诊疗策略与病例荟萃[M]. 北京: 人民卫生出版社, 2020: 251–253.

[6] 吕华. 先天性黄斑发育不良一例[J]. 中国实用眼科杂志, 2009(2): 116.

52. 视网膜有髓神经纤维

病例报告1

患者，女，4岁。在幼儿园体检时发现左眼视力欠佳，来笔者医院就诊。患者为足月顺产，母乳喂养，无全身不适。眼科检查：右眼视力1.0，左眼视力0.05；双眼睑无下垂、内翻及倒睫；结膜无充血，角膜光滑透明，KP（－），Tyndall（－），虹膜纹理清，瞳孔圆，直径3mm，对光反应存在，晶状体透明；眼底右眼正常，左眼视盘上方视网膜大范围有雪白色有光泽的斑块，下部部分区域被此种斑块包围，斑块的边缘呈羽毛状，轻微隆起，黄斑区未受累（图52-1），眼压检查T_R：Tn，T_L：Tn。散瞳验光右眼正常，左眼：-8.00DS/-2.00DC×180° ＝ 0.05。

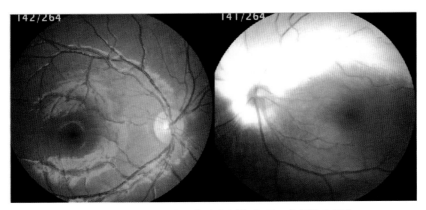

图 52-1　双眼眼底图像（左侧为右眼，右侧为左眼）

疾病介绍1

视神经是由胚胎时期的视茎发育而来，视网膜神经节细胞的纤维即视神经纤维逐渐从视杯经胚裂进入视茎，由其腹面进入大脑，在脑垂体前到达前脑下面，并部分分叉，形成视交叉。在胚胎第5个月，髓鞘先出现于视神经脑端，由视交叉处开始沿视神经纤维向眼部生长，在出生后1个月时止于筛板后。正常视神经纤维，由视交叉至巩膜筛板，皆围绕以髓鞘，因此，在视盘上或视网膜上神经纤维皆无髓鞘。如果出生1个月后髓鞘继续生长，有一部分视神经髓鞘与视神经纤维一同进入眼内，在眼底即可见到雪白色的有髓神经纤维。这种异常出生时并不多见，而在出生后数月内才出现，所以这是一种出生后的发育异常。

视网膜有髓神经纤维占眼病患者的 0.3%~0.6%，男性发生率约为女性的 1 倍，单眼多见，约 20% 为双眼患病。哺乳类动物有筛板者，视神经纤维的髓鞘都终止于筛板后面。而某些动物如家兔的眼球没有筛板，眼底视神经纤维有髓鞘，因此，人眼底出现有髓视神经纤维可能与筛板发育异常有关，也有人认为是生成神经纤维鞘的少突细胞自视神经异位于视网膜所致。本病大多数无明显遗传因素，少数表现为遗传性，多半为常染色体隐性遗传。

有髓鞘神经纤维沿视网膜神经纤维走行分布，其部位、形状和疏密度变异很大。眼底可见于视盘周围，尤其是上、下方的视网膜上有雪白色有光泽的斑块，斑块的边缘呈羽毛状，面积大小不一，可呈环形、弓形或不规则形，鼻侧者呈直线形放射状进入视盘，来自颞侧周边部则沿上下血管弓弧形分布，黄斑区可被上、下方不透明白色弧形区包绕，黄斑本身很少受累，若出现黄斑受累的症状则对视力影响较大。视网膜血管可以部分或全部被白色羽毛状斑块埋没，斑块常由视盘边缘开始，较少位于视盘上或遮盖整个视盘，浓厚的有髓鞘神经纤维斑遮挡光线不能达到视细胞，产生相应的视野缺损，环绕视盘周围者可有生理盲点扩大。有少数情况是白色斑块在视网膜上呈几个孤岛状，不与视盘相连。此病可伴有高度近视（约占 50%），还可伴有其他畸形，例如视网膜脉络膜缺损、黄斑缺损等。其他伴发的先天异常可能有颅骨发育异常，如尖头畸形及颅面骨发育异常。本病应与炎症渗出斑、外伤性视网膜震荡及视网膜中央动脉分支阻塞相鉴别。

讨论1

Baars 1980 年首次报道 1 例男性糖尿病患者患有髓鞘神经纤维，与 7 岁时的眼底照片对照后发现此病是后天发展的，行眼底荧光血管造影，显示无血管异常情况，表明该病比较稳定。而 Mehta 等发现 1 例后天有髓鞘神经纤维，其有髓纤维呈进行性生长，并伴有视网膜血管的异常。该病一般比较稳定，不影响视觉功能，无特殊疗法。本患者为 4 岁女孩，因发现左眼视力差来医院就诊，患儿右眼正常，左眼视盘上方大范围有髓纤维，下部部分被包围，其边缘呈羽毛状，黄斑部未受波及。临床诊断为左眼先天性视网膜有髓神经纤维。左眼视力低下为高度近视并有屈光参差性弱视所致，给予配镜、遮盖和视觉训练治疗，期望视力有所改善。高度近视眼常伴有一系列眼部退行性病变，并易发生严重并发症，危害视力。高度近视眼眼球变长，后部巩膜薄弱，视网膜、脉络膜萎缩，玻璃体变性，在外力作用下或玻璃体牵引下，变性的视网膜易形成裂孔，进而发展成视网膜脱离，所以高度近视眼应特别注意避免头部剧烈震荡和撞击，减少视网膜脱离的可能，一旦发生闪光感等先兆，要及时检查。此外黄斑区变性也严重危及中心视力，高度近视眼还可能发生视网膜出血、青光眼、白内障等，均应及时检查与处理。本患者在进行弱视治疗时，要关注眼底变化，防止并发症出现。

（哈尔滨爱尔眼科医院　王　奇　张士元　李　琳）

参考文献1

[1] 刘家琦. 实用眼科学(2版)[M], 北京: 人民卫生出版社, 2005: 539–540.

[2] 王丽, 张东. 空勤体检发现乘务员视网膜有髓神经纤维一例[J]. 中华航空航天医学杂志, 2008, 19(2): 135–136.

[3] 冯彩霞, 段俊国. 单眼视网膜有髓神经纤维伴高度近视1例[J]. 眼科新进展, 2004, 24(5): 415.

[4] 张承芬. 眼底病学[M]. 北京: 人民卫生出版社, 1998: 159–162.

病例报告2

病例1　患者, 女, 10岁。左眼自幼视物模糊, 无眼红眼痛症状。足月顺产。眼科检查: 右眼视力1.0, 左眼视力0.4。双眼结膜无充血, 屈光间质透明, 虹膜纹理清, 瞳孔圆, 对光反应存在。眼底: 右眼正常, 左眼视盘边缘不清, 自视盘上向四个象限发出纤维膜样白色组织, 有光泽, 呈放射状, 鼻侧几乎全覆盖, 颞侧则在黄斑区上下绕行(图52-2)。验光: 右眼+0.75D, 左眼+1.00D/+1.00D×95°, 矫正视力0.8。OCT检查示右眼正常, 左眼视盘区组织隆起, 中间呈凹陷(图52-3)。

病例2　患者, 男, 6岁, 为病例1的弟弟。双眼自幼视物模糊, 足月顺产。眼科检查: 右眼视力0.6, 左眼视力0.4。双眼屈光间质透明, 虹膜及瞳孔未见异常。眼底双眼受累, 视盘边界不清, 从视盘发出膜样组织, 鼻侧向上下和外侧走行, 颞侧则由上下距黄斑区较远绕行, 呈白色羽毛状, 黄斑区未受累及(图52-4)。验光: 右眼+1.25D, 矫正视力1.0, 左眼+1.75D, 矫正视力0.9。视盘OCT检查示膜样组织隆起遮盖视盘, 中央有凹陷区域(图52-5)。

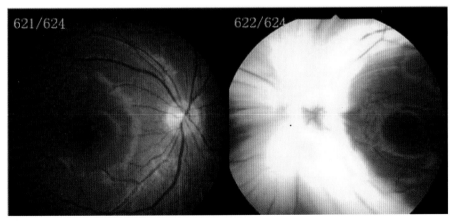

图52-2　病例1眼底图像(左侧为右眼, 右侧为左眼)

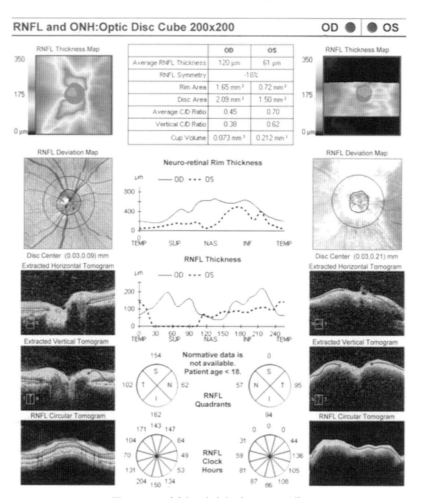

图 52-3　病例 1 患者视盘 OCT 图像

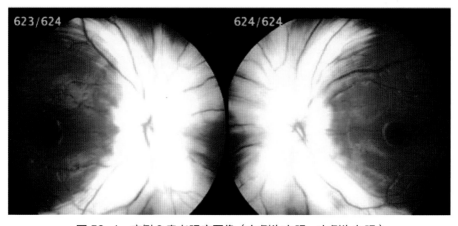

图 52-4　病例 2 患者眼底图像（左侧为右眼，右侧为左眼）

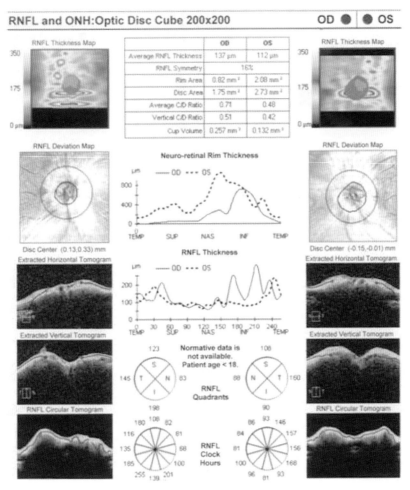

图 52-5　病例 2 患者视盘 OCT 图像

疾病介绍2

　　视神经是由胚胎时期的视茎发育而来，视网膜神经节细胞的纤维即视神经纤维逐渐从视杯经胚裂进入视茎，由其腹面进入大脑，在脑垂体前到达前脑底下方，并部分分叉，形成视交叉。在胚胎第 5 个月，髓鞘先出现于视神经脑端，由视交叉处开始沿视神经纤维向眼部生长，在出生后 1 个月时止于筛板。正常视神经纤维，由视交叉至巩膜筛板，都围绕以髓鞘，而视盘和视网膜上神经纤维皆无髓鞘，如果出生 1 个月后髓鞘继续生长，有一部分视神经髓鞘与神经纤维一同进入眼内，在眼底即可看到雪白色的有髓神经纤维，这种异常在出生时并不多见，而在出生后数月内出现，所以这是一种出生后的发育异常。

　　Virchow(1856 年) 首次描述视网膜有髓纤维，眼底表现为白色或灰白色沿神经纤维分布的羽毛状或片状病灶。本病占眼病患者的 0.3%~0.6%，男性的发生率约为女性的 1 倍，单眼多见，约 20% 为双眼患病。哺乳类动物眼眶有筛板，视神经纤维的髓鞘都终止于筛板后方，而某些动物如家兔，没有筛板，眼底可见神经纤维髓鞘。因此，有人认为人眼底出现神经纤维髓鞘，可能与筛板发育异常有关，也有人认为是生成神经纤维髓鞘的少突细胞自视神经异位于视网膜所致。本病大多数无明显遗传因素，少数表现为遗传，多半为常染色体隐性遗传。

有髓鞘神经纤维沿视网膜神经纤维走行分布，其部位、形状和疏密度变异很大。眼底可见于视盘周围，尤其是上下方的视网膜上有雪白色有光泽的斑块，斑块的边缘呈羽毛状，面积大小不一，可呈环形、弓形或不规则形，鼻侧者呈直线形放射状从视盘发出，而颞侧周边部则沿上下血管弓弧形分布，黄斑部可被上下方不透明的白色弧形区包围，黄斑本身很少受累，若黄斑受累，则对视力影响较大。视网膜血管可以部分或全部被白色羽毛状斑块埋没，斑块常由视盘边缘开始，较少位于视盘上或遮盖整个视盘。浓厚的有髓鞘神经纤维遮挡光线，使其不能达到视细胞，产生相应的视野缺损，环绕视盘周围者可有生理盲点扩大，少数情况可见白色斑块在视网膜上呈几个孤岛状，不与视盘相连。

本病可伴有高度近视（约占50%），可合并斜视弱视，眼球震颤，黄斑萎缩，眼底也可出现血管异常，可能是有髓纤维过于致密，压迫视网膜上小血管，日久引起视网膜循环紊乱，眼底出现小的出血和渗出，血管扩张。也可有其它眼部畸形，如视网膜脉络膜缺损，黄斑缺损等，伴发的先天性畸形可能有颅骨发育异常、尖头畸形及颅面骨发育异常。

讨论2

本病例为姐弟，姐姐单眼患病，右眼正常，左眼底四个象限均受累及，颞侧有髓神经纤维在黄斑区上下方绕行。弟弟双眼受累，眼底病变形态和姐姐左眼相似，两人的有髓纤维皆由视盘上发出，遮盖视盘，姐弟两人的黄斑部均未受累，虽然两人的病眼裸眼视力都低下，验光显示为远视，但屈光矫正后视力均提高，未受明显影响。患者的父母眼部经过检查，未见病变，本病例考虑与遗传有关，可能为常染色体隐性遗传。

本病尚无有效治疗方法。

应与本病鉴别的疾病有：

1.炎症渗出斑，为白色棉絮状斑块，大小不一，可见于眼底任何部位，并不沿神经纤维走行分布，伴有其它炎症表现，炎症病变吸收后，可能遗留色素沉着。

2.外伤性视网膜震荡，眼部受挫伤，伴视力下降，常在外伤对应的后极部视网膜上发生对冲力量，造成灰白色视网膜水肿，数天后水肿逐渐消退，视力恢复。

3.视网膜分支动脉阻塞，突然出现视力障碍及视野缺损，病变处视网膜水肿，呈灰白色，动脉明显变细。

（哈尔滨爱尔眼科医院　张士元　王　奇）

参考文献

[1] 张承芬主编. 眼底病学[M]. 北京: 人民卫生出版社, 1998: 159–162.

[2] 刘家琦, 李凤鸣主编. 实用眼科学[M]. 北京: 人民卫生出版社, 2005: 539–540.

[3] 顾瑞平, 徐格致. 家族性视网膜有髓视觉纤维一例[J]. 中华眼科杂志, 2018(8): 623.

[4] 张书林, 李娟娟, 黎铧, 等. 有髓神经纤维合并视网膜血管异常的临床观察[J]. 眼科新进展2012, 32(2): 140–142.

[5] 上海第一医学院眼耳鼻喉科医院眼科教研组. 眼科学[M]. 北京: 人民卫生出版社, 1977: 377.

[6] 冯彩霞, 段俊国. 单眼视网膜有髓神经纤维伴高度近视1例[J]. 眼科新进展, 2004, 24(5): 415.

53. 先天性视网膜皱襞

病例报告

患者，男，17岁。双眼自幼视力不良，无外伤及眼部感染病史，足月顺产，家族遗传病史不详。身体健康，智力正常，无心脏病、糖尿病、肾脏病。眼科检查：右眼视力 0.04，左眼视力 0.2；双眼球位置正，眼球在水平方向呈钟摆样震颤；双眼角膜透明，大小正常；前房清，瞳孔圆，对光反应存在；晶状体、玻璃体透明；左眼底未见病变；右眼视神经盘色苍白，边缘不清，从视盘起向颞侧水平走行，经过黄斑区走向周边部，此条状组织有视盘直径宽度，呈黄白色，其上有水平走行的血管，视网膜无出血和渗出（图 53-1）。验光检查示右眼 +0.75D，矫正视力 0.04，左眼 -4.5D，矫正视力 0.5。OCT 检查示右眼视盘呈弥漫隆起，可见大量分层的强回声，两侧高度缓慢降低（图 53-2），右眼黄斑区无中心凹部凹陷，可见明显隆起及膜状光带隆起，高度可达 570nm（图 53-3）。临床诊断为右眼先天性视网膜皱襞、双眼先天性眼球震颤、屈光不正。

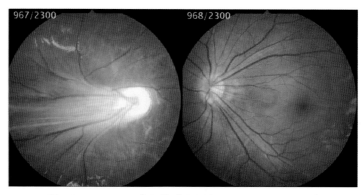

图 53-1 双眼眼底图像（左侧为右眼，右侧为左眼）

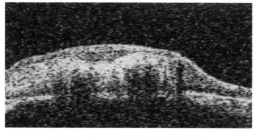

图 53-2 右眼视盘 OCT 图像

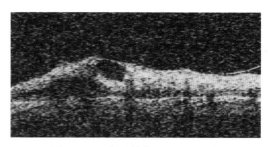

图 53-3 左眼黄斑区 OCT 图像

疾病介绍

先天性视网膜皱襞又称视网膜隔或镰状脱离，这种先天性异常的特征是视网膜内层有实性皱襞，呈隔状，由视盘伸向周边，皱襞上视网膜中央动脉分支或伴有残存胚胎血管。

（一）病因

该病发病原因尚不明确，一般认为，玻璃体系统异常影响第二期玻璃体形成是产生本病的主要原因，其发生的时间是在第二期玻璃体形成以前，常在胚胎13mm以后的时期。此时胚裂已闭合，但偶尔此种改变发生于胚裂闭合的过程中。最初原始的玻璃体和视网膜内层相接触，在第二期玻璃体形成过程中如果有一部分视网膜和原始玻璃体粘连，则形成视网膜皱襞，有玻璃体血管系统残存，或玻璃体血管牵扯异位等。有人认为皱襞形成是胚胎神经胶质增殖，或在晶状体赤道部及锯齿缘间有结缔组织粘连收缩所致。也有学者认为可能是胚胎早期受病毒感染或出血所致。

该病可有家族性，父女、双胞胎或同一家族的几个成员均患有此病。可双眼发病，且为对称性，认为遗传可能是致病原因，有时有血亲联姻史，亦可为散在发病。也有调查显示本病可发生于早产并经吸氧处理的婴儿，但足月正常产的婴儿也患此病。

组织学检查发现，视网膜隔样皱襞区域内牵引，视网膜内层重叠，不包括色素上皮，结构紊乱，层次分化不全，常有蔷薇花状细胞排列，视网膜血管分支位于视网膜组织内，而玻璃体动脉分支则黏附于皱襞表面。

（二）临床表现

本病可发单侧或双侧，后者常呈对称性，皱襞可为1个或多个，为白色或黄白色，宽约1PD，边缘清晰，也可为不明显白色纱带状，或向玻璃体内突出。皱襞可遮蔽视盘大部分，或直接起于视盘边缘，向周边延伸，达到锯齿缘，或更向前达晶状体赤道部。偶尔皱襞仅达黄斑部即已停止，这是不完全型。皱襞的周边部可分裂成束，呈带状放射。皱襞上或其附近可有色素沉着，也可无色素而有阴暗的投影。视网膜皱襞的部位不定，常为水平位，多位于颞侧或稍偏颞下方，偶可位于鼻侧。沿着皱襞可有一支或数支视网膜中心动脉分布，多平行走向，并随皱襞起伏，有时见残存的胚胎血管，玻璃体动脉或其分支在皱襞表面。视网膜皱襞可伴发视网膜脉络膜缺损，末端消失于缺损区。其他伴发的异常有小眼球、永存瞳孔膜、白内障、青光眼、视盘倒置、斜视、眼球震颤、高度屈光不正。

讨　论

先天性视网膜皱襞是一种胚胎发育异常性疾病，发生在第2期玻璃体形成之前，患者出生时眼底已存在病变，因疾病累及黄斑区，所以自幼视力低下，在检查视力不良原因时发现此病。本患者为17岁男性，右眼患先天性视网膜皱襞，由视神经盘的黄白色纱条状组织经黄斑区伸向周边部。OCT 检查提示本病例的病变组织并非起源于视盘颞侧，而是起源于视盘的鼻侧，视盘处分层增厚呈大量强回声，黄斑区隆起，无中心窝凹陷，色素上皮层平坦，异常的组织增生表现在视网膜内层。本患者合并先天性眼球震颤和屈光不正，右眼矫正视力无提高，左眼矫正视力可达 0.5。尚无有效的治疗方法。需与本病相鉴别的疾病有视网膜脱离和增殖性玻璃体视网膜病变。视网膜脱离是视网膜神经上皮与色素上皮的分离，两者之间充满液体，脱离的部位可位于眼底的任何区域。根据发病原因不同可分为 3 类：①孔源性视网膜脱离，视网膜出现裂孔，液化的玻璃体经裂孔进入视网膜下形成脱离；②牵拉性视网膜脱离，各种原因使玻璃体内和玻璃体视网膜交界面产生纤维增生膜，该膜牵拉视网膜，发生视网膜脱离；③渗出性视网膜脱离，葡萄膜炎症和病变使脉络膜产生大量渗出液，导致视网膜和脉络膜分离，视网膜上无裂孔。增殖性玻璃体视网膜病变常见于过强的巩膜电凝（冷凝）、眼球穿孔伤、巨大视网膜裂孔、多发视网膜裂孔和眼内炎症等，玻璃体和视网膜出现机化膜，膜及其收缩形态多样，在视网膜内表面形成星形皱襞、弥漫性皱襞、增生性膜收缩，造成牵拉性视网膜脱离，视网膜僵硬、缩短，最终变成漏斗状脱离。

（哈尔滨爱尔眼科医院　张士元　哈尔滨医科大学附属第二医院　张中宇）

参考文献

[1]　李凤鸣, 罗成仁. 眼的先天异常[M]. 北京: 人民卫生出版社, 1990: 110–114.

[2]　张承芬. 眼底病学[M]. 北京: 人民卫生出版社, 1998: 158–159.

54. 早产儿视网膜病变

病例报告

患者，男，19岁。因右眼视力下降1个月，在当地被诊断为视网膜脱离，为要求进一步诊治而来。既往双眼视力好。患者1个月前无明显诱因出现右眼视力下降，进行性加重，未进行任何治疗。仔细询问病史，最近一次体检发生在3个月前，双眼视力正常，发病前1个月内未患感冒，无其他不适症状。其母亲讲述怀孕8个半月分娩，无吸氧史。其父母否认家族有眼睛不良情况。

全身检查无异常。眼科检查：右眼视力0.1，矫正不提高，眼压10.24mmHg；眼睑无红肿，结膜睫状充血，角膜透明，前房常深，房水丁达尔（－），Cell（－），虹膜纹理清，无结节；瞳孔正圆，直径3mm，光反应（＋），小瞳孔晶状体透明；散瞳后检查可见晶状体赤道后7~10点有白色新生血管膜状物，两端细，中间粗，玻璃体细胞（－），视盘鼻侧边界清，生理凹陷无扩大，颜色正常；视网膜血管被牵拉平直走向颞侧，颞下支平直；8点方位，见2支裸露视网膜小血管直接跨在视网膜赤道部和晶状体赤道部后新生血管膜状物之间；黄斑区见大小不等视网膜色素增殖，9点至2点视网膜脱离，视网膜前后未见明显增殖，三面镜压陷检查未见视网膜裂孔存在；8点周边部视网膜膜状物翘起，边缘向上游离，有视网膜血管穿行；10点周边部视网膜见一视网膜皱襞与晶状体后的新生血管膜状物相连；左眼视力1.0，眼压14.57mmHg；眼球前段无异常；晶状体赤道部后2点至5点有白色血管样膜状物，类似右眼，但较右眼细小；玻璃体透明，视盘无异常，黄斑离视盘约4.5PD，反光未见；视网膜血管向颞下方集中，行径较直，4点周边部见一根裸露的视网膜血管翘起与晶状体赤道部后新生血管样物相连，3点至4点周边部视网膜见白色伞状边缘的幕状物，2点和4点见翘起游离的视网膜边缘，血管从中走行，未见出血和渗出灶，无视网膜脱离；双眼眼球各方向运动正常，角膜映光点检查右眼外斜约15°。

辅助检查：UBM，右眼颞侧及下方前玻璃体内可见中弱点团状回声，10点处可见一中强条带状回声，与球壁相连，左眼前玻璃体脱离，见点条状混浊，锯齿缘区视网膜嵴状隆起和被向前牵拉视网膜劈裂；眼底彩照双眼可见晶状体赤道后新生血管膜状物，视盘边界清，颜色正常；视网膜血管被牵拉平直走向颞侧，黄斑区异常，右眼视网膜脱离，左眼视网膜在位；FFA示双眼视盘荧光像大致正常，右眼黄斑区拱环结构不清，黄斑附近及颞侧病灶边缘可见数个圆形脉络膜萎缩灶，视盘向颞侧发出的血管无明显增多，上半象限视网膜血管迂曲，漂浮感明显，颞侧及颞下视网膜血管走行平直，有牵拉感，晚期视盘鼻侧及颞侧强荧光，视网膜脱离区边缘及萎缩灶强荧光，左眼视盘颞侧强荧光，颞侧血管走行平直，颞侧周边视网膜色素变性，血管末梢可见吻合支（图 54-1）。

该患者被诊断为：①裂孔性视网膜脱离（OD）；②早产儿视网膜病变（OU）；③视网膜劈裂（OU）；④共同性外斜（OD）。

右眼视网膜脱离，考虑是孔源性，裂孔可能在锯齿缘附近或睫状上皮裂孔性视网膜脱离，不排除牵引性视网膜脱离。患者较年轻，玻璃体状态相对较好，因此，与患者及家人沟通后，局麻下行右眼巩膜外放视网膜下液，放液后显微镜下仔细寻找裂孔，8点半至9点睫状体平部见2个圆形视网膜裂孔，约1.5PD，裂孔边缘钝圆，显微镜下巩膜冷凝裂孔周围视网膜，术中同时发现晶状体赤道后血管样膜呈"C"形向前弯曲，与晶状体无粘连。7点至11点位用279＃硅胶垫压，全周240＃环扎带环扎。术后随访1年，眼压正常，视力0.2。术后见图 54-2，黄斑区萎缩灶存在，颞侧视网膜垫压嵴清晰，嵴下视网膜局限性萎缩，视网膜平伏。

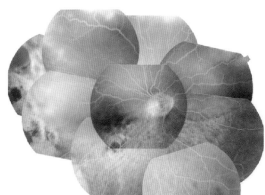
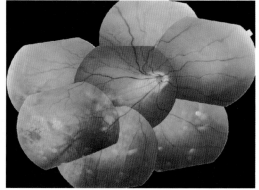

图 54-1　右眼眼底和眼底荧光血管造影图像

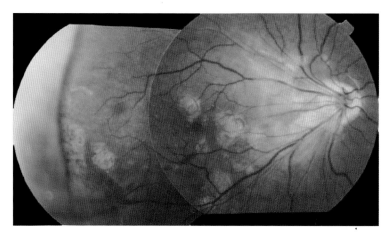

图 54-2　右眼视网膜脱离术后图像

疾病介绍

早产儿视网膜病变（ROP）最早由 Terry 报道，病因目前尚不清楚，可能与以下因素有关，孕周、出生时体重、吸氧浓度、吸氧持续时间、温箱、多胎、供养环境的改变、输血及导致新生儿缺氧的各种疾病等。其中孕周短、出生体重轻、吸氧是导致 ROP 的主要因素。胎儿早期视网膜发育由玻璃体动脉和脉络膜供给营养，正常胎儿 6~7 个月时视网膜血管发育迅速，8 个月时鼻侧锯齿缘视网膜血管发育完成，颞侧锯齿缘 9 个月时完成，早产儿视网膜血管尚未发育成熟，未成熟的视网膜血管系统对氧浓度变化很敏感。生理状态下神经视网膜超前发育和无血管视网膜区域代谢的增加，造成了周边部视网膜缺血，缺血视网膜释放的血管内皮生长因子（VEGF）刺激已存在的视网膜血管内皮增殖，同时光感受器的成熟可导致内层视网膜缺氧，内核层产生的 VEGF 可诱发更深层的血管床形成。对早产儿给予高浓度氧则引起 VEGF 降低，导致视网膜系统发育停止甚至血管闭塞。另一方面，周边部视网膜缺血又使 VEGF 升高，最终形成新生血管性增殖病变。婴儿多在出生后 2 个月内普查时发现病变，根据国际分类法（ICROP）分为 5 期。在介绍分期前先简述 ROP 分区法，Ⅰ区：以视盘为中心，以视盘至黄斑区中心凹中间的距离的 2 倍为直径的圆的面积为Ⅰ区范围。Ⅱ区：Ⅰ区外的环形区域，以视盘为中心划圆，半径为视盘至鼻侧锯齿缘的距离。Ⅲ区：在Ⅱ区以外的其余眼底部分，直达颞侧锯齿缘。见图 54-3 所示。根据疾病进展，分成 5 期。1 期（分界线期）：可见后极部已有血管的视网膜与无血管视网膜之间出现一白色较细的分界线，异常血管分支不超过此线。2 期（嵴状隆起期）：可见分界线进一步变宽并增高，呈现高出视网膜表面的嵴状隆起，血管由视网膜面上伸到嵴上，嵴后可见新生血管，纤维增殖。3 期（增生期）：嵴状隆起更明显，呈红色，并在嵴后见视网膜新生血管及出血，新生血管如连续累及 5 个时钟范围或病变虽不连续，但累计达到 8 个时钟范围时称阈值病变。4 期（视网膜脱离期）：周边部视网膜形成环形嵴，颞侧视网膜新生血管长入玻璃体腔，视网膜出血斑和少许玻璃体积血，渗出或牵引导致颞侧部分视网膜脱离，其又可分为 AB 两级，4A 为周边视网膜脱离位于Ⅱ区或Ⅲ区，尚未累及黄斑，或仅为周边部局限性视网膜脱离；4B 为视网膜脱离累及Ⅰ区、Ⅱ区和Ⅲ区，中心凹受累及。5 期（视网膜全脱离期）：视网膜全脱离呈漏斗状，根据脱离的程度和形态分为宽漏斗与窄漏斗或前宽后窄，前窄后宽 4 种描述。

早产儿有过度吸氧史易致该病发生，其具有典型的眼底表现，一般可以诊断。但需要与永存原始玻璃体增生症、家族渗出性玻璃体视网膜病变、Coats 病、先天性视网膜皱襞等鉴别。治疗在 1、2 期需要

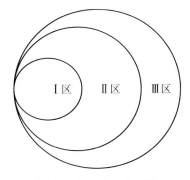

图 54-3　ROP 分区法

临床观察，晚期多需要玻璃体视网膜手术治疗。对新生儿严格限制吸氧是唯一有效的预防措施，此外，维生素 E 的早期应用也可能有一定的预防作用。

讨 论

本病例为青年患者，发病前无诱因，既往有早产病史，但无吸氧史。直系亲属视力均正常。患者患病以前视力好。眼底检查示双眼颞下晶状体赤道部后有白色膜状物，含有新生血管，与晶状体无粘连；血管无明显增多，均向颞下倾斜和集中（牵拉征），行径较直，黄斑位于颞下方，离视盘约 4.5PD；颞下周边部视网膜见 1~2 根孤立视网膜血管翘起与晶状体赤道部后新生血管样物相连；翘起游离的视网膜边缘见血管从中行走，未见出血和渗出灶；右眼 9 点至 2 点视网膜脱离，左眼 3 点至 4 点周边部视网膜见白色伞状边缘的幕状物。根据以上临床表现，可排除永存原始玻璃体增生症、家族渗出性玻璃体视网膜病变和先天性视网膜劈裂，可诊断为 ROP。推测病理经过如下，患者有早产儿病史，颞侧周边血管发育不良并闭塞，继发典型的 ROP 周边增生，对视网膜产生牵拉，但程度很轻，不足以引起促使患儿早期就诊的临床症状（从左眼典型的视网膜嵴可以确诊）。增生物的牵拉还引起颞下周边部视网膜劈裂，带有视网膜血管的内层视网膜以后萎缩，留下裸露的桥状视网膜血管，但在边缘处仍留下视网膜劈裂的遗迹。基底部的牵拉和劈裂外层的视网膜萎缩孔（该处视网膜已被牵引至睫状体平部），形成了睫状体平部裂孔性视网膜脱离。本病的治疗，早期眼底周边部视网膜激光治疗，出现裂孔性视网膜脱离做显微镜下环扎、硅胶填压、视网膜冷凝术。对严重病例考虑玻璃体切除术。

（哈尔滨医科大学附属第二医院　王绍伟　原慧萍）

参考文献

[1] Holmstrom G, Broberger U, Thomassen P. Neonatal risk factors for retinopathy of prematurity-a population-based study[M]. Acta ophthalmol Scand, 1998, 76(2): 204.

[2] Committee for the Classification of Retinopathy of Prematurity. An international classification of retinopathy of prematurity[M]. Arch Ophthalmol, 1984, 102: 1130-1134.

[3] The International Committee for the classification of the late stages of Retinopathy of prematurity. An international classification of retinopathy of prematurity Ⅱ. the classification of Retinal detachment[M]. Arch ophthalmol, 1987, 105(7): 906.

[4] Zilis JD. Advanced retnopathy of prematurity the anatomic and visual results of vitreous surgery.[M] Ophthalmology, 1990, 97: 821.

[5] NN Finer, RF Schindler, KL Peters, et al. Vitamin E and retrolental fibroplasia.Improved visual outcome with early vitamin E[M]. Ophthalmology, 1983, 90: 428.

55. 卵黄样黄斑营养不良

病例报告

患者，女，10岁。自幼双眼视力不好，无眼红眼痛病史，眼部未受外伤，家族中无此类患者，足月顺产，父母非近亲结婚。眼科检查：右眼视力 0.06，左眼视力 0.05；双眼结膜无充血，角膜透明，前房清晰，无渗出，瞳孔圆形，对光反应正常，晶状体、玻璃体透明；双眼眼底视神经盘椭圆形，色泽正常，边界清楚；左眼黄斑区有一圆形病变，较视盘略大，橙黄色，色泽均匀，右眼黄斑区亦有一病变，范围较小，近圆形，直径约为视盘的 1/3，色泽与左眼相同（图 55-1）；眼压测量右眼 13mmHg，左眼 12mmHg；验光右眼 +6.5D，左眼 +7.0D，试镜视力无提高；OCT 检查示双眼黄斑区视网膜色素上皮 – 脉络膜毛细血管复合体增厚，信号增强，左眼范围大，为右眼的 3~4 倍，左眼神经感觉层变薄（图 55-2 和图 55-3）。

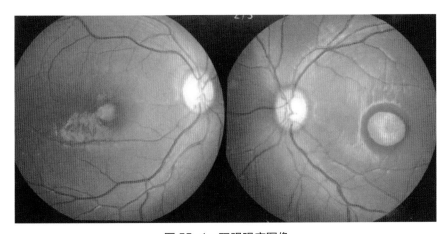

图 55-1　双眼眼底图像

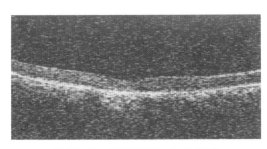

图 55-2　右眼黄斑区 OCT 图像

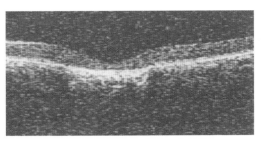

图 55-3　左眼黄斑区 OCT 图像

疾病介绍

卵黄样黄斑营养不良又称 Best 病，由 Best 于 1905 年首次报道，为常染色体显性遗传性疾病，发病年龄 3~15 岁，平均 6 岁，文献报道有出生后 1 周即发现此病者。本病常合并远视、内斜视和斜视性屈光不正。

Mohler 等根据不同时期的眼底表现将本病描述为 5 个不同阶段。0 期，视网膜黄斑区表现相对正常，EOG 异常；1 期，黄斑区表现为斑点状色素紊乱；2 期，黄斑区出现典型的卵黄样病变，表现为圆形、均一、界限清楚、约 1 个视盘大小的黄色囊样病灶，后期可退变为煎鸡蛋样外观；3 期，卵黄样病变囊内的黄色物质逐渐液化，出现液面；4 期，黄斑区视网膜色素上皮萎缩，黄斑区纤维瘢痕形成，视网膜下新生血管膜形成。

眼底荧光血管造影特征为由于卵黄样物质的遮蔽，病灶区可表现为弱荧光，卵黄样物质部分或全部吸收后，由于色素上皮萎缩，表现为透见强荧光。发生视网膜下新生血管膜时，可有荧光素渗漏。视功能检查显示视力轻度下降，多在 0.4~0.5，低于 0.1 者少见，多为黄斑区萎缩病灶和纤维瘢痕所致。视网膜电图（ERG）a、b 波正常，c 波下降或消失。眼电图（EOG）异常，说明本病不仅限于黄斑部，可能还包括了更广泛的视网膜色素上皮层和 Bruch 膜受累。暗适应正常。根据视力受损程度，出现不同程度的色觉障碍。视野早期有相对中心暗点，晚期为绝对暗点。

本病为不规则的常染色体遗传，患者儿女中有 50% 为本病患者或基因携带者，如某发病者的家族中未见类似患者，常被认为属于散发病例，但若对其家系成员做 EOG 检查，有些人眼底虽无变化，而 EOG 低于正常，说明他们有可能是基因携带者。VMD2 基因是本病的相关基因，近年来将 VMD2 基因定位于 11q13，约 980×10^3 个碱基对大小，包括 11 个外显子。已报道的 VMD2 突变点有 100 余个，多数位于外显子 2、4、6、8，即"热点区域"。本病的病理组织学报道很少，所见多是老年标本，病眼已属晚期病变，表现为色素上皮变薄，色素颗粒大量缺失，相邻的感光细胞严重受损。文献报道一例 29 岁患者，黄斑区呈现煎鸡蛋样病损，病理检查显示为 PAS（＋）的脂褐质沉积于色素上皮、视网膜下间隙内巨噬细胞的胞质内，脉络膜内则无此表现。

讨　论

卵黄样黄斑营养不良在病程发展过程中，形态变化很大，临床上又称为多形黄斑变性，世界各地均有报道。本病的发病年龄多在幼年及青年，早期视力往往不受影响，有的患者是在眼科检查时始被发现患病。即使眼底出现典型的卵黄样改变，视力损害也很轻微，至卵黄破碎进而发生萎缩性病变时，视力才显著下降。

卵黄样黄斑营养不良的卵黄样物质积聚位置一直存在争议，OCT 在眼科的应用为本病的研究提供了依据。有些学者发现在本病 2 期色素上皮 - 脉络膜毛细血管复合体增厚、隆起、信号增强，堆成圆锥状，代表卵黄物质积聚。而 3 期出现浆液性视网膜脱离，视网膜被抬起，其下的色素上皮 - 脉络膜毛细血管复合体增厚。4 期瘢痕形成，色素上皮 - 脉络膜毛细血管复合体弥漫性增厚，神经感觉层变薄。如果伴有脉络膜新生血管，则色素上皮层连续中断，卵黄状物质通过破裂的 Bruch 膜到达神经感觉层下，影响光感受器功能，视力明显受损。

　　本患者为 10 岁女童，自幼视力不好，门诊就诊时患者有高度远视，矫正视力不佳，眼底检查发现左眼黄斑有一圆形病变，呈橙黄色，色调均匀，相当视盘大小，而右眼病变较小，不规则，颜色和左眼相同。OCT 显示双眼病变均在色素上皮 - 脉络膜毛细血管复合体层，结构增厚，信号增强，右眼范围小，左眼范围大，这些都与眼底所见符合，右眼黄斑神经感觉层变薄。由于患者存在高度远视和屈光不正性弱视，卵黄样黄斑营养不良对视力的影响尚不能准确判断，可能右眼处于疾病的 3 期，而左眼处于疾病的 2 期。因为患者家族中尚未发现类似病例，对其家族未做基因检测和 EOG 检查，暂且将其当做散发病例。本病的第 3 期应与假性卵黄状黄斑营养不良鉴别，后者无家族史，表现视网膜色素上皮水平轻度隆起，病变范围小，圆形或卵圆形，为 1/4~1/2 视盘直径大小。EOG 检查正常或轻度异常。

（哈尔滨爱尔眼科医院　张士元　冯　兰）

参考文献

[1] 李凤鸣. 眼科全书[M]. 北京: 人民卫生出版社, 1996: 2261–2263.

[2] 张承芬. 眼底病[M]. 北京: 人民卫生出版社, 1998: 419–422.

[3] 欧阳艳玲, 张勇进. 卵黄状黄斑营养不良[J]. 国际眼科纵览, 2007: 31: 110–112.

[4] 欧阳艳玲, 张勇进, 徐格致, 等. Best卵黄样黄斑营养不良的临床特点分析[J]. 中华眼科杂志, 2007, 43: 1089–1092.

[5] 欧阳艳玲, 张勇进, 徐格致, 等. Best卵黄样黄斑营养不良一家系的临床表型特征和基因研究[J]. 中华眼科杂志, 2008, 44: 321–325

56. 结晶样视网膜变性

病例报告

患者，女，30 岁。因双眼夜盲 2 年来门诊就诊。既往身体健康，家族遗传病史不详。眼科检查：右眼视力 0.3，左眼视力 0.2；双眼结膜无充血，角膜透明，前房清晰，房水无混浊，晶状体、玻璃体透明；眼底检查视神经盘边界清晰，色泽正常，视网膜血管略细，眼底散布结晶样闪辉亮点，后极部较多，视网膜呈污秽状，眼底无出血及渗出（图 56-1 和图 56-2）；验光检查右眼 –1.0D，矫正视力 0.6，左眼 –1.25D，矫正视力 0.5；视野检查示双眼视野广泛视敏度下降，累及中心，以右眼更为明显，双眼旁中心暗点，左眼有环形暗点（图 56-3 和图 56-4）。

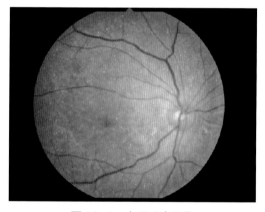 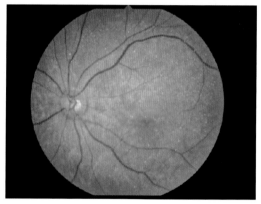

图 56-1 右眼眼底图像　　　　　　　　　图 56-2 左眼眼底图像

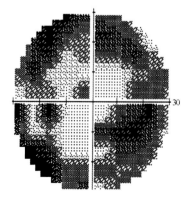 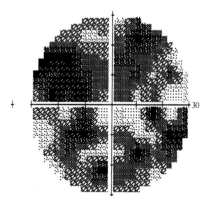

图 56-3 左眼视野图像　　　　　　　　　图 56-4 右眼视野图像

疾病介绍

结晶性视网膜变性是一种常染色体隐性遗传性疾病，多于青年和中年发病，患者主诉视力减退、夜盲，临床表现为视网膜退行性病变，眼底散布结晶样脂质小体。

（一）病因

本病病因尚不明确，推测是一种遗传性视网膜变性，多呈常染色体隐性遗传，可视为原发性视网膜色素变性的变异型。对本病的基因水平研究发现其致病基因为 CYP4V2，定位于第 4 号染色体长臂，其基因突变形式不一，特点各异。

（二）发病机制

本病的发病机制尚不十分明确，患者的角膜和结膜活体组织检查证实在纤维层和上皮层可见脂质沉积，同时在皮肤的纤维细胞和血液的淋巴细胞中发现了脂质小体，这些患者还伴有脉络膜视网膜萎缩，在脉络膜的成纤维细胞内可见结晶样脂质小体。患者存在系统性脂质代谢异常，对其成纤维细胞和淋巴细胞的培养可见三酰甘油和胆固醇代谢异常，功能异常的脂肪酸前体还可形成结晶样沉积。

（三）临床表现

患者就诊时多诉说视力下降或夜盲，或两者皆有，偶尔有因检查其他眼病时发现本病。眼部检查时，患者的屈光间质透明，在眼底后极部散布着很多结晶样闪辉亮点，小者似针尖，大者有主支静脉直径大小，亮点旁常有不明显的色素围绕，使眼底略显污秽，晚期视网膜色素上皮萎缩，脉络膜硬化，眼底呈豹纹状，脉络膜血管清晰可见，有些患者脉络膜血管变细，管壁呈灰白色，有些血管闭塞呈白色线条。约 2/3 的患者视网膜有散在色素堆积，呈骨细胞状、圆形或不规则形。视网膜血管和视盘早期正常，晚期部分患者视网膜血管变细，视盘呈蜡黄色，有的患者角膜缘浅层可见金黄色结晶。

眼底荧光血管造影检查显示眼底后极部斑驳状，点状透见荧光，背景荧光部分增强，部分减弱，提示视网膜色素上皮细胞色素脱失或色素增生，脉络膜毛细血管萎缩，同时累及神经视网膜及其视网膜血管。部分患者视网膜动脉变细，血管充盈迟缓。

视野改变，早期可有中心暗点或旁中心暗点、完全或不完全环形暗点，晚期向心性缩小，甚至呈管状视野。

（四）治疗

本病目前尚无有效的治疗方法，可用血管扩张药、维生素类药物和中药。

讨　论

结晶样视网膜变性是由 Bietti（1937 年）首先报道，发病年龄 20~40 岁，双眼发病，两眼病变大致对称，同步发展。男性多于女性，男女之比约为 4∶1。本患者为女性，自述 28 岁起有夜盲感觉，推测眼底病变出现的时间要早于此。患者视力减退，检查存在近视，但矫正视力不理想，说明本病已经引起视力下降。患者眼前节正常，双眼眼底散在闪耀的结晶小点，视网膜污秽状。由于视网膜病变已经引起视野广泛损伤，视敏度下降、旁中心暗点、环形暗点，向视野狭窄发展。患者未做暗适应和眼底荧光血管造影。临床诊断为双眼结晶样视网膜变性，近视。

需要和本病鉴别的疾病有以下几种。

1. 白点状视网膜变性　这是一种极为少见的遗传性疾病，其先辈有近亲婚姻史，与原发性视网膜色素变性同属毯层视网膜变性，在同一家族的患者中，有的表现为视网膜色素变性，有的则表现为白点状视网膜变性，甚至在同一眼底兼有两者的特征性改变，或同一患者的两眼各表现一种病变。检眼镜检查，眼底可见小圆形或卵圆形大小均匀的白点，偶见数个融合为哑铃状，一般不连接成片，后极部小点密集，但通常不侵犯黄斑，周边部白点较稀疏。白点可位于深层视网膜的色素上皮，也可位于视网膜浅层的血管周围，视盘颜色大致正常。本病在患者出生时即已存在，或于幼年时开始，在许多患者，夜盲是其仅有的症状，且多年不变，合并色素变性者，可出现环形暗点，严重者视野可极度缩小，甚至成为管状，中心视力逐渐下降，但一般患者保持较好的中心视力。

2. 眼底白色斑点　常染色体隐性遗传，主要表现为静止性夜盲，眼底出现均匀的圆形白点，分布在赤道部及黄斑外围，不累及黄斑部，白色小点之间无色素沉着。除夜盲外，患者无其他自觉症状，视力、视野和色觉始终正常。

3. 眼底黄色斑点　与 Stargardt 病是本质相同的疾病，本病以眼底黄色斑点为主伴有黄斑变性，而 Stargardt 病为青少年时期的黄斑变性伴眼底黄色斑点或后发的黄色斑点。本病为双侧进行性家族遗传性眼底病，为常染色体隐性遗传，少数为显性遗传。早期无症状，病变侵犯黄斑，则视力下降。在眼底后极部散布着黄色或黄白色斑点，形状和大小均可有变异，可呈星状、鱼鳞状或不规则形。大小不一，位于视网膜血管后色素上皮水平。旧的病变消退后，新的斑点还可出现，可伴有少许色素斑点。晚期病例，视盘颜色可变淡，视网膜血管狭窄。

4. 外层渗出性视网膜病变　本病又称 Coats 病，大多见于男性青少年，少数发生于成年人，通常侵犯单眼，病情进展缓慢，疾病早期不易察觉，直到视力减退时才发现患病。眼底后极部可见大片状渗出斑块，在渗出斑块的周围有散在或排列成环状的深层白点，渗出斑表面可见发亮的胆固醇结晶，渗出斑旁常有暗红色出血。眼底渗出可发生在任何部位，形态不规则，呈黄色或黄白色，隆起高度不一，最高可达 10 余个屈光度，视网膜的动脉和静脉均有明显损害，表现为一、二级分支充盈扩张，二、三级以后小分支管腔周围有白鞘，局部管腔呈梭形或球形纡张，或做纽结，并可有新生血管和血管间相互吻合。眼底荧光血管造影可见较大动脉和静脉分支扩张纡曲，毛细血管床闭锁，其周围的毛细血管或末梢小血管上有微血管瘤，动静脉有时出现短路。血管异常是视网膜下大片状渗出和出血的基础，微循环障碍使视网膜出现区域性或广泛的灰白色水肿。

5. 玻璃膜疣 眼底可见圆形病变，略显突起，颜色可呈淡黄至白色，其边缘上可有轻微色素。随着年龄增长，玻璃膜疣可增大，多为单个散在分布，也可集聚成簇状，其大小不一，有时融合成较大圆形。有的玻璃膜疣有家族性，这部分患者发病较早，可于 10~30 岁即出现小点，以后逐渐增大。玻璃膜疣常为老年性黄斑变性的早期征象，目前认为其产生可能是色素上皮对视网膜外节盘膜吞噬和消化功能的衰退，未被完全消化的崩解盘膜残余小体，蓄积于 Brush 膜，形成玻璃膜疣，成为引起血－视网膜屏障障碍的原因之一。

（哈尔滨爱尔眼科医院 张士元 哈尔滨医科大学附属第二医院 张中宇）

参考文献

[1] 李凤鸣. 眼科全书[M]. 北京: 人民卫生出版社, 1996: 2280–2284.

[2] 张承芬. 眼底病学[M]. 北京: 人民卫生出版社, 1998: 424–427.

[3] 黄叔仁, 张晓峰. 眼底病诊断与治疗[M]. 北京: 人民卫生出版社, 2003: 153–154.

[4] 张娟美, 朱晓青, 段安丽, 等. 结晶样视网膜色素变性的荧光素眼底血管造影特点分析[M]. 眼科, 2007, 16: 53–256.

[5] 单明华, 李杨. 结晶样视网膜变性研究进展[J]. 国际眼科纵览, 2006, 30: 220–223.

57. 先天性玻璃膜疣

病例报告

患者，女，32 岁。2009 年 7 月 21 日自觉右眼视物模糊，无眼红、眼痛症状，既往高血压病史 5 年。眼科检查：右眼视力 0.1，矫正不提高，左眼视力 0.4，矫正 1.0；双眼结膜无充血，角膜透明，前房深浅正常，房水闪辉（－），瞳孔圆形，直径约 3mm，对光反应正常，晶状体透明；眼压测量右眼 11mmHg，左眼 12mmHg；眼底检查示右眼视盘颜色正常，边界清楚，血管走行及管径正常，后极部可见大小不等的圆形黄白色颗粒，黄斑部可见一片状出血斑，周围视网膜水肿（图 57-1）；左眼底视盘颜色正常，边界清楚，血管走行及管径正常，后极部也可见大小不等的圆形黄白色颗粒，中心凹光反射弱（图 57-2）。辅助检查：OCT 示后极部视网膜表面组织明显增厚，神经纤维隆起，隆起的神经纤维深层可见多个大小不等的囊腔样反射区及包膜（图 57-3 和图 57-4）；眼底荧光血管造影示早期后极部脉络膜透见荧光，以后逐渐增强，可见境界清楚的圆形荧光增强区。

临床诊断为右眼中心性渗出性脉络膜视网膜病变，双眼先天性玻璃膜疣。

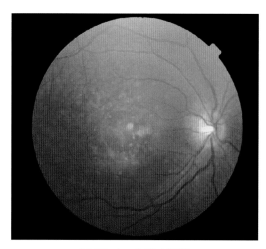

图 57-1　右眼底图像

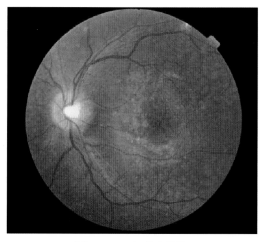

图 57-2　左眼底图像

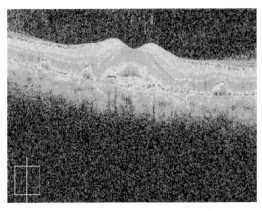

图 57-3　右眼黄斑部 OCT 图像

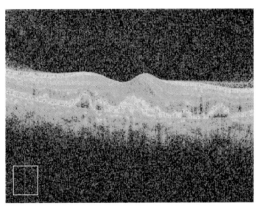

图 57-4　左眼黄斑部 OCT 图像

疾病介绍

玻璃膜疣在眼底视盘部和黄斑部 2 处最为多见，视盘部玻璃膜疣的发生机制主要有以下几个方面：① Bruch 膜的过度生长；②来自神经髓鞘；③神经纤维的轴浆运输障碍；④炎性渗出或先天性细胞外钙化等。通常见于家族性或视网膜色素变性患者。黄斑部玻璃膜疣的发病机制最早认为有 3 种：①转化学说，认为色素上皮细胞部分直接转化成玻璃膜疣；②沉积学说，推测玻璃膜疣由其表面色素上皮沉积而来；③血管学说，提出因色素上皮细胞从脉络膜毛细血管向感光细胞外层运输基本营养物质的功能丧失。目前较为流行 2 种学说：①色素上皮细胞功能障碍；② Bruch 膜内异常沉积物和碎片阻碍营养物质和废物在视网膜与脉络膜之间的交通。

从临床病理学及眼底荧光血管造影可将玻璃膜疣分为以下 4 类：①硬性玻璃膜疣，小而硬的玻璃膜疣年轻时即可出现，一生中不断形成，可形成很多；电镜下在不同阶段均含有膜状物，电镜下有类似的玻璃样着色成分；②软性玻璃膜疣，硬性簇由多而密集且小而硬的玻璃膜疣融合而成，表现为一系列边界清晰的有一定厚度的结节状外观，又称软性可分辨玻璃膜疣，软性簇由成团的小硬玻璃膜疣部分或全部分解而成，首先从中央区开始分解，逐渐沿 Bruch 膜向外扩散，形成一种边缘软化的外观，另有一种软性玻璃膜疣，内容为膜状碎片，病理标本常发现于新生血管膜的附近，呈层状不断堆积，边界不清，易融合，常见于 65 岁以后，较小，常进一步发展为脉络膜新生血管；③弥漫性玻璃膜疣，基底膜沉积物（BLD）可局部增厚形成玻璃膜疣，不易与位于基底膜外的膜状片碎片清楚区分，组化研究证实基底膜沉积物与脉络膜新生血管有显著相关；④退化性玻璃膜疣的生物周期由其表面的 RPE 细胞的功能所决定，一旦其上的 RPE 细胞失活，玻璃膜疣即开始退化，临床上表现为较硬而白的外观，表面点状色素沉着，偶尔软性玻璃膜疣消退后不留瘢痕。

眼底荧光血管造影的特征为一些玻璃膜疣，表现为边界清晰的强荧光，其范围大小在造影期间保持不变，且造影后长期存留。另一些无荧光，或仅有晚期弱荧光。

表明玻璃膜疣区为 RPE 窗样缺损，脉络膜荧光显露，且玻璃膜疣本身易被染色。临床上常注意到造影检查发现的玻璃膜疣数量多于眼底镜检查所见。老年人的玻璃膜疣多数表现为荧光遮蔽，青年人一般表现为强荧光。

讨　论

　　玻璃膜疣为黄白色透明的胶样物沉积于脉络膜的玻璃膜，玻璃膜疣引起的临床症状极少，甚至在黄斑部的玻璃膜疣侵犯中心凹区，视力仍可保持正常。有时引起视物变形，中心视力下降，多为视网膜内或其下面的脉络膜中心区有变性。本患者为中青年女性，右眼出现较突然的视力下降，眼底检查可见双眼后极部黄白色大小不等的颗粒，因右眼黄斑区有小出血，在后期行脉络膜造影时显示出血灶为脉络膜新生血管引起，诊断考虑右眼为中心性渗出性脉络膜视网膜病变。眼底玻璃膜疣多于 40 岁以后出现，常为老年性黄斑变性的先期迹象，在一般情况下，玻璃膜疣不引起视力下降，常难于确定最早出现的时间，多在检查眼部其他疾病或在体格检查时被发现。本患者 31 岁眼底后极部就存在大量的玻璃膜疣，至少在二十几岁出现这种病变，目前认为，年轻人的玻璃膜疣有明显遗传因素，从 30 岁开始明显增多，因此，该患者可能为先天性玻璃膜疣，这种情况与老年性黄斑变性者在形态与分布方面无任何差别。是否有年龄相关性黄斑变性早发尚不可知，需进一步随访观察。

　　玻璃膜疣是脉络膜玻璃膜退行变性的前驱病变，玻璃膜疣的出现与危害视力的黄斑病变，如视网膜色素上皮脱离、萎缩和脉络膜新生血管的发生密切相关。目前对玻璃膜疣尚无有效的治疗方法，疣的发病与年龄增长有关，陈峰等曾报道对黄斑部玻璃膜疣进行氩黄激光的预防性治疗，可以促进大的黄斑部玻璃膜疣的吸收，激光治疗并未出现脉络膜新生血管等并发症。对于玻璃膜疣合并脉络膜新生血管的治疗现主张采用光动力疗法（PDT），玻璃体腔内注射贝伐单抗等方法，效果良好。

（哈尔滨二四二医院　陈章明）

参考文献

[1] 郭丽花. 黄斑玻璃膜疣. 国外医学眼科学分册, 1998, 22: 92–97

[2] 龙心光, 王映芬. 视盘玻璃膜疣伴黄斑玻璃膜疣一例. 眼科研究, 2000, 18(2): 176

[3] 陈峰, 郑海华, 蔡剑秋, 等. 黄斑部玻璃膜疣预防性激光治疗效果分析, 2009, 5: 11

[4] 李凤鸣. 眼科全书. 北京: 人民卫生出版社, 1996: 2283

58. Valsalva 视网膜病变及 YAG 治疗

病例报告

患者，女，62 岁。主诉近期咳嗽病史，左眼视力无痛性突然下降 2 天，于 2022 年 3 月就诊。患者否认糖尿病、高血压及外伤史。眼科检查：左眼视力 0.06，右眼视力 0.8；左眼角膜透明房水清，晶体稍混浊，眼底视盘色淡界清，黄斑区内界膜下暗红色出血。于当日行左眼 YAG 激光玻璃体内界膜切开治疗（图 58-1）。经 YAG 激光治疗后一个月，可见视网膜前出血以基本吸收，左眼视力 0.6（图 58-2）。

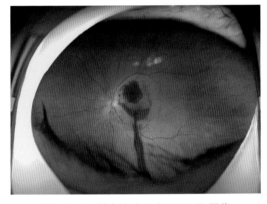 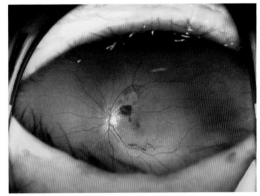

图 58-1　激光治疗后当天 SLO 图像　　　图 58-2　激光治疗后 1 个月 SLO 图像

疾病介绍

1972 年，Valsalva 视网膜病变被首次提出，是以视网膜内界膜下出血为特征的视网膜病变，其病理机制为，当 Valsalva 动作时，声门关闭，胸腹腔内压急剧增高，静脉回心血量下降，心脏以上静脉血管没有静脉瓣，从而导致外周静脉压和眼部静脉压急剧升高，压力传导至眼内，致视网膜表层毛细血管破裂出血。其典型表现为位于黄斑区内界膜下的出血。Valsalva 动作是患者强力闭呼动作，即深吸气后紧闭声门，再用力做呼气动作，呼气时对抗紧闭的会厌，通过增加胸内压来影响血液循环和自主神经功能状态。根据患者病史、Valsalva 动作、眼底、OCT 及 FFA 表现可明确诊断。

典型 Valsalva 视网膜病变表现为内界膜下出血。临床观察到的典型视网膜前出血，在出血边缘行 OCT 检查，仍可发现视网膜层间浅层或深层出血；出血表现为多部位、多层次，部分患者可伴有玻璃体积血、视网膜内界膜下出血、视网膜颞侧浅层出血、黄斑区视网膜深层出血。Valsalva 视网膜病变出血的多样性与 Valsalva 动作的机制有关，通过增加眼内静脉压，导致视网膜回流受阻，引起多部位、多层次的出血。如果瞬间出血量过大时，会将内界膜撕破，导致内界膜下出血流入到玻璃体腔，导致玻璃体积血。

但是需要注意，Valsalva 视网膜病变并非单一内界膜下出血。表现为多部位、多层次、多形态的出血。部分患者甚至表现为类似视网膜中央静脉阻塞的出血特点。发病前患眼视力及眼底正常，有明确 Valsalva 动作，排除全身性疾病，眼底出血特点虽然不一定是内界膜下典型出血表现，但也应考虑为该病。

讨 论

（1）Valsalva 出血不在黄斑区、视力影响小的患者，接受保守治疗即能达到效果。

（2）出血位于黄斑区、病程 15 天内、出血量在 10 视盘直径以内的患者，接受激光治疗效果好。由于此病大量出血时多见于黄斑区，视力骤降严重影响生活工作，患者多能及时就医，且近年来激光技术不断成熟，基层医院也大面积普及，故此方法已成为 Valsalva 病变的最主要治疗方式。

（3）病程在 15 天以上、范围大于 10 视盘直径的黄斑区出血患者，接受激光治疗效果差，可考虑接受玻璃体手术治疗。

（哈尔滨医科大学附属第二医院　王　悦　张中宇）

参考文献

[1] 范晓梅, 刘丽丹, 邓筠. 不同方法治疗 Valsalva 视网膜病变疗效观察[J]. 中国实用眼科杂志, 2018, 36 (03): 223–225.

[2] 刘雪莲, 白宁艳, 牟洁, 等. Valsalva 视网膜病变出血特点分析[J]. 中华眼底病杂志, 2018, 34(6): 592–593.

[3] 刘雪莲, 白宁艳, 徐浩, 等. Nd: YAG 治疗Valsalva视网膜病变一例[J]. 中华眼科杂志, 2014, 50(5): 372–373.

[4] 刘聪慧, 刘惠莉, 刘爱琴, 等. Valsalva 视网膜病变的手术治疗[J]. 西南国防医药, 2015, 25(12): 1350–1352.

59. 视网膜中央动脉阻塞

病例报告

患者，女，69岁。因"右眼突然视物不见1天"，于2021年11月9日以"右眼视网膜中央动脉阻塞"收入我院眼科。患者自诉无高血压、糖尿病，血脂未监测。眼科检查：右眼视力手动/10cm，左眼裸眼视力1.0；右眼眼压16mmHg，左眼眼压8mmHg；患者右眼结膜无充血，角膜透明，前房常深，瞳孔圆，D=5mm，直接对光反射消失，间接对光反射灵敏，视网膜弥漫性灰白水肿，黄斑呈樱桃红点，视盘色淡界清，视网膜动脉血管变细；左眼玻璃体星状变性，其余未见明显异常（图59-1）；FFA：视盘荧光出现后中央动脉的荧光迟缓充盈（24s）；视网膜动脉完成充盈循环时间延长（33s）；黄斑周围小动脉充盈缺损（图59-2）；OCT示黄斑区视网膜内层次不清，视网膜整体高反光，水肿状态（图59-3）。治疗：入院后给予右眼眼球按摩，球后注射6-542，甘露醇静点，穴位注射复方樟柳碱。治疗结果：出院时患者右眼视力手动；眼底视网膜灰白水肿减轻，黄斑部樱桃红斑消失。

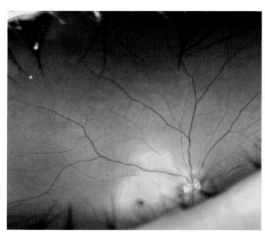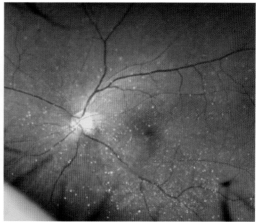

图 59-1 双眼的眼底 SLO 图像

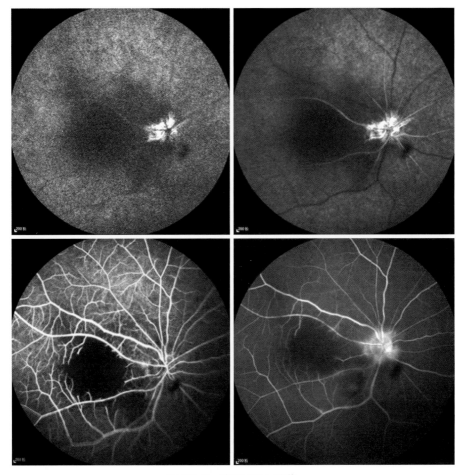

图 59-2 右眼 FFA 图像

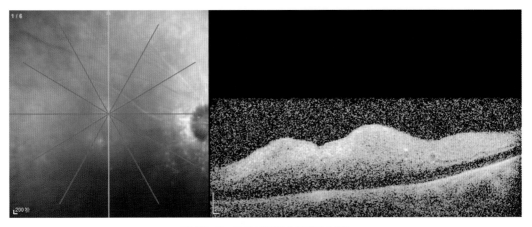

图 59-3 左眼黄斑区 OCT 图像

疾病介绍

视网膜中央动脉阻塞（CRAD）是眼科急诊疾病之一，发病率约为万分之一，多见于中老年人，多单眼发病，临床表现为无痛性单眼视力严重下降，发病起始，90% 患者视力低于 0.05，发病后几秒钟就可出现患眼瞳孔中度散大和相对性瞳孔传入阻滞的体征，眼底表现为全视网膜灰白水肿，但以后极部明显，呈弥漫性乳白色，黄斑呈樱桃红点。中心性视网膜动脉阻塞的主要病因有：栓子、腔内血栓、动脉粥样硬化斑下出血、血管炎、血管痉挛、动脉瘤、循环障碍和高血压动脉病变。20%~40% 的患眼在动脉中可见栓子，最常见的为胆固醇栓子，主要来自颈动脉的动脉粥样硬化斑块。

推荐发病后 24 小时内要给予积极的眼部治疗：①按摩眼球：可以通过手指按摩完成，眼球按摩可扩张视网膜动脉，提高视网膜血流灌注量，眼内压突然升高后又突然下降，可以增加 86% 的血流量。②吸氧：持续低流量吸入 95% 氧和 5% 二氧化碳混合气体，氧可通过脉络膜扩散至视网膜表面，二氧化碳可使血管舒张，也可提高视网膜血流量。③前房穿刺放液。④球后注射或全身应用血管扩张剂。

患眼最终视力通常为指数，但是对于存在睫状视网膜血管供应黄斑的患眼，视力可提高至 1.0，受累视网膜对应的视野永久性缺损。后期眼底改变包括视神经萎缩，视网膜动静脉变细和视网膜变薄。

讨　论

充盈缺损是 CRAO 患者 FFA 中的特征性表现。病例中 FFA 表现为黄斑周围小动脉充盈缺损。其他部位动脉小分支充盈缺损。这是因为中央动脉的血流量不足，灌注压低，低压力的血流只能沿管径较粗、阻力较小的主干和各级对等分支前行，而对管径较小、阻力较大，其直角分支的黄斑周围毛细血管前微动脉，则无力灌注。荧光素不能进入小动脉末稍和毛细血管，因此小动脉呈钝形残端及断支状。一旦阻塞动脉重新开放，血流恢复，荧光造影可恢复灌注，出现正常血管形态和荧光。

CRAO 患者的眼底荧光造影图像上的主要特征为视网膜中央动脉充盈迟缓和（或）充盈不足。具体表现为：①动脉前期延长。即脉络膜及视盘荧光出现后中央动脉的荧光迟缓充盈；②视网膜动脉完成充盈循环时间延长；③动脉充盈前峰，即在连续荧光片中见动脉荧光节节推进；④视网膜静脉充盈迟缓，造影片上表现为静脉层流出现时间明显延迟；⑤动脉小分支充盈缺损，造影片上显示黄斑周围及其他部位的小动脉呈钝形残端及断支状；⑥视盘不规则染色，而视网膜血管无着染。

（哈尔滨医科大学附属第二医院　朱甲婧　蒋　博）

参考文献

[1] Chronopoulos A, Schutz JS. Central retinal artery occlusion – A new, provisional treatment approach. Surv Ophthalmol, 2019, 64(4): 443–451.

[2] Lee KE, Tschoe C, Coffman SA, et al. Management of Acute Central Retinal Artery Occlusion, a "Retinal Stroke": An Institutional Series and Literature Review. J Stroke Cerebrovasc Dis, 2021(2): 105531.

[3] 孟旭霞, 仇宜解, 王云霄, 等. 视网膜中央动脉阻塞的荧光血管造影特征[J]. 眼科新进展, 2000(2): 144–145.

60. 睫状视网膜动脉阻塞

病例报告

患者，男，49岁。主诉左眼视物模糊1周，曾在当地医院就诊验光矫正不佳，诊断为双眼白内障，后来笔者医院就诊，患者身体健康，否认高血压、糖尿病及其他全身疾病史。眼科检查：右眼视力1.0，左眼视力0.6；双眼角膜透明，房水清，晶状体皮质轻微混浊，玻璃体透明，双眼视盘色淡界清，杯盘比正常，双眼黄斑中心凹光反射（＋），血管走行正常，无明显迂曲扩张（图60-1）。眼压右眼13mmHg，左眼12mmHg。

初步印诊：初期白内障，但与主诉不符。随后行视网膜血管眼底荧光造影检查，左眼脉络膜背景荧光正常，视网膜中央动脉充盈时间在正常范围内，视盘界清，视盘颞侧至黄斑区片状弱荧光区3mm×4mm，中央动脉充盈后4秒睫状动脉充盈，晚期无明显病理改变（图60-2）。视野检查显示左眼中心颞侧条状暗区（图60-3），诊断为左眼睫状视网膜动脉阻塞。

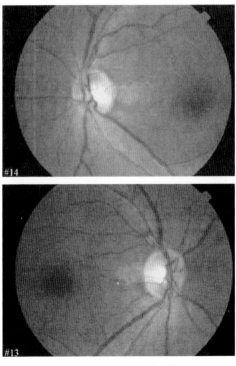

图 60-1　双眼眼底图像

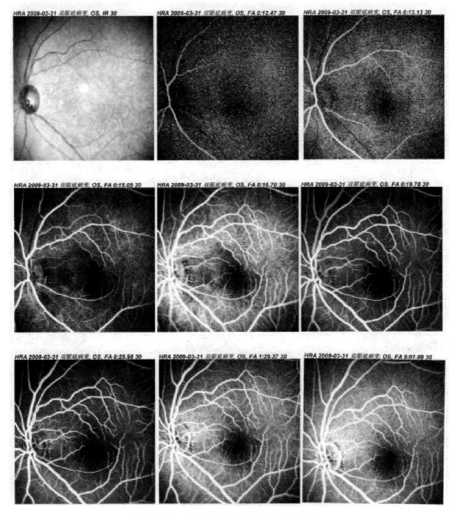

图 60-2　左眼眼底荧光血管造影图像

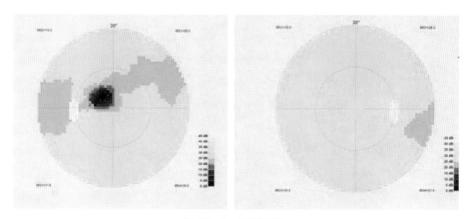

图 60-3　视野图像

左侧为左眼，右侧为右眼

疾病介绍

视网膜的血液供应来自 2 个血管系统，内核层以内的视网膜由视网膜中央动脉系统供应，其余外层视网膜由睫状血管系统供应。但也有 15%~25% 的人视网膜内层存在睫状血管，睫状视网膜动脉来源于睫状后短动脉的分支，睫状视网膜动脉是灌注黄斑区血流的动脉，可走行于黄斑区上方或下方，供应黄斑区及其附近视网膜内层的小部分区域。睫状视网膜动脉解剖上不属终末动脉，彼此间有吻合，发生阻塞的概率相对较小，其发病率亦相对较低。但由于该动脉对供应黄斑区范围的血流有重要的临床意义，故一旦睫状视网膜动脉发生阻塞，就会引起视盘黄斑之间的视网膜急性缺血导致视力受损。

当供给黄斑及其附近的睫状视网膜动脉因各种原因而发生阻塞，称为睫状视网膜动脉阻塞。临床分为 3 型：Ⅰ型，单独睫状视网膜动脉阻塞；Ⅱ型，睫状视网膜动脉阻塞合并视网膜中央静脉阻塞；Ⅲ型，睫状视网膜动脉阻塞合并前部缺血性视神经病变。

讨　论

睫状视网膜动脉阻塞是视网膜动脉阻塞的一种，睫状视网膜动脉阻塞单独发生比较少见，其发病率约占视网膜动脉阻塞的 5%。睫状视网膜动脉阻塞的病因和发病机制尚不明确，多认为与高血压动脉硬化关系较紧密，也有人认为睫状视网膜动脉阻塞的病因可能为血管炎基础上的血管痉挛导致。而 Iijima 报道了伴有家族性低血纤维蛋白溶酶原症的视网膜中央静脉阻塞并发睫状视网膜动脉阻塞个例，他们认为血纤维蛋白溶酶原活性降低合并脂蛋白a增多是可能的病因。睫状视网膜动脉阻塞的临床表现多种多样，其视力受损程度与视网膜缺血程度、持续时间、毛细血管网是否累及有关，因此，各型的视力预后并不相同。Ⅰ型有较好的预后，研究认为单独的睫状视网膜动脉阻塞的动脉未累及到毛细血管网，这种阻塞具有相对可逆的视力恢复，通常有较好的预后。Ⅱ型预后相对较差。因为本身视网膜中央静脉的阻塞导致毛细血管血循环瘀滞，研究观察视网膜静脉阻塞后 24~48 小时，毛细血管网即有闭塞发生，因此，将使视网膜缺血缺氧加重，出现不可逆的损害，故视力预后欠佳。Ⅲ型预后最差。

睫状视网膜动脉阻塞是属于眼科急症，应早期就诊，积极救治，采用综合疗法，基本同视网膜中央动脉阻塞的治疗，包括降低眼压、扩张血管、纤溶剂、中医中药等，增加阻塞动脉的灌注压和血流，驱使血管内栓子移向远端小支血管，尽可能避免或减少视网膜功能的损害，能够保留较好的残存视力。本患者为中年男性，突然视物模糊，发病后 1 周来笔者医院就诊，该患者视物模糊的原因是睫状视网膜动脉阻塞，属于Ⅰ型，单独睫状视网膜动脉阻塞，目前视力尚可，推测有较好的预后。这个病例提示遇到突然视力下降的患者，眼前节正常，直接检眼镜下无明显变化，还需做认真细致的检查，这样才能避免漏诊和误诊。

（哈尔滨医科大学附属第二医院　张中宇　原慧萍　孙大卫）

参考文献

[1] GC Brown, K Moffat, A Cruess, et al. Cilioretinal artery obstruction[J]. Retina, 1983, 3(3): 182–187.

[2] H Iijima, T Gohdo, S Tsukahara. Familial dysplasminogenemia with central retinal vein and cilioretinal artery occlusion[M].Am J Ophthalmo1, 1998, 126: 312–314.

61. 成人 Coats 病

病例报告

患者，男，24岁。因左眼无痛性视力下降半月，于2021年6月17日来我院门诊就诊。门诊诊断左眼外层渗出性视网膜病（Coats），否认糖尿病、高血压及外伤史，家族中无类似疾病。眼科检查：右眼视力1.0，左眼视力0.3；双眼眼睑无外翻，结膜无充血，角膜透明，前房常深，房水清，虹膜纹理清，瞳孔形圆，D≈3mm，对光反射存在，晶体透明，右眼玻璃体透明，眼底视盘色淡红，边界清，血管走形正常，黄斑中心凹反光（＋），左眼玻璃体混浊，眼底视盘色淡红，边界清，血管走形大致正常，黄斑区可见金箔样反光，周边可见血管瘤、大量黄白色渗出及片状出血，颞侧为重（图61-1）。FFA示左眼网膜循环时间大致正常，颞侧视网膜大量血管瘤荧光渗漏，大片出血及渗漏遮蔽荧光，隐见大片无灌注区，团状新生血管荧光渗漏（图61-2）；左眼诊断：成人Coats病。给予抗VEGF联合激光光凝治疗可见病灶已经被激光斑封闭（图61-3）。FFA示左眼网膜循环时间大致正常，颞侧视网膜病变区未见荧光渗漏，可见多量的圆形中央低荧光的激光斑（图61-4）。

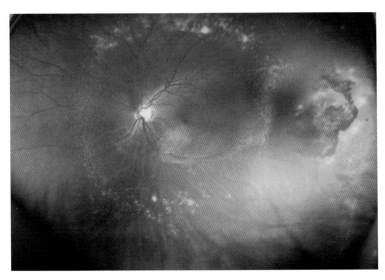

图61-1 左眼眼底SLO图像

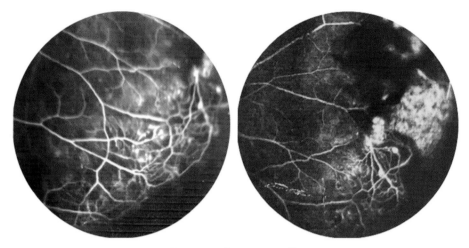

图 61-2　左眼 FFA 图像

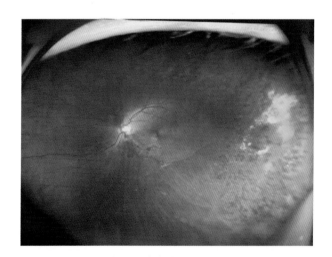

图 61-3　左眼眼底激光治疗术后 SLO 图像

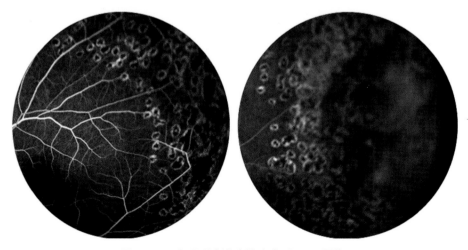

图 61-4　左眼眼底激光治疗术后 FFA 图像

疾病介绍

外层渗出性视网膜病变由 George Coats 于 1912 年首先报道，故命名为 Coats 病，大多见于男性，儿童多发，少数发生于成年人，甚至老年人。少年患者与成年患者之比约 4：1，见于成年者，称作成人 Coats 病。发病年龄为 43~50 岁，单眼发病率为 93.3%~100.0%。

成人 Coats 病临床表现：视力下降为最常见表现（46.1%~83.0%），少数 Coats 病患者出现斜视（0.0%~8.3%）、飞蚊症和视物盲点，未见白瞳症表现报道。成人 Coats 病患者就诊时视力大于 0.5 的患者较青少年儿童 Coats 病患者多，患者后期视力丧失的主要原因有继发性房角关闭性青光眼、视盘缺血。视网膜脱离、持续性黄斑水肿、黄斑瘢痕、视网膜前膜和黄斑中心凹缺血眼底表现主要是视网膜周边血管的不规则扩张、大或微动脉瘤和可见毛细血管的无灌注区；视网膜内或视网膜下渗出，呈大片状或成簇的团状；黄斑水肿或渗出。视网膜病灶位于颞侧者多见，鼻侧者较少。74.0%~76.9% 的成人 Coats 视网膜病变局限于 6 个时钟位范围内，而青少年儿童 Coats 病患者中，仅 18.0% 局限于 6 个时钟位范围内。成人 Coats 病具有与青少年儿童 Coats 病相似的视网膜血管异常和眼底渗出表现，成人 Coats 病患者黄斑受损轻微，视网膜脱离较少见，随诊过程中病变发展缓慢，视力预后较好。视网膜激光光凝是 Coats 病的传统治疗方法。激光光凝使异常血管封闭、萎缩，原有视网膜下渗出，由巨噬细胞清除和吸收。玻璃体腔注射抗 VEGF 药物或曲安奈德治疗可以作为成人 Coats 病的辅助疗法，抗 VEGF 药物治疗可以通过减少激光能量来提高成人 Coats 病的治疗效率。

讨　论

成人 Coats 病需与视网膜中央静脉阻塞、糖尿病性视网膜病变等相鉴别。成人 Coats 病渗出多而出血少，出血位于视网膜深层，且绝大多数为单眼发病。

Coats 病是一种因视网膜血管发育异常所致的特发性渗出性外层视网膜病变，Coats 病好发于婴幼儿或青少年男性，成人 Coats 病具有与青少年儿童 Coats 病不同的特征，包括血管异常（位于周边和黄斑旁区域）、局灶性脂质沉积、大动脉瘤周围常伴出血、不伴明显的玻璃体视网膜牵拉、病情进展缓慢等。现就成人 Coats 病临床特征、诊断与鉴别诊断以及治疗预后做一综述，以期加深临床医生对该病的认识。

（哈尔滨市第四医院　王春亭　哈尔滨医科大学附属第二医院　张中宇）

参考文献

[1] Rishi E, Rishi P, Appukuttan B, et al. Coats' disease of adult-onset in 48 eyes[J]. Indian J Ophthalmol, 2016, 64(7): 518-523.

[2] 张承芬, 董方田, 王韧琰, 等. 成人 Coats 病的临床特征和诊治[J]. 中华眼底病杂志, 2008, 24(4): 279-282.

[3] Smithen LM, Brown GC, Brucker AJ, et al. Coats' disease diagnosed in adulthood[J]. Ophthalmology, 2005, 112(6): 1072-1078.

[4] Shields JA, Shields CL, Honavar SG, et al. Clinical variations and complications of Coats disease in 150 cases: the 2000 Sanford Gifford Memorial Lecture[J]. Am J Ophthalmol, 2001, 131(5): 561-571.

62. 外伤性无虹膜及Ⅰ期嵌顿法瞳孔成型

病例报告

患者，男，44岁。患者因1天前鱼钩钩伤左眼，自感左眼明显眼痛及流泪、畏光，伴有视力下降，前往当地医院检查，发现晶状体脱位。该院建议患者前往上级医院手术治疗，遂于2022年8月29日于我院眼科就诊。患者自述既往健康状况良好，否认高血压、糖尿病等疾病，无传染病史。眼科检查：右眼视力1.0，左眼视力HM/40cm；左眼睑皮肤淤青，左眼结膜充血，角膜略混浊，晶状体脱入前房，晶体尚透明，虹膜脱位卷曲折叠至1点位，瞳孔未见，眼底窥不入（图62-1）。右眼结膜无充血，角膜透明，前房常深，瞳孔圆，晶状体透明，视盘色淡界清，视网膜血管走行大致正常。术中可见左眼晶状体全脱位，左眼虹膜全脱位，左眼玻璃体积血，外伤睫状体脱离，视网膜脱离，脉络膜脱离（图62-2）。术中予以脱位晶状体切除联合玻璃体切割术，视网膜、脉络膜及睫状体复位，前房穿刺，瞳孔成形，注入硅油手术治疗。手术过程中将虹膜嵌于巩膜的板层隧道切口处，并未采用10/0不可吸收缝线缝合（图62-3）。

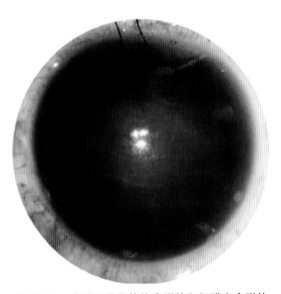

图62-1 术前可见晶状体全脱位和虹膜完全脱位

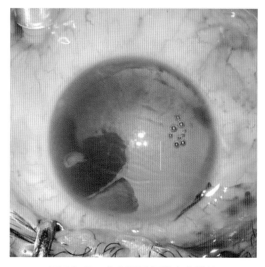

图 62-2　术中可见虹膜完全脱位

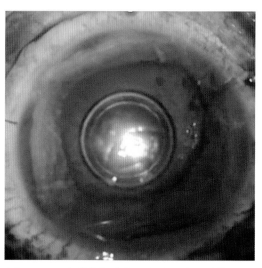

图 62-3　全脱位虹膜分 4 个点固定于睫状体前

疾病介绍

当眼球挫伤时，有外力突然作用于眼球，眼球前后径受压，角膜内陷，眼球赤道部周围扩张，横径加大，瞳孔括约肌反射性收缩，虹膜根部受牵引，其压力不仅使房水向后方传递，并向周围推进，直接冲击虹膜根部，房水挤压将虹膜向晶体冲击，晶状体、玻璃体向后移动及反冲作用撞击虹膜后面，使虹膜自根部断离脱落，其断离的长短与作用力的大小及作用部位有关，故临床上表现两种情况。一种使虹膜根部在几个象限断离脱落，另一种使虹膜自根完全断离，脱落的虹膜常卷曲成团，下沉于房角深处，或通过断裂的晶状体悬韧带裂孔处进入玻璃体，因此患者常伴有前房、玻璃体积血。这种无血液供应的虹膜常发生组织坏死、分解而吸收。此时角膜后呈黑色反光，用普通方法难以查见虹膜，故呈外伤性无虹膜或虹膜缺如。

当眼外伤使瞳孔缘及瞳孔括约肌断裂时，瞳孔缘可出现不规则裂口，瞳孔变形或瞳孔散大，光反射迟钝。当所受外伤致虹膜根部离断时，瞳孔可呈 D 字形，虹膜根部有半月形缺损，可出现单眼复视。全虹膜根部离断者称为外伤性无虹膜。虹膜根部离断伴有复视症状时，可行虹膜根部修复术，将离断的虹膜复位，并缝合于角巩膜缘内侧。

讨　论

外伤性虹膜根部离断是眼外伤中常见的并发症，目前应用手术修复是其唯一可行的修复途径，若根部离断范围小、不引起畏光和单眼复视或视力障碍等症状，则不做处理。若离断范围较大，大于 5mm 时，及时修复对避免造成瞳孔不圆、移位或双瞳孔性复视，保持虹膜完整性和基本正常生理功能有重要意义。目前根据相关手术术式选择研究，虹膜根部离断修复的方法很多，常用的方法包括嵌顿法、黏弹剂法、单纯经角膜缝线法、巩膜瓣下经角膜缝线法等，各有优缺点，

同时，睫状体脱出必须还纳，对于虹膜脱出者，只要虹膜生物活性良好应尽量还纳。黏弹剂可维持前房，对角膜内皮、晶状体都有良好的保护作用，对于异物及根部离断虹膜有固定或推移的作用。

（哈尔滨市道里区人民医院　薛晨阳　哈尔滨医科大学附属第二医院　张中宇）

参考文献

[1] 刘小女. 眼外伤致虹膜损伤的临床分析[J]. 现代中西医结合杂志, 2005, 14(11): 1484.

[2] 燕振国, 刘长明, 曹虹. 虹膜根部断离的显微修复术[J]. 眼外伤职业眼病杂志, 2004, 26(11): 762–763.

[3] 吴晓云, 李山祥. 外伤性虹膜根部离断显微修复术疗效分析[J].临床眼科杂志, 2015, 23(1): 75–77.

[4] 郭慧宇, 沈沛阳, 邢健强. 单针经角膜缝合修复外伤性虹膜断离的新方法[J]. 海南医学, 2016, 17: 2864–2866.

63. 高度近视眼黄斑部视网膜劈裂

病例报告

病例1　患者，男，58岁，教师。主诉双眼视力下降，右眼视物变形1年半。眼科检查：右眼视力0.04，左眼视力0.02；双眼晶状体混浊，双眼玻璃体混浊、液化，双眼底呈豹纹状，双眼视盘颞侧弧形斑（图63-1）；眼底荧光血管造影检查（图63-2）；OCT检查可见右眼后极部视网膜神经上皮层增厚，较厚的视网膜感觉层内层与较薄的外层之间有无反射光暗带间隔，其间有斜形的桥状光带相连，中央区RPE层光带前缘非常光滑，周围区RPE前有细的中等度的反射，左眼后极部视网膜神经上皮层增厚，较厚的视网膜感觉层内层与较薄的外层之间有无反射光暗带间隔，RPE前有细的中等度的反射（图63-3）。

病例2　患者，女，83岁。主诉双眼视物不清3个月。既往有高度近视病史。眼科检查：双眼视力0.01，双眼晶状体混浊，右眼严重；双眼玻璃体混浊；右眼底窥不清，左眼底可见视盘周围脉络膜萎缩，眼底后极部可见白色脉络膜萎缩病灶周围色素增生（图63-1至图63-4）。

双眼B超检查示双眼局部视网膜脱离，双眼后巩膜葡萄肿（图63-5）。双眼OCT检查示在高反射神经上皮层和脉络膜毛细血管光带前，神经上皮与色素上皮之间存在无反射暗带间隔。有一弧形向前突起的无光学反射暗区，即脱离腔。RPE层光带前缘非常光滑，中等度反射的视网膜神经上皮层和下方的高反射的RPE，其前无中等度的反射附着（图63-6）。

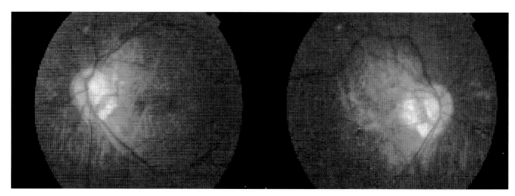

图63-1　双眼眼底图像

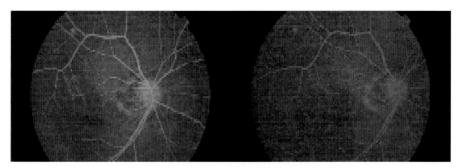

图 63-2　右眼眼底荧光血管造影图像

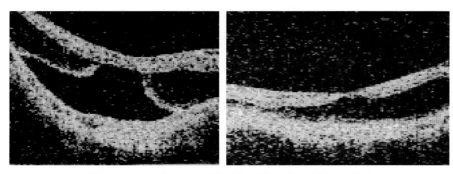

图 63-3　双眼 OCT 图像（左侧为右眼，右侧为左眼）

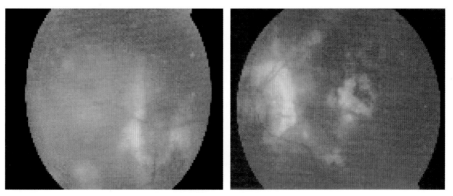

图 63-4　双眼眼底图像（左侧为右眼，右侧为左眼）

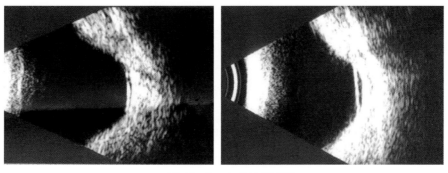

图 63-5　双眼 B 超图像

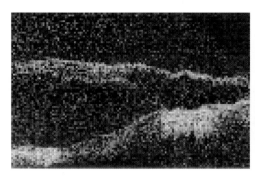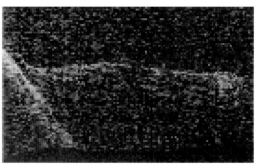

图 63-6 双眼 OCT 图像

疾病介绍

高度近视眼黄斑部视网膜劈裂是近年来报道的一种疾病，是高度近视常见的并发症之一，在高度近视合并后巩膜葡萄肿的患眼上常可见到视网膜神经上皮脱离与劈裂并存，合并玻璃体牵拉并存时则有继发黄斑裂孔的危险。

（一）病理机制

1. *玻璃体牵拉*　视网膜内界膜由基底膜、Müller 细胞脚板和内侧的玻璃体纤维共同组成。解剖学上玻璃体膜和内界膜之间及与其下的视网膜 Müller 细胞粘连紧密，玻璃体与视网膜粘连不完全后脱离可产生牵拉力。后极部玻璃体牵拉被认为是高度近视眼后巩膜葡萄肿视网膜劈裂和（或）黄斑裂孔形成的主要原因。

2. *后巩膜葡萄肿*　后巩膜葡萄肿是黄斑区视网膜劈裂或黄斑裂孔形成的可能因素之一。在后巩膜葡萄肿形成过程中，局部巩膜的扩张牵引其上视网膜的伸展变薄，视网膜伸展到一定程度不再适应扩张的巩膜时就会产生一定的牵拉力。同时视网膜周边血管的伸长也不能适应扩张的巩膜和视网膜，因而导致视网膜血管和内界膜与其下视网膜的分离。

3. *视网膜动脉的牵拉*　视网膜动脉的牵拉是高度近视后巩膜葡萄肿发生视网膜劈裂的可能因素，视网膜动脉的弹性不足以代偿眼轴伸长而对视网膜产生内向的牵引力，引起视网膜劈裂。

4. *后极部脉络膜、视网膜变性*　后巩膜葡萄肿部位的脉络膜、视网膜退行性改变会削弱视网膜神经感觉层和 RPE 层间的联系。

5. *水化作用*　后巩膜葡萄肿部位由于视网膜内层受损变薄，液化的玻璃体通过临床微小内层孔进入并至视网膜下，或者极薄的网状劈裂内层对液化玻璃体具有一定渗透性，玻璃体液蓄积在视网膜中层和外层组织间也可能是黄斑裂孔形成的原因之一。

（二）临床表现

患者均有高度近视的病史，出现不明原因的视力下降，矫正后视力不能提高，间接眼底镜及直接检眼镜未能发现明显的眼底异常改变。高度近视后巩膜葡萄肿视网膜劈裂 OCT 像的典型特征为视网膜神经上皮层增厚，在视网膜神经上皮层间有裂隙样的光学空间，其间有斜形或垂直的桥状或柱状光带相连以及视网膜色素上皮层前部的中等程度反射。发生伴有或无黄斑裂孔的视网膜脱离很常见。

讨 论

高度近视眼视网膜劈裂在常规检查中往往难于察觉，由于其缺乏特征性的眼底改变，容易被误诊为黄斑水肿和视网膜扁平脱离，OCT 检查能准确地诊断本病。从病理角度讲，黄斑浅脱离是神经上皮与色素上皮间的分离，黄斑水肿是局部的缺血或血管渗漏导致的视网膜增厚，而黄斑劈裂指的是视网膜神经上皮层视网膜劈裂。视网膜外层劈裂所形成的劈裂裂腔和脱离腔一样，腔内充满液体，OCT 图像也表现为在 RPE 层光带前有 1 个无光学反射的暗区，由于视网膜劈裂的结果，常在 RPE 层前有一薄层组织残留，所以 RPE 光带前缘不如神经上皮脱离时光滑，借此可以鉴别劈裂腔或脱离腔。黄斑水肿的 OCT 表现为局部的视网膜增厚。

病例 1 根据 OCT 检查结果，右眼应诊断为高度近视黄斑视网膜劈裂合并黄斑无裂孔性视网膜脱离。左眼为高度近视黄斑视网膜劈裂。病例 2 根据双眼 OCT 检查结果可诊断为双眼高度近视、双眼白内障、双眼无孔性黄斑部视网膜脱离。

本病的治疗方法如下。

1. 光凝、冷凝 光凝、冷凝或两者联合应用于劈裂的视网膜外层可促进劈裂层间的黏附，增强视网膜色素上皮液体转运功能，促进劈裂层间或视网膜下液的吸收。但后巩膜葡萄肿黄斑区电凝或光凝会损伤黄斑视功能，对视力有不同程度的损害，因而此方法临床较少采用。

2. 经睫状体平坦部玻璃体切割术 经睫状体平坦部玻璃体切割联合内界膜剥除术是近年来报道较多的方法，尽管疗效还不确定，但很多小量病例研究证实术后视网膜复位率较高，部分患者视力可以得到改善。

3. 黄斑区巩膜外垫压 黄斑区局部对应区域的巩膜外垫压有利于缓解高度近视眼伴后巩膜葡萄肿患者的玻璃体视网膜牵引，促进脱离的神经视网膜复位，避免眼内手术对视网膜功能的损伤，术后解剖和功能复位良好。

（哈尔滨医科大学附属第一医院眼科医院　滕　岩）

参考文献

[1] 王志立，董应丽，孔众，等. OCT对高度近视眼继发黄斑劈裂的诊断价值[J]. 医药论坛杂志，2007，28(11): 26–27.

[2] 高付林，张卯年，王炜，等. 高度近视后巩膜葡萄肿黄斑劈裂光学相干扫描图像特征[J]. 中国实用眼科杂志，2005，23(5): 547–551.

[3] 闵祥荣. 高度近视黄斑劈裂研究进展[J]. 临床眼科杂志，2007，15(3): 276–280.

64. 视盘与视盘周围视网膜下出血

病例介绍

病例 1　患者，女，21 岁，未婚。主诉右眼突然出现黑影 1 周。眼科检查：右眼视力 1.0 × –3.75D，左眼视力 1.0 × –4.00D。双眼前节未见异常。下方玻璃体见少许积血，眼底检查示双眼视盘小，视盘表面有神经组织隆起。右眼视盘周围上方鼻侧视网膜出血，鼻侧视网膜下出血，视盘下方玻璃体积血（图 64-1）；FFA 示视盘表面隆起，鼻侧和上方可见出血遮蔽荧光（图 64-2）；视野，上方和生理盲点颞侧视野缺损（图 64-3）。

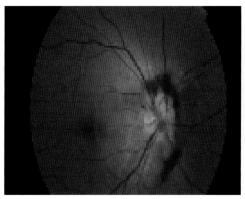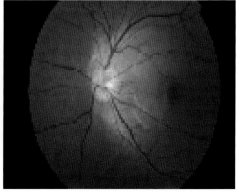

图 64-1　眼底图像（左侧为右眼，右侧为左眼）

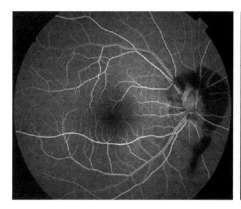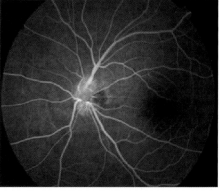

图 64-2　眼底荧光血管造影图像（左侧为右眼，右侧为左眼）

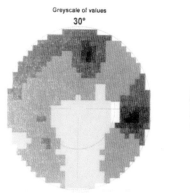
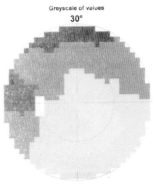

图 64-3　视野图像（左侧为右眼，右侧为左眼）

病例 2　患者，女，年龄 33 岁。主诉右眼眼前突然出现黑影 4 天。眼科检查：右眼视力 0.3（1.0 × –2.75D），左眼视力 0.15（0.25 × –3.00D）。双眼前节未见异常；下方玻璃体积血少许；眼底检查示双眼视盘小，右眼视盘表面出血，喷出至玻璃体，鼻侧视网膜下暗黑色出血边界清楚（图 64-4）；眼底荧光血管造影示右眼视盘表面隆起，鼻侧和上方可见出血遮蔽呈弱荧光（图 64-5）。

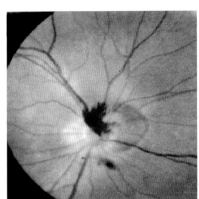
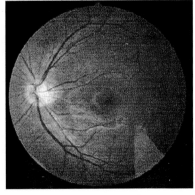

图 64-4　眼底图像（左侧为右眼，右侧为左眼）

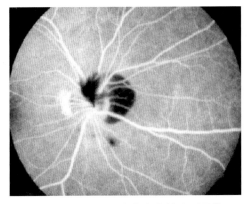

图 64-5　右眼眼底荧光血管造影图像

病例3 患者，女，14岁。主诉右眼眼前黑影遮挡1周。眼科检查：右眼视力0.25（1.0×3.75D），左眼视力0.2（1.0×3.50D）；眼底检查示双眼视盘小，鼻侧视盘隆起，视盘边界欠清楚，右视盘周围上方鼻侧视网膜出血，鼻侧视网膜下出血（图64-6和图64-7）。视野，右眼上方和视盘生理盲点颞侧视野缺损（图64-8）。

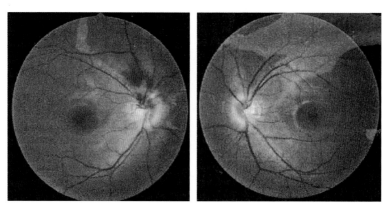

图64-6 眼底图像（左侧为右眼，右侧为左眼）

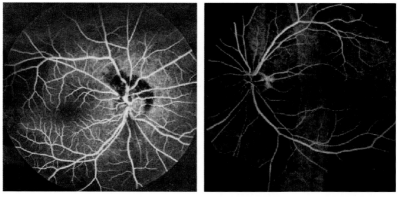

图64-7 眼底和眼底荧光造影图像（左侧为右眼，右侧为左眼）

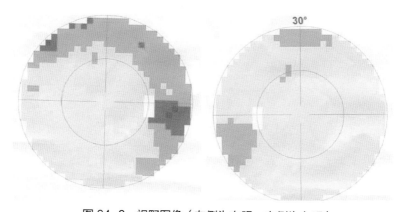

图64-8 视野图像（左侧为右眼，右侧为左眼）

病例4　患者，男，14岁。主诉左眼前出现黑影5天。眼科检查：右眼视力0.15（1.0×–2.50D），左眼视力0.5（1.0×–2.75D）；眼底检查示双眼视盘小，鼻侧视盘隆起，视盘边界欠清楚，右眼视盘表面上方出血，鼻侧视网膜玻璃体出血，鼻侧视网膜下月牙状出血（图64-9）。眼底荧光血管造影示左眼视盘鼻侧和上方可见出血遮蔽呈弱荧光（图64-10）。视野检查示左眼生理盲点外侧扩大（图64-11）。

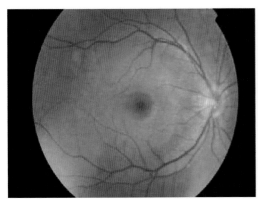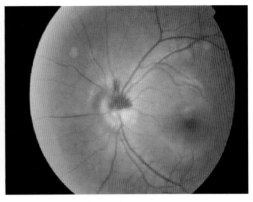

图64-9　眼底图像（左侧为右眼，右侧为左眼）

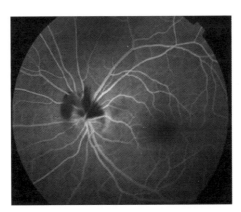

图64-10　左眼眼底荧光血管造影图像

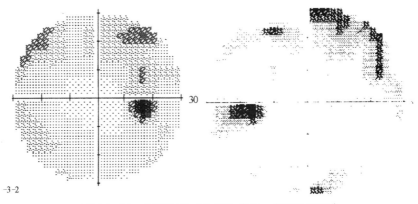

图64-11　视野图像（左侧为右眼，右侧为左眼）

病例5　患者，女，17岁。主诉右眼眼前黑影1个月。眼科检查：右眼视力1.0×-4.25D，左眼视力0.9×-4.00D；眼底检查示双眼视盘小，右眼视盘上方视盘周围放射状出血，视盘鼻侧视网膜下出血（图64-12）。眼底荧光血管造影示视盘鼻侧和上方可见出血遮蔽呈弱荧光（图64-13）。

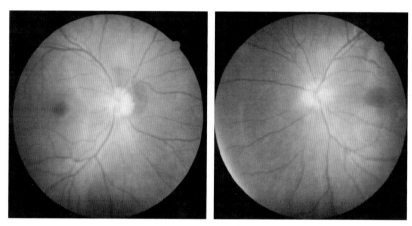

图64-12　眼底图像（左侧为右眼，右侧为左眼）

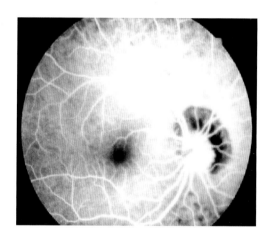

图64-13　右眼眼底荧光血管造影图像

病例6　患者，女，18岁。主诉左眼视物不清10天，左眼低头检物时发现视物不清。

眼科检查：右眼视力1.0×-3.50D，左眼视力0.8×-3.00D，双眼视盘隆起，视盘小；左眼鼻侧视盘周围暗黑色视网膜下出血，视盘表面和颞侧视盘周围视网膜出血（图64-14）。眼底荧光血管造影示左眼视盘及其周围荧光遮蔽（图64-15）。视野检查示双眼生理盲点周围及上方视野缺损（图64-16）。

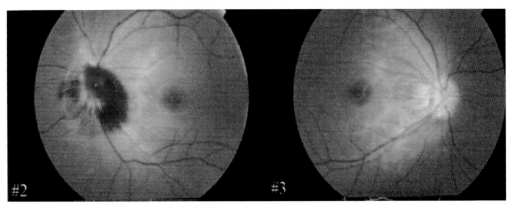

图 64-14　眼底图像（左侧为左眼，右侧为右眼）

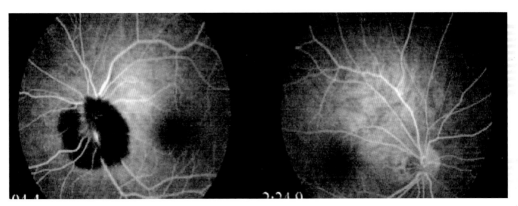

图 64-15　眼底荧光血管造影图像（左侧为左眼，右侧为右眼）

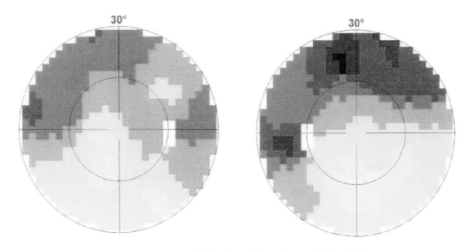

图 64-16　视野图像（左侧为右眼，右侧为左眼）

疾病介绍

（一）原因及发病机制

视盘与视盘周围视网膜下出血的原因不明，有人提出出血是由视网膜下新生血管引起，也有人提出视盘埋藏性玻璃疣可以引起盘周视网膜出血。还有人认为视盘周围视网膜下出血与视盘玻璃体牵引关系密切。视盘及周围的视网膜、脉络膜出血是由玻璃体发育过程中压迫、刺激视盘血管和视网膜、脉络膜新生血管造成。出血多时冲破玻璃体后界膜，造成玻璃体积血。视盘与周围视网膜下出血可能是自发的，也可能为一些急性视盘刺激因素导致出血。出血可能来自在视盘筛板处穿过神经组织的脉络膜源毛细血管，近视眼视盘面积小且倾斜时，高起的上缘和鼻侧缘牵动视网膜和脉络膜组织，使其边缘的血管有出血的危险。视盘与盘周视网膜下出血可能与视盘本身的解剖结构相关。瓦尔萨尔瓦动作是影响患眼视盘血管系统的另一因素。这一动作可能在视盘的鼻侧缘对易伤的脉络膜源的毛细血管起剪切力作用，使视盘筛板处血管的血流动力学发生变化而导致出血。

（二）临床表现

视盘与视盘周围视网膜下出血多见于近视患者并伴有视盘小的结构特点，主要发生于患轻、中度近视的青年，病例中女性占多数，常单眼发病，大部分人临床症状不明显，矫正视力正常。少数人视力不同程度的下降。通常出血自行吸收，预后良好。

讨　论

本组病例经荧光眼底血管造影，未见自发荧光，B 超和 OCT 检查未见玻璃体后脱离现象。OCT 检查亦未能证实视盘玻璃膜疣的存在。所有病例均存在轻、中度近视，视盘小，视盘鼻侧隆起边缘欠清，部分可见视盘表面异常组织存留。出血源于视盘。

我们认为近视性视盘出血与脉络膜新生血管、玻璃体牵引和视盘埋藏性玻璃膜疣无关。出血源于视盘且压力较大，出血可至鼻侧视网膜或经鼻侧视盘边缘达视网膜下间隙，也可直达玻璃体。

急性视盘水肿可能是视盘及盘周视网膜出血的一个诱因，另外视神经炎、前部缺血性视神经病变、视盘血管炎等疾病可表现为视盘水肿和视盘及盘周出血，所以眼底的改变应注意与视盘炎、早期视盘水肿和视盘血管炎鉴别。这两种疾病均可出现视盘表面或其盘周小片出血，但前者视盘充血明显，视野检查有中心暗点，视力下降迅速而严重。后者视盘充血色淡，边界模糊，视野检查生理盲点扩大，FFA 检查视盘没有强烈的荧光素渗漏，视力障碍不明显。视盘出血和视盘血管炎均以青年多见，但前者均为近视眼患者，后者则不一定发生在近视眼。视盘出血以鼻侧视盘周围弧形出血多见，或合并视盘表面出血和少量玻璃体积血，视网膜及血管无异常。视盘血管炎则表现视盘水肿，视盘周围出血、渗出，视网膜静脉迂曲扩张型视盘血管炎各象限均有出血。眼底荧光血管造影近视性视盘出血，视盘无荧光渗漏，出血部分遮蔽荧光，视盘血管炎则表现视盘剧烈渗漏荧光，视网膜静脉怒张纤曲，管壁染色。

本病绝大多数患者不需治疗、预后良好。3个月内出血可完全吸收，不留后遗症，无复发。

（哈尔滨医科大学附属第一医院眼科医院　滕　岩）

参考文献

[1] 贾鹿, 张宏, 李金科, 等. 视盘周围视网膜脉络膜出血[J]. 美中眼科杂志, 2001, 1(1): 32–34.

[2] 金庆新. 视盘边缘出血原因分析[J]. 国际眼科杂志, 2008, 8(6): 1264–1265.

[3] 傅东红, 包欣. 视盘周围视网膜下出血临床分析[J]. 中国实用眼科杂志, 2007, 25(4): 436–437.

病例报告

患者，男，31 岁。主诉右眼视力下降，视物变形 4 个月。曾在某医院就诊，诊断中心性视网膜炎，给予局部及全身激素治疗。眼科检查：右眼视力 0.12，左眼视力 1.0；右眼结膜无充血，角膜透明 KP（－），前房丁达尔现象（－），晶状体点片状混浊，玻璃体轻度混浊；眼底后极部可见多处渗出病灶，下方视网膜球形隆起，未见裂孔；入院诊断为右眼脉络膜炎继发视网膜脱离。眼底照相右眼后极部可见多处灰白色病灶，可见视网膜脉络膜皱褶，下方视网膜脱离（图 65-1）；眼底荧光血管造影示早期后极部可见多处强荧光渗漏点，中期强荧光点扩大增强，晚期强荧光点扩大，边界不清，下方可见视网膜脱离区（图 65-2）。入院后治疗方案为抗生素和地塞米松 20mg 全身应用，5 天改为地塞米松 15mg 2 天，再 10mg 2 天，5mg 4 天。眼底彩照示后极部病灶扩大，下方视网膜脱离面积加大（图 65-3）。激光治疗 3 次。患者出院后复查示视网膜完全复位。

诊断：大泡性视网膜脱离。

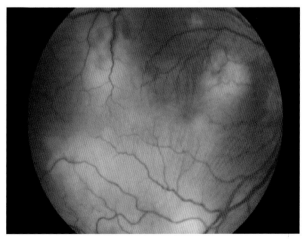

图 65-1 右眼眼底图像

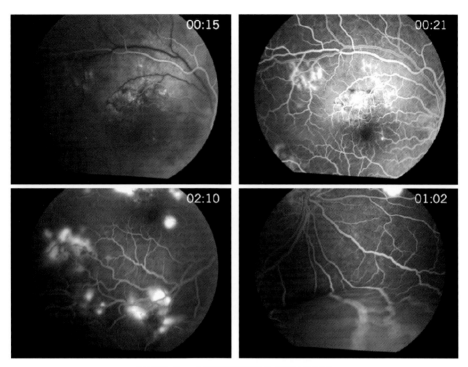

图 65-2　右眼眼底荧光血管造影图像

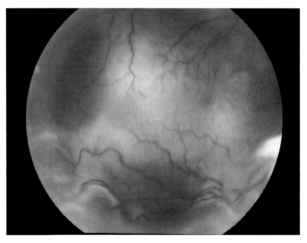

图 65-3　右眼眼底图像

疾病介绍

（一）发病机制

大泡性视网膜脱离的发病机制是视网膜色素上皮屏障功能发生损害，导致脉络膜液通过色素上皮损害处进入到神经上皮下，发生视网膜脱离。Gass 认为色素上皮基底膜与脉络膜 Bruch 膜胶原之间的粘连的局限性丧失是产生临床症候的关键因素，产生上述损害的病因尚不清楚。

（二）临床表现

该病好发于男性患者，绝大多数为 30~50 岁身体健康者。部分为双眼患病，可先后发病，间隔数日至数年。有的病例有"中浆"病史或者由"中浆"发展而来。

眼部特点为眼前节正常，眼底视盘及视网膜血管均正常。初期后极部或合并下方局限性球形视网膜脱离，视网膜下液多数为清亮液，透过视网膜可见脉络膜的纹理，如用直接检眼镜检查易漏诊。可见数个散在或相融合的灰白色病灶。视网膜下液较多时随体位改变而移动，即卧位时后极部视网膜隆起高，坐位时液体集于下方，患者亦感到坐位时视力较好。视网膜无裂孔。少数病例视网膜下液混浊。眼底荧光血管造影显示早期动脉后极部出现数个渗漏点，随即扩展有如喷泉状，与中浆的荧光血管造影相同，此为诊断的依据。

讨　论

视网膜色素上皮细胞之间的封闭小带是视网膜和脉络膜之间的一道屏障，一旦受损，脉络膜毛细血管的渗漏液进入视网膜神经上皮层下积存，从而引起神经上皮层的浆液性脱离。"中浆"病患者使用类固醇皮质激素后病情迅速恶化甚至发生渗漏，视网膜下积液过多，在重力作用下向低处流，引起周边视网膜脱离，甚至大泡性视网膜脱离，吸收后留有色素上皮萎缩。类固醇皮质激素致大泡状视网膜脱离发病机制尚不明确，有人推测可能是激素使色素上皮细胞间的封闭小带松解所致。

本患者为年轻男性，既往有中心性视网膜炎，给予局部及全身激素治疗史。入院后诊断右眼脉络膜炎伴视网膜脱离，并继续给予地塞米松全身应用，病情未见好转。据检查结果诊断应属于典型的大泡性视网膜脱离。

本病尚需与其他继发性视网膜脱离相鉴别。

与原田病合并的渗出性视网膜脱离相鉴别，原田病为脉络膜的急性炎症，其眼底血管充盈扩张，视网膜水肿，视盘境界亦模糊。此期多出现耳鸣、耳聋及毛发的改变。

与急性后极部多发性鳞状色素上皮病变不同，后者的眼底荧光血管造影是后极部在动脉期可见斑片状弱荧光，静脉期出现斑片状强荧光，没有浆液性神经上皮脱离，不会出现像大泡状视网膜脱离的可移动性视网膜下液，而且检眼镜下可见后极部有边界欠清的扁平的奶油样黄白色斑点，本病预后良好，因此，从眼底荧光血管造影及临床表现（急性后极部多发性鳞状色素上皮病变与大泡状视网膜脱离）是可以鉴别的。

与脉络膜渗漏相鉴别，两种病在临床上表现都是无裂孔性视网膜脱离症，且视网膜下液随体位变化而变化，脉络膜渗漏为特发性脉络膜视网膜脱离，脱离首先起于眼底的周边部，逐渐向后极部扩展。其视网膜下液随体位改变的活动度更大，不仅平卧位和坐位有改变，而且向左、右侧卧位及头部向后悬垂位时视网膜下液游动均极明显，坐位时于下方常呈双球形视网膜脱离，视网膜下液虽不明显混浊但不似本症清澈，且不见病灶。关于其鉴别诊断可以通过眼底荧光血管造影鉴别，脉络膜渗漏眼底荧光血管造影不会出现色素上皮损害致荧光素渗漏现象，但认为视盘周围有轻度染料渗漏。

本病为自限性疾病，可选用能量合剂、维生素类及降低毛细血管通透性、改善微循环等药物治疗，禁用激素以免加重病情。该病视网膜脱离有自行复位倾向。早期选择激光光凝渗漏点可缩短疗程，激光治疗者较自愈者的视力恢复好，否则复位需 7~9 个月，易生成纤维瘢痕，导致视力丧失。轻症者可以自行痊愈，此点亦与中浆相同。病情严重、病程长者的视力预后不良。

（哈尔滨医科大学附属第一医院眼科医院　滕　岩）

参考文献

[1] 胡兆科, 邓延伟, 高汝龙. 大泡状视网膜脱离及其眼底荧光血管造影分型[N]. 眼科学报, 1991, 7(4): 172–175.

[2] 林乃岗, 黄玉珍, 高汝龙. 大泡状视网膜脱离(附2例报告)[J]. 眼科新进展, 1985, 5(4): 19–22.

66. 急性视网膜坏死综合征

病例报告

患者，男，53岁，因右眼视力下降1个月，左眼失明3个月来医院就诊。既往双眼视力好。患者1个月前无明显诱因而出现右眼视力下降，进行性加重，未进行任何治疗。5个月前患者患感冒，治愈10天左右，左眼眼前出现黑影，视力下降，无明显眼红、眼痛，先后于两家眼科医院住院诊治，均以左眼葡萄膜炎给予糖皮质激素全身静脉滴注和眼局部注射及点眼治疗（药物、剂量、时间不详），视力进行性恶化。3个月前因左眼眼压高以左眼新生血管性青光眼行左眼睫状体冷凝术，左眼失明。1个月前右眼出现同左眼相同症状，视力无痛性逐渐下降，患者未能陈述视力下降特征，未进行特殊治疗。患者因左眼视力治疗效果不佳丧失治疗信心而延迟就诊。患者家族健康，近半年未到异地。

全身检查无异常。眼科检查：右眼视力0.3，矫正不提高，眼压16mmHg；眼睑无红肿，结膜睫状充血，角膜透明，内皮散在白色星形KP（＋），前房常深，丁达尔现象（－），Cell（＋），虹膜纹理清，无结节；瞳孔正圆，3mm×3mm，光反应（＋），晶状体轻度混浊；散瞳后查玻璃体细胞（＋＋），下方周边部炎性混浊严重，视盘边界不清晰、色略淡，黄斑区形态大致正常，视网膜动、静脉细，颞下、鼻下视网膜动脉呈白线状，下方周边部静脉可见血管壁白鞘，后极部至周边部大片视网膜黄白色坏死病灶，周边部视网膜全周神经上皮层明显变薄，多处色素脱失与增殖，未见视网膜脱离（图66-1）；左眼无光感，眼压9mmHg；眼睑无红肿，结膜无充血，角膜透明，散在尘状KP(＋)，房水清，前房常深，瞳孔闭锁，基本正圆，大小约4mm，虹膜布满新生血管，晶状体白色混浊，眼后节窥不见。

辅助检查：①Torch检测系列示HSV-1IgM、IgG阳性；②B超提示双眼玻璃体腔混浊声像，左眼视网膜脉络膜结构不清；③FFA提示右眼动、静脉充盈时略延长，视盘染色，视网膜闭塞性血管炎及色素上皮损害（图66-2）。

临床诊断为双眼急性视网膜坏死综合征，左眼新生血管性青光眼（眼压控制）。

治疗方案如下。

1. 药物治疗

（1）阿昔洛韦静脉应用后改口服。

（2）3日后口服糖皮质激素，6周后停药。

（3）口服扩张血管药物。

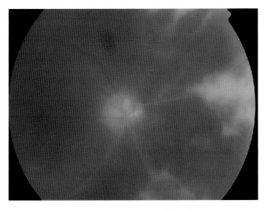

图 66-1　右眼眼底图像

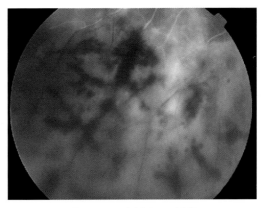

图 66-2　右眼 FFA 图像

2. 光凝治疗　入院后第 2 天即行光凝治疗，沿坏死灶周围及 FFA 提示周边部视网膜血管炎范围光凝，Ⅲ级光斑。

3. 手术治疗　光凝后 37 天视网膜呈漏斗状脱离，入院后行玻璃体切割、重水、激光、气交、硅油填充术，术后 3 个月最佳矫正视力 0.1，眼压 18mmHg。患者惧怕取油，定期随诊，未取油。

疾病介绍

1971 年日本学者首先报道急性视网膜坏死综合征（ARN）病例，预后极差。ARN 是疱疹家族病毒引起的一种特殊类型葡萄膜炎，其临床特征是葡萄膜炎、闭塞性视网膜血管炎、视网膜坏死和继发性视网膜脱离等，致盲率极高。疱疹家族病毒侵袭机体后潜伏在体内，在机体免疫力降低或某一特定条件下被激活侵及眼球而发病。ARN 发病前后可伴全身病，也有与颅脑损伤、颅脑手术、神经病变等因素有关，发病时症状轻重不一，眼部体征随病程多种多样。ARN 早期视力不受影响或轻度受累，可伴轻度眼红、眼痛，眼压增高，在我国 ARN 患者早期眼压增高并不明显。ARN 在发病早期可有睫状充血、巩膜炎或单侧病毒性角膜炎。前房内可见尘状或羊脂状 KP，少量房水细胞，少数患者无前房炎症，虹膜纹理不清常见，很少发生虹膜后粘连。轻中度玻璃体炎性混浊、周边部闭塞性视网膜动脉炎和界限清晰的视网膜坏死灶是早期诊断的依据。视网膜血管炎和视网膜坏死灶同时或先后出现，视网膜血管炎主要累及视网膜动脉，静脉炎少见，视网膜坏死灶早期多呈拇指状，界限清晰，随病程坏死灶伸出伪足样触角向周围及后极部发展，坏死灶略厚于视网膜，相邻的小坏死灶可逐渐融合成一个大坏死灶，甚至影响整个周边部视网膜。

ARN 在疾病中期主要临床表现是视力下降后会略有提高，前葡萄膜炎表现好转，玻璃体逐渐或突然混浊后缓慢好转，周边部视网膜在玻璃体混浊好转后可见视网膜前增殖膜形成，渔网状视网膜裂孔或融合成巨大裂孔。晚期患者视力显著下降，视网膜脱离发生率很高。此时周边部视网膜严重萎缩变薄，仅剩白线状视网膜血管的渔网状裂孔或多个小裂孔融合成的巨大裂孔，视网膜多呈漏斗状脱离。在玻璃体混浊前进行 FFA 检查可见闭塞性视网膜动脉炎及坏死灶内斑驳状荧光，有时伴有视盘强荧光、染色、黄斑区染料积存。早期血常规结果为白细胞总数及中性粒细胞增高，中晚期因全身或局部激素的使用使血液检查指标多项异常。

讨 论

近年来随着对 ARN 发病机制的了解和诊疗水平的提高，预后有所改善。抗病毒药物、激光、玻璃体视网膜手术仍是治疗三要素。抗病毒药物和糖皮质激素主要是预防对侧眼的发病和减轻患眼视神经病变，单纯药物治疗，患者视网膜脱离的发生率仍然很高，因此适时的激光和玻璃体手术成为保存有用视力的关键。

预防性光凝对减少 ARN 视网膜脱离的作用存在争议。抗病毒和糖皮质激素治疗后病情相对稳定者，可早期进行视网膜激光治疗。笔者观察一组病例，16 只眼病变范围不超过 1/4 象限，2 只眼 1/2 周坏死灶，1 只眼全周周边部坏死灶，所有病例应用抗病毒和激素后病灶无扩大，应用激光光凝效果较好。激光治愈组病变一般具有以下特征，发病早期确诊并接受药物治疗，眼内葡萄膜炎症轻，视网膜动脉炎范围在周边部，坏死灶基本局限在动脉炎范围内。在激素和抗病毒药物的治疗下，视网膜光凝尽早进行，否则玻璃体严重混浊后无法进行光凝，如果视网膜坏死灶突破光凝范围，可重复光凝。药物和光凝治疗后坏死灶仍向后极部或周边部发展融合，周边病灶超过 1/2 象限，边缘增殖牵引，或玻璃体严重混浊则考虑进行早期玻璃体视网膜手术。

急性视网膜坏死综合征晚期视网膜脱离的发生率很高，手术方式复杂，并发症多，视力预后很差，因此手术时机选择十分重要。对 ARN 患者激光治疗后需要认真观察其病情变化，发现坏死灶扩大、周边部视网膜牵引明显、玻璃体混浊明显加重者应尽早手术。ARN 视网膜脱离有巩膜扣带术、玻璃体视网膜手术及两种术式联合。巩膜扣带术一般应用于葡萄膜炎已经稳定，裂孔单一，视网膜脱离范围局限，视网膜表面牵引轻微的病例。大多数患者最终还是选择玻璃体视网膜手术。ARN 视网膜脱离玻璃体切除术后眼内填充首选是硅油，硅油的惰性性质可抑制病毒复制和视网膜炎症反应，减少视网膜增殖，稳定病情，预防术后视网膜再脱离。

（哈尔滨医科大学附属第二医院眼科医院 王绍伟 原慧萍）

参考文献

[1] Urayama A, Yamada N, Sasaki Y, et al. Unilateral acute uveitis with retinal periartertis and detachment[M]. Jpn J Clin Ophthalmol, 1971, 25: 607–619.

[2] 王绍伟, 张少冲, 李梅, 等. 急性视网膜坏死综合征的误诊分析[J]. 中国实用眼科杂志, 2008, 23(3): 245–247.

[3]　闫宏, 麦桂英, 易长贤, 等. 急性视网膜坏死综合征的眼底血管造影[J]. 中华眼底病杂志, 2005, 21: 100−102.

[4]　MS Blumenkranz, WW Culbertson, JG Clarkson, et al. Treatment of the acute retinal necrosis syndrome with intravenous acyclovir[J]. Ophthalmology, 1996, 93: 296−300.

[5]　T Hudde, C Althaus, R Sundmacher, et al. Acute retinal necrosis syndrome. Argon laser coagulation for prevention of rhegmatogenic retinal detachment[J]. Ophthalmologe, 1998, 95: 473−477.

[6]　H Ahmadieh, M Soheilian, M Azarmina, et al. Surgical management of retinal detachment secondary to acute retinal necrosis: clinical features, surgical techniques, and long−term results[M]. Jpn J Ophthalmol, 2003, 47: 484−491.

[7]　HR McDonald, H Lewis, AE Kreiger, et al. Surgical management of retinal detachment associated with the acute retinal necrosis syndrome[M]. Br J Ophthalmol, 1991, 75(8): 455−458.

[8]　Matsuo T. Vitrectomy and silicone oil tamponade as an initial surgery for retinal detachment after acute retinal necrosis syndrome[J]. Ocul Immunol Inflamm, 2005, 13(1): 91−94.

67. MOG 抗体阳性的 NMOSD

病例报告

患者，女，17 岁，因右眼转动时疼痛 1 周，视力明显下降 2 天，于当地医院行球后注射（具体药物及剂量不详），患者自觉症状未见好转，于 2022 年 2 月 3 日以球后视神经炎在神经科接受治疗。患者自诉 5 年前脑炎病史，否认糖尿病、高血压、SLE 等全身系统性疾病和传染性疾病。查体示一般情况良好，眼科检查：右眼视力 0.12，左眼视力 1.0；左眼未见明显异常，右眼睑无外翻，结膜无充血，角膜明，前房常深，房水清，瞳孔圆，RAPD（＋），晶状体透明，玻璃体透明，视盘色淡，略隆起，边界模糊，血管走形正常，黄斑中心凹反光（—）（图 67-1）。VEP：右侧 P100 潜伏期延长，左侧 P100 潜伏期正常，双侧 P100 振幅正常，右侧较对侧降低。FFA：早期视盘荧光渗漏，边缘模糊，静脉期视盘强荧光（图 67-2）。视盘 OCT显示：右眼视盘轻度隆起（图 67-3）。颅脑、颈部 MRI：未见显著变化。抗髓鞘少突胶质细胞糖蛋白抗体（MOG）阳性 1：100（图 67-4）。血细胞分析：白细胞、中性粒细胞升高，淋巴细胞降低。2022 年 2 月 3 日给予甲泼尼龙 1g 加入 0.9% 氯化钠注射液 250mL，静脉滴注，每日 1 次。3 天后改用甲泼尼龙 0.5g 加入 0.9% 氯化钠注射液 250mL，静脉滴注，每日 1 次。3 天后改用甲泼尼龙琥珀酸钠 240mg 加入 0.9%氯化钠注射液 250mL，静脉滴注，每日 1 次。3 天后改用甲泼尼龙琥珀酸钠 120mg加入 0.9% 氯化钠注射液 250mL，静脉滴注，每日 1 次。3 天后改用醋酸泼尼松龙片

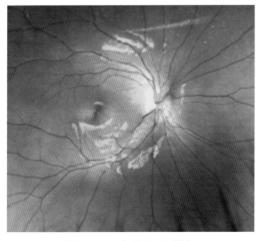

图 67-1　右眼 SLO 图像

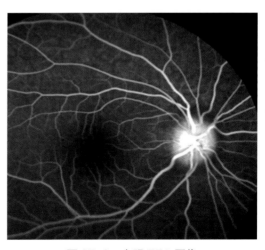

图 67-2　右眼 FFA 图像

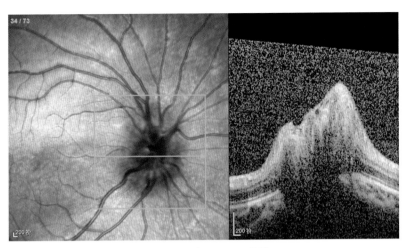

图 67-3 右眼 OCT 图像

性 别 女	住院/门诊号		送检标本	血清
年 龄	房/床号		标本情况	无肉眼可见异常
联系电话	申请医生 焦红		采样时间	2022-02-05
临床诊断	医院标识		接收时间	2022-02-05 14:28:30

项 目	检测方法	结 果	单位	提示	参考值
中枢神经系统脱髓鞘病鉴别诊断套餐(血)					
抗水通道蛋白4抗体(AQP4)	CBA法	阴性 (-)			阴性 (-)
抗髓鞘少突胶质细胞糖蛋白抗体(MOG)	CBA法	**阴性 (+) 1:100**			阴性 (-)
抗胶质纤维酸性蛋白(GFAP)抗体	CBA法	阴性 (-)			阴性 (-)
抗髓鞘碱性蛋白抗体(MBP)	CBA法	阴性 (-)			阴性 (-)

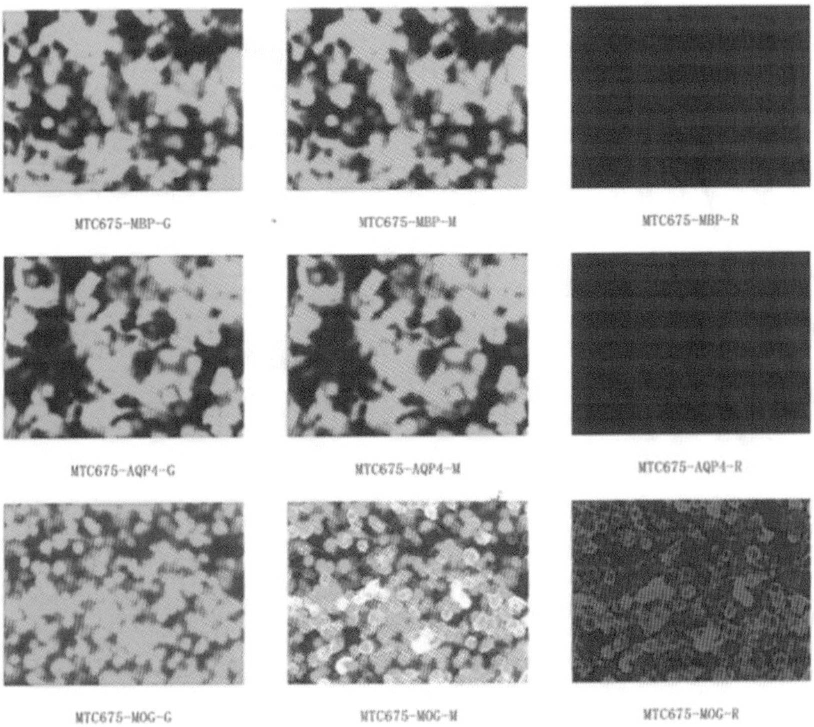

MTC675-MBP-G MTC675-MBP-M MTC675-MBP-R

MTC675-AQP4-G MTC675-AQP4-M MTC675-AQP4-R

MTC675-MOG-G MTC675-MOG-M MTC675-MOG-R

图 67-4 MOG 及 AQP4 实验室检查结果

60mg，每日晨起顿服。1周后改用醋酸泼尼松龙片 50mg，每日晨起顿服。1周后改用醋酸泼尼松龙片 40mg，每日晨起顿服。1周后改用醋酸泼尼松龙片 35mg，每日晨起顿服，后每周递减 5mg 直至口服 15mg，维持剂量，目前仍服用；每日给予人免疫球蛋白 20g，激素冲击治疗期间口服钙剂、补充钾及营养神经治疗。2022 年 8 月 10 日复查视力双眼 1.0，右眼视盘色淡红，边界清。视盘 OCTA：未见明显视盘新生血管，视盘水肿状态改善（图 67-5）。视盘 OCT：视盘水肿状态改善无明显隆起（图 67-6）。

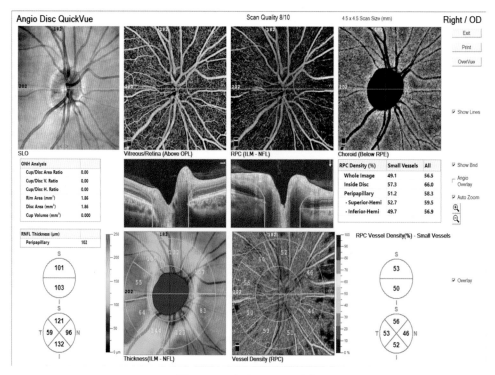

图 67-5　右眼 OCTA 图像

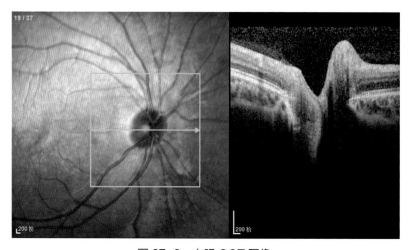

图 67-6　右眼 OCT 图像

疾病介绍

脱髓鞘性视神经炎（DON）泛指视神经的炎症脱髓鞘病变，可引起青壮年的急性亚急性视力下降，DON 全球发病率为 1.0/10 万 ~5.36/10 万，男女比约为 1：3，典型的 DON 包括特发性 DON（IDON）、视神经脊髓炎谱系疾病（NMOSD）、相关性视神经炎（NMOSD-ON）及多发性硬化（MS）相关性视神经炎（MS-ON）。视神经脊髓炎（NMO）在欧美中枢神经系统脱髓鞘疾病中仅占 1%~2%，而亚洲人可达 24%~48%。NMOSD-ON 是我国中青年 DON 患者中最常见的视神经病变，5 年复发率高达 80%，致盲及致残率高，近半数患者发生单眼盲。

NMOSD-ON 是一种以严重发作性的视神经炎和（或）长节段横贯性脊髓炎为表现的罕见中枢神经系统脱髓鞘疾病。2004 年特异性抗体水通道蛋白 4（aquaporin 4，AQP-4）抗体的发现使 NMO 成为不同于 MS 的独立疾病实体，也促进了其诊断标准的修订和治疗的发展。NMOSD 诊断标准分为 AQP-4 抗体阳性组和阴性组，其中阴性组具有更为严格的诊断附加条件，临床上，10%~25% 的 NMOSD 患者血清中，AQP-4 抗体的表达为阴性，髓鞘少突胶质细胞糖蛋白（MOG）是中枢神经系统髓鞘最外层的一种蛋白质，MOG 抗体为免疫球蛋白 IgG1 的一种亚型。国外研究显示，在 AQP-4 抗体阴性的 NMOSD 患者人群中，约 1/3 患者血清中 MOG 抗体阳性，但 MOG 抗体不仅存在于 NMOSD 中，在急性播散性脑脊髓炎（ADEM）、视神经炎（ON）、脊髓炎、脑炎中亦有少量人群存在 MOG 抗体的表达。

2015 年提出的有关 NMOSD 的最新国际诊断标准，将 AQP-4 抗体阳性的视神经炎纳入 NMOSD，其治疗不同于经典 MS，早期需要使用免疫抑制剂预防复发。越来越多的研究结果表明，MOGAD 及其局限型视神经炎的发病机制不同于 MS 和 NMOSD。MOG-ON 在儿童和复发视神经炎患者中多见，部分具有慢性复发性炎性视神经病变（CRION）的特点，糖皮质激素治疗反应较好，但糖皮质激素有依赖性、易复发。

NMOSD 合并 AQP-4 抗体和 MOG 抗体阳性明确诊断后推荐及早进行甲泼尼龙静脉输注（IVMP）治疗。治疗方案：注射用甲泼尼龙琥珀酸钠 1g/d（儿童建议每千克体重 20~30mg/d），连续静脉输注 3~5 天，后序贯减量，改为口服醋酸泼尼松（1mg/kg）或同等有效剂量甲泼尼龙。IDON 或 MS-ON 可快速停用糖皮质激素，其他亚型视神经炎序贯减量，至少维持 4~6 个月，以避免早期复发。

讨 论

MOG 抗体阳性炎性脱髓鞘疾病患者男女比例差异较小，与 AQP-4 抗体阳性 NMOSD 患者相比，发病年龄小，首次发作以 ADEM、视神经炎及脊髓炎为主，易出现肢体抽搐症状，少见 NMO 典型头部核磁病灶，倾向于累及下段脊髓，预后较好。

NMOSD 主要累及女性，女男患病比例高达（9~11）：1，一项包含 197 例 MOG 抗体阳性炎性脱髓鞘疾病患者的研究中发现，MOG 抗体阳性炎性脱髓鞘疾病患者男女比例为 1：1，平均发病年龄为 36.5 岁，11% 的患者合并其他自身免疫疾病。磁共振成像在诊断中枢神经系统脱髓鞘疾病中具有重要的作用，MOG 抗体阳性炎性脱髓鞘疾病患者很少表现典型的核磁头部病灶，而 AQP-4 抗体阳性 NMOSD 患者表现典型的头部核磁病灶可达 90% 左右。MOG 抗体阳性炎性脱髓鞘疾病患者则更倾向于累及下段脊髓，甚至脊髓圆锥。对于具有不典型脱髓鞘患者，可完善血及脑脊液 MOG 抗体检测，以进一步明确诊断，协助判断患者预后情况。

（哈尔滨市第四医院　王春亭　哈尔滨医科大学附属第二医院　张中宇）

参考文献

[1] Rodriguez M, Siva A, Cross SA, et al. Optic neuritis: a population-based study in Olmsted County, Minnesota[J]. Neurology, 1995, 45(2): 244-250.

[2] Braithwaite T, SubramanianA, PetzoldA, et al. Trends in optic neuritis incidence and prevalence in the UK and association with systemic and neurologic disease[J]. JAMA Neurol, 2020, 77(12): 1-11.

[3] ToosyAT, MasonDF, MillerDH. Optic neuritis[J]. Lancet Neurol, 2014, 13(1): 83-99.

[4] WingerchukDM, BanwellB, BennettJL, et al. International consensus diagnostic criteria for neuromyelitis optica spectrum disorders[J]. Neurology, 2015, 85(2): 177-189.

[5] ChanKH, LeeR, LeeJC, et al. Central nervous system inflammatory demyelinating disorders among Hong Kong Chinese[J]. J Neuroimmunol, 2013, 262(1-2): 100-105.

[6] Lennon VA,Wingerchuk DM, Kryzer TJ, et al. A serum autoantibody marker of neuromyelitis optica: distinction from multiplesclerosis[J]. Lancet, 2004, 364(9451): 2106-2112

[7] Dos PGR, Oliveira LM, da CBK, et al. MOG-IgG-associated optic neuritis, encephalitis, and myelitis: lesons learned from Neuromyelitis optica spectrum disorder[J]. Front Neurol, 2018, 9: 217.

[8] Cobo-Calvo A, Ruiz A, Mailart E, et al. Clinical spectrum and prognostic value of CNS MOG autoimmunity in adults: The MOGADOR study [J]. Neurology, 2018, 90 (21): 1858-1869.

68. 霜样树枝状视网膜血管炎

病例报告

患者，男，43岁。因双眼突发视物模糊，畏光及眼胀痛4天来医院就诊。患者既往无其他病史，身体健康，无遗传病及传染病史。

眼科检查：右眼视力0.02，左眼视力0.04；双眼角膜后尘状KP，前房细胞（＋＋），玻璃体雾状混浊；眼底视盘充血，视网膜水肿、大量片状出血，黄斑水肿，广泛性视网膜血管旁白色渗出物，围绕血管形成白鞘，中周部显著（图68-1）。

辅助检查：综合验光不能矫正；眼底荧光血管造影早期动静脉充盈时间正常，晚期出现广泛性血管旁荧光素着色和渗漏，静脉周围更为明显，视盘强荧光（图68-2）。

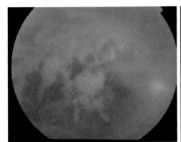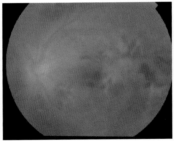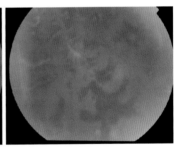

右眼后极部视网膜图像　　　　左眼后极部视网膜图像　　　　周边部视网膜图像

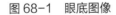

图68-1　眼底图像

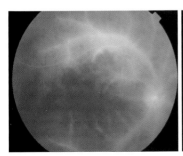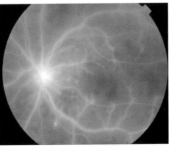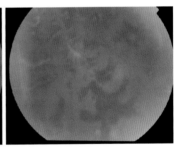

右眼后极部视网膜FFA图像　　左眼后极部视网膜FFA图像　　周边部视网膜FFA图像

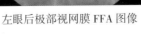

图68-2　眼底造影图像

269

疾病介绍

（一）病因及发病机制

根据患者病前多有感冒病史，急性发病，病毒血清抗体滴度升高及免疫缺陷患者继发巨细胞病毒性（CMV）视网膜炎等特征，推测此病与病毒感染有关。然而短期应用皮质类固醇对本病广泛的血管炎有效又提示它可能是对多种刺激因素产生的特殊血管反应，并可能是由免疫复合物介导的。根据本病在日本好发于青少年这一特征，有学者认为可能是年龄小的患者免疫球蛋白水平相对较低，不足以抵抗病原体的侵犯所致。此种观点难以解释为什么它也可发生于年龄较大的健康人。总之，有关其发病机制尚需进一步研究加以阐明。

（二）临床表现

根据有无伴发全身疾病将本病分为 2 型：一型原因不明，眼底有特征性改变，无合并全身表现，对皮质类固醇治疗敏感，治愈后无复发，有学者将其称为特发型；另一型则是有一定病因，眼底表现较复杂，合并全身疾病，除皮质类固醇外，还须进行病因治疗，此型并发症多，较难治愈，可因全身病变的复发而复发，目前尚未有人对此型命名，有学者称之为全身型。

眼部表现多为突发眼红、有视物模糊、视力下降，可有畏光、眼前黑影等。视力最差者可致光感。特发型多累及双眼。全身型者发病眼与合并感染眼一致，累及单或双眼。

1. 特发型患者眼前段正常或轻中度虹膜睫状体炎，表现为睫状充血、尘状或线形角膜后沉着、房水闪光或其中可见细胞，玻璃体轻中度尘埃状或雾状混浊。眼底视盘正常或水肿，视网膜水肿，长期水肿可出现硬性渗出，早期黄斑正常，严重者黄斑水肿。本病的特征性眼底改变为广泛性视网膜血管旁白色渗出物，围绕血管形成白鞘，像挂满冰霜的树枝，多以中周部显著，少数以后极部为主，动静脉均可受累，但静脉受累更为明显和严重。血管管径粗细不匀，视网膜可见点或片状出血。严重者视网膜增厚及视网膜脱离。

2. 全身型患者眼底除特征性改变外，多呈现典型 CMV 视网膜炎改变，视网膜局部坏死和渗出病灶，可有点片状出血，或 HIV 视网膜炎棉绒斑等表现，视盘充血、水肿等改变多见。眼底荧光血管造影早期视网膜无异常表现，动静脉充盈时间正常，晚期出现广泛性血管旁荧光素着色和渗漏，静脉周围更为明显，但无血管闭塞征象，可伴视盘强荧光。急性期可出现视野广泛缩窄、生理盲点扩大、视敏度下降、视网膜电图显著异常等改变。

特发型主要发生于健康者，多无任何诱因发病，但也有眼病前 1~5 周患感冒、病毒性结膜炎、皮肤疖疮疹病史的。全身检查多无特殊发现，但也有某些病原体抗体诸如抗单纯疱疹、带状疱疹、EB 病毒、链球菌等抗体滴度轻度增高。合并获得性免疫缺陷综合征（AIDS）的患者可于眼病前数年即确诊为 HIV 感染，且合并机会致病菌如肺孢子虫、口腔白色念珠菌、卡氏肺囊虫、巨细胞病毒等感染，尚可出现卡波西肉瘤。亦有发生了霜样树枝状视网膜血管炎后经检查才发现 HIV 感染的。

（三）治疗与预后

对于特发型，全身使用大剂量皮质类固醇多能奏效。经治疗后视力多能恢复至正常或接近原来水平，少数因发生黄斑部纤维瘢痕、视网膜新生血管等并发症使视力严重下降，须行手术治疗。全身型多为 AIDS 继发 CMV 感染所致，故多数在使用皮质类固醇的同时，静脉滴注抗病毒药物，如丙氧鸟苷等，CMV 视网膜炎与霜样树枝状血管炎可逐渐消退。但不少患者在病情好转或发生严重药物不良反应而减少药量时，炎症又重新复发。

讨 论

霜样树枝状视网膜血管炎或称霜样视网膜静脉周围炎是一种伴有全葡萄膜炎的严重血管炎，因其在血管壁呈现霜样白色渗出酷似冬天白色的霜挂在树枝上而得名。Ito 等于 1976 年首次报道了此病，以后国内外又陆续报道。该病病因尚不确切，视功能损伤严重，目前主要使用糖皮质激素治疗。它的出现可能是机体某些严重疾病如 AIDS 发生的信号，应引起我们的重视。

本病应与以下疾病鉴别。

1. 急性视网膜坏死综合征，又称桐泽型葡萄膜炎，以视网膜和脉络膜动脉的严重阻塞性血管炎，弥漫性坏死性视网膜炎，中度或重度玻璃体混浊和多发性孔源性视网膜脱离等为特征。未使用抗病毒药物时，病变发展迅速。根据眼底荧光血管造影和临床表现不难将二者区别开来。

2. 中间葡萄膜炎，此病玻璃体混浊明显，并往往呈雪球状，典型的病例会出现睫状体平坦部雪堤状改变。霜样树枝状血管炎则不会出现这些改变，且一般不发生血管闭塞。

3. 视网膜静脉周围炎也多累及周边视网膜静脉分支，管壁伴有白鞘或混浊，但其血管扩张迂曲，并以玻璃体内反复大量积血为其特征，易与霜样树枝状视网膜血管炎相鉴别。此外，尚应与能够引起视网膜静脉周围炎的其他病因相鉴别。

（哈尔滨医科大学附属第四医院　刘国丹　韩　清）

参考文献

[1] 金浩丽, 杨培增. 霜样树枝状视网膜血管炎[J]. 中华眼底病杂志, 1998, 3: 791–792.

[2] 杨培增, 李绍珍. 葡萄膜炎[M]. 北京: 人民卫生出版社, 1998: 199–216.

[3] 张惠蓉. 眼底病图谱[M]. 北京: 人民卫生出版社, 2007: 326.

69. 交感性眼炎

病例报告

患者，女，35岁，右眼被玻璃崩伤3小时，伴眼痛、视力下降，于2021年7月行急诊手术：右眼角巩膜裂伤缝合术、前房冲洗术、内容物还纳术、瞳孔成形术、眼睑裂伤缝合术（图69-1）。1周后行二期手术：右眼玻璃体切除、晶状体切除、虹膜根切、气液交换、硅油填充术。3个月后，左眼并发交感性眼炎，视力下降。眼科检查：右眼视力指数/20cm，左眼视力0.3；右眼前节角膜斑翳，前房浅，晶状体已摘除（图69-2），硅油填充在位，视网膜复位良（图69-3）。OCT：黄斑区平复，视网膜结构正常，硅油界面位于视网膜上（图69-4）。FFA：视盘早期高荧光，晚期荧光积存，视网膜弥漫荧光渗漏（图69-5）。左眼角膜透明，房水清，晶状体透明，玻璃体透明，眼底可见视盘边界清，后极部水肿，黄斑中心凹（-）（图69-6）。OCT：黄斑区脉络膜隆起，少量黄斑区视网膜下积液（图69-7）。无光及自发荧光无明显改变（图69-8）。FFA：视盘晚期荧光少量渗漏，后极部晚期高荧光（图69-9）。给予全身口服激素治疗及免疫抑制剂治疗。治疗后2个月，眼科检查：右眼视力指数/20cm，左眼视力1.0；左眼OCT：黄斑区水肿平复，结构层次完整（图69-10）。

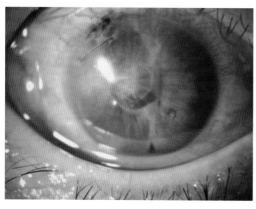

图69-1　右眼一期急诊手术缝合后图像

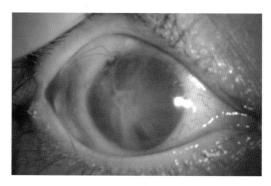

图69-2　术后3个月右眼前节照片图像

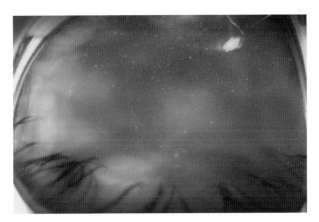

图 69-3 术后 3 个月右眼 SLO 图像

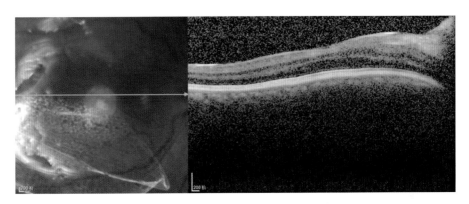

图 69-4 术后 3 个月右眼 OCT 图像

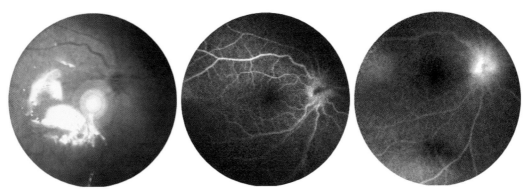

图 69-5 术后 3 个月右眼 FFA 图像

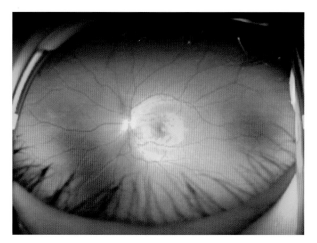

图 69-6　术后 3 个月左眼 SLO 图像

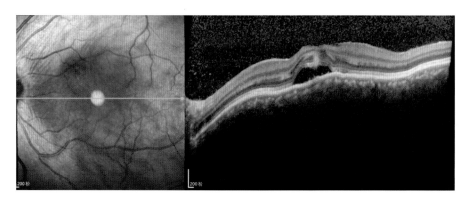

图 69-7　术后 3 个月左眼 OCT 图像

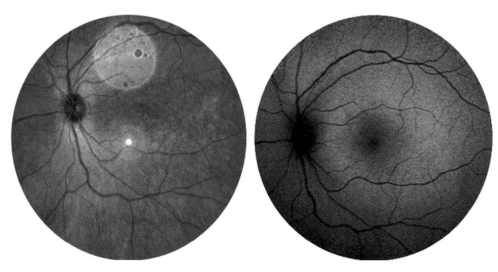

图 69-8　术后 3 个月左眼眼底无光及自发荧光

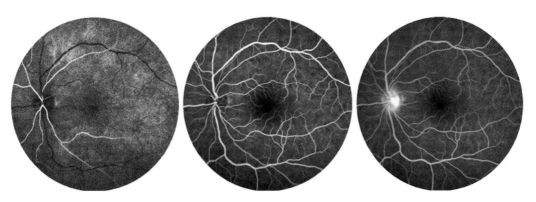

图 69-9 术后 3 个月左眼眼底 FFA 图像

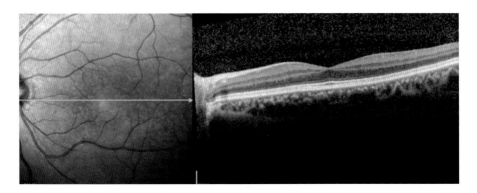

图 69-10 术后 5 个月左眼 OCT 图像

疾病介绍

交感性眼炎（SO）定义为一只眼睛发生穿透性眼外伤或内眼手术后发生的双侧肉芽肿性葡萄膜炎。SO 是一种罕见的疾病，外伤后发病率为 0.2%~0.5%，眼内手术后发病率为 0.01%，通常表现为双侧眼前段前部肉芽肿性葡萄膜炎及脉络膜炎、视网膜脱离、Dalen-Fuchs 结节、后段的晚霞样眼底。希波克拉底最早描述过在一只眼睛受伤后，另一只眼睛会产生"交感性"反应。Bartisch（1583 年）和 Mackenzie（1840 年）认为眼穿透性损伤后引发交感性眼炎。1905 年，Fuchs 通过 35 只眼睛的葡萄膜表现证明了该疾病的组织病理学。尽管在过去几十年中，手术数量不断增加，但眼外伤仍然是造成 SO 的主要原因。目前微创及小切口的眼部外科手术，并不能减少 SO 的发病率，玻璃体视网膜手术中交感性眼炎的预估风险为 1：1100。受伤眼一般称为诱发眼，对侧眼被称为交感眼。外伤或手术后至 SO 发病时间从几天到几十年不等，80% 的患者发生在诱发眼受伤后 3 个月内，90% 的患者发生在 1 年内。

（一）SO 的多模影像

在交感性眼炎炎症开始时，SO 的 FFA 特征与肉芽肿性炎症的慢性或慢性复发阶段不同，SO 的 FFA 早期临床表现局限于眼底后葡萄膜炎，进而发展为全葡萄膜炎。

SO 最初的表现为初始的高荧光泄漏或多个低荧光点与染色池在后期阶段产生，典型的视网膜色素上皮 (RPE) 水平的高荧光多灶性染色渗漏（图 69-11）。

SO 的第一种 FFA 高荧光渗漏的模式较常见，几乎与 VKH 疾病的急性期相同；第二种模式的 FFA 特征与急性后局灶性胎盘色素上皮病 (APMPPE) 相似，在血管造影早期是低荧光病灶，随后这些病灶变成高荧光。第二种模式的 FFA 较少见，与相应 FFA 上的高荧光点相比，SO 患者的 ICGA 上有多个低荧光点，ICGA 表现出在整个分期中持续存在的低环化斑点，这些斑点可能是由脉络膜细胞浸润和 Dalen-Fuchs 结节或上覆水肿所致（图 69-12）。

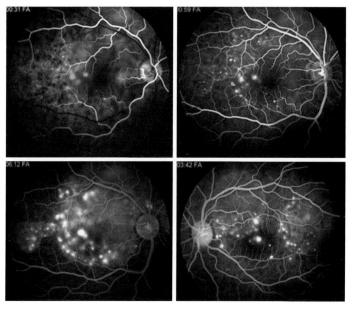

图 69-11　SO 患者 FFA 示高荧光多灶性染色渗漏

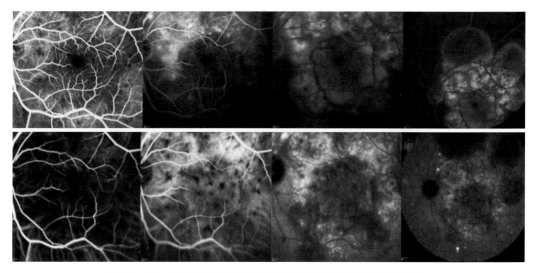

图 69-12　ICGA 表现出在整个分期中持续存在的低环化斑点

SD-OCT、EDI-OCT 及 SS-OCT 被广泛用于视网膜疾病和葡萄膜炎的诊断和治疗，急性期的 SO 特征是神经感觉视网膜的多灶浆液分离，这种液体积聚在 SD-OCT 上表现为神经感觉视网膜和下方 RPE 之间的空隙（图 69-13）。

在 SO 和 VKH 中报道的特征是，在某些情况下存在高反射性隔（可能是纤维蛋白制造的）穿过分离并将其分成袋，SD-OCT 还可以用于成像和跟踪 Dalen-Fuchs 结节的演变，SO 病变表现为圆形高反射区，位于视网膜外层，干扰 RPE 和视网膜外层带。在治疗后，病灶通常会消退，但 RPE 中断可在治疗后出现好转（图 69-14）。

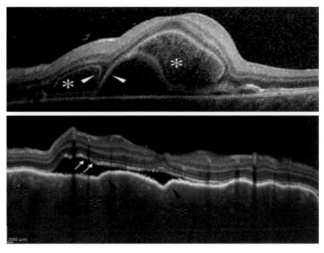

图 69-13　SO 特征是神经感觉视网膜的多灶浆液分离

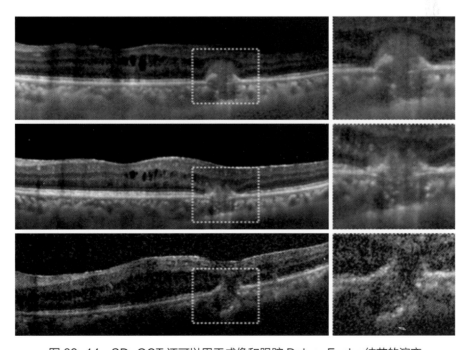

图 69-14　SD-OCT 还可以用于成像和跟踪 Dalen-Fuchs 结节的演变

（二）SO 的诊断、病因和临床表现

1. SO 的诊断　交感性眼炎的关键标准：①有单侧眼外伤或手术史的双侧葡萄膜炎；②前房和玻璃体炎症或累及脉络膜的泛葡萄膜炎。

2. SO 的病因　SO 的病因尚未明确，临床上缺乏特异性的实验室检查指标，其诊断主要依赖于病史、典型的临床表现和体征以及眼科影像学检查。因此，影像学检查是辅助诊断、确定严重程度以及评估随访期间治疗反应的有效手段。

3. SO 临床表现　SO 临床表现复杂多样，临床症状包括视力逐渐模糊、疼痛、畏光、视力减退和飞蚊症。当发生双侧急性前葡萄膜炎时，可表现为羊脂状角膜后沉着物，虹膜淋巴细胞浸润导致的虹膜增厚和粘连，睫状体功能失代偿或小梁网堵塞而引起的眼压变化。后葡萄膜炎之后可发生中度至重度玻璃体炎，后极部及赤道中部有黄白色 RPE 病变，称为 Dalen-Fuchs 结节。同时还伴发视盘炎、脉络膜炎、渗出性视网膜脱离或脉络膜肉芽肿。未经及时治疗的 SO 可能会发展成复杂的长期病程，伴有反复发作的急性炎症，以及持续数月至数年的间歇性静止期。SO 并发症包括青光眼、白内障、慢性黄斑病变、脉络膜新生血管形成以及脉络膜、视网膜乃至视神经萎缩和眼球萎缩，病情迁延，最终可能致盲。

4. SO 的治疗　对于 SO 充分的治疗包括早期积极的抗炎治疗和免疫调节治疗，除了控制前房刺激的局部类固醇外，大剂量口服类固醇方案至关重要。建议的初始剂量为约 1mg/kg 的泼尼松龙，并在 2~3 个月内缓慢逐渐减少。SO 与眼睛的灾难性预后相关，但通过严格的免疫抑制应用会取得更好的效果，类固醇单一疗法往往难以长期使用，常见的药物是环孢素 A 和硫唑嘌呤，阿达木单抗已经开始应用于 SO 的治疗。对于难治性 SO 的系统治疗和系统性不良事件，采用玻璃体内类固醇注射也是一种选择，玻璃体腔注射曲安奈德在这方面显示出良好的效果。如果需要进行多次玻璃体内注射，缓释制剂，如地塞米松和氟罗西诺酮－丙酮植入物可以成功地延长治疗间隔。关于手术治疗，虽然过去曾对受伤眼睛进行快速眼球摘除，但如今眼球摘除的适应证更加严格，穿透性损伤本身并不保证眼球摘除的适应证，一旦 SO 爆发，眼球摘除术对疾病进程的影响是非常值得怀疑和有争议的。

（三）SO 与 VKH

VKH 被认为是由针对黑素细胞相关抗原的自身免疫反应介导的，SO 没有 VKH 疾病的典型进化过程。与 VKH 病相比，SO 的视觉预后更差，治疗时间更长，SO 患者表现出晚霞样的眼底较 VKH 少见，研究还表明，SO 系统性的全身表现并不常见。VKH 与 SO 在两种疾病的眼部病理学方面几乎没有差异，尽管 S- 抗原、视紫红质、光感受器视黄蛋白结合蛋白、黑色素抗原是假定的自身抗原，其特定抗原尚未鉴定。因此，不同临床进程的机制需要进一步研究。

讨 论

交感性眼炎是一种十分严重的双眼致盲性疾病，到目前为止，交感性眼炎的发生原因仍未完全明了。目前并无临床证据提示 SO 可通过药物进行预防，因而早期发现、及时治疗是最佳选择。既往有学者提出，可通过摘除诱发眼来预防 SO 的发生；但临床观察证明，摘除诱发眼并不能降低 SO 的发病率。此外，由于多数情况下诱发眼的远期视力可能优于交感眼，摘除诱发眼临床收益不佳。但当诱发眼外伤严重到无法修复时，需要采取眼球摘除手术或眼内容剜除术。除非巩膜壁的损伤难以修补，否则眼内容剜除术优于眼球摘除术，因其不但保证了美观，也减少了并发症。

交感性眼炎的发病率极低，且通过药物治疗可使患者的炎性反应得到完全控制，视力通常可得到一定恢复，因此眼球摘除术和眼内容摘除术并非交感性眼炎的首选预防和治疗方法，尤其在受伤眼还保留一些功能时。对于已发生交感性眼炎的患者，眼球摘除术或眼内容摘除术已不具备预防作用，并且视力预后无差别，因此保护眼球的完整性及药物治疗仍为首选方法。

（哈尔滨医科大学附属第二医院　王　悦　张中宇）

参考文献

[1] 李伊茗, 颜华. 交感性眼炎临床诊疗的研究现状与进展[J]. 中华眼底病杂志, 2020, 36(09): 730-734.

[2] AlbahlalA, Al DhibiH, Al ShahwanS, et al. Sympathetic ophthalmia following diode laser cyclophotocoagulation[J]. Br J Ophthalmol, 2014, 98(8): 1101-1106.

[3] 狄宇, 叶俊杰. 交感性眼炎的研究现状 [J]. 中华眼科杂志, 2017, 53(10): 778-782.

[4] 李柏军, 刘身文, 刘静雯, 等. 眼外伤后交感性眼炎相关因素分析[J].中华眼外伤职业眼病杂志, 2016, 38(11): 801-804.

70. 视盘血管瘤

病例报告

患者，男，17 岁。主诉左眼自觉视力下降，近 10 天明显加重。眼科检查：右眼视力 0.6，矫正 1.0，左眼视力 0.3，矫正 0.5，眼底检查可见左眼视盘下方一肾形粉红色瘤体，瘤体内有白色结缔组织（图 70-1）。诊断左眼视盘血管瘤。眼底荧光血管造影：动脉期可见视盘下方瘤体呈斑驳样强荧光团。动静脉期荧光增强。静脉期荧光更强，轻度荧光渗漏边界稍欠清。晚期荧光减弱，有冲洗现象（图 70-2）。

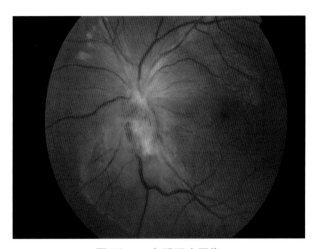

图 70-1　左眼眼底图像

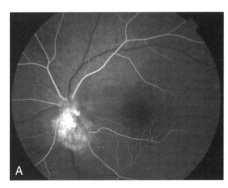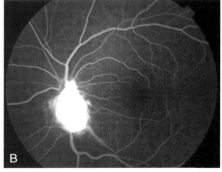

图 70-2　眼底荧光血管造影（待续）

（A）动脉期。（B）动静脉期。

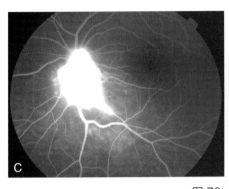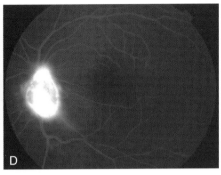

图 70-2（续）

（C）静脉期。（D）晚期。

疾病介绍

（一）病因

视盘毛细血管瘤是先天性发育性血管肿瘤，属 Von Hippel 病。

（二）病理

视盘毛细血管瘤由增生的血管内皮细胞组成，充满血液，视网膜内有许多圆形含有类脂质的细胞，还有大量的增生的神经胶质纤维。

（三）临床表现

发病年龄多在 10~40 岁，呈慢性进展，随着肿瘤的增长及渗漏的出现和加重，致使视网膜水肿、渗出和渗出性视网膜脱离等，对视功能造成严重损害，甚至失明。

视盘毛细血管瘤依据病变位置的深浅及临床表现可分为内生型（局限型）和固着外生型（弥漫型）。临床上常见的是内生型血管瘤，位于视盘和视网膜浅表层，呈类圆和椭圆形，向玻璃体内生长、隆起，颜色多鲜红，少数橙黄色，瘤体因位置不同可遮挡部分视盘和视网膜，亦可全部位于视盘内，边界清楚，表面可有包膜，无明显的供养和回流血管等特征。固着外生型者少见，肿瘤位于视盘一侧并伸入邻近视网膜深层，其中位于视网膜神经上皮中间部位者呈扁平状，隆起不明显，检眼镜下表现为一个边界不清的增厚的灰色灶，又叫固着型；位于视网膜神经上皮外层部位者呈结节状，检眼镜下表现为一个边界不清、轻度隆起的黄色或橘黄色肿瘤，又称外生型。因检眼镜下不易将两者区分开来，故统称为固着外生型。立体眼底荧光血管造影有助于对其位置的判断。肿瘤侵入视网膜深层组织向远视盘方向发展，致视网膜呈灰色弥漫性增厚，故又称弥漫型。肿瘤可呈扇形、肾形、多叶状，颜色可为灰红色、灰黄色、灰色，表面有扩张的视网膜血管分布。在视网膜常有黄色渗出，如视网膜下积聚较多的渗出可导致视网膜脱离，脱离的范围不如视网膜毛细血管瘤广泛。

据眼底荧光血管造影结果应诊断为视盘毛细血管瘤内生型。易与视盘水肿、视神经炎和视盘周围视网膜下新生血管混淆，眼底荧光血管造影有助于诊断和鉴别，早期瘤体显影与视盘相连，之后荧光迅速增强，后期渗漏，再晚期可有冲洗现象。

讨 论

本患者血管瘤位于视盘下方和视网膜浅表层，呈椭圆形，向玻璃体内生长，隆起，颜色多鲜红，少数橙黄色，瘤体遮挡部分视盘和视网膜，边界清楚，表面可有包膜，无明显的供养和回流血管等特征，结合其特殊的眼底荧光血管造影容易确诊。尚需与视盘血管炎和视盘水肿相鉴别。

本病如不发展，定期观察，不必治疗。如病情发展或并发视网膜血管瘤而有出血者，可用激光治疗，但因其所处位置险要，光凝瘤体的同时，视盘周围的神经纤维必定受损，其视力也不可避免的受到影响，特别是瘤体位于视盘颞侧者。相对而言，位于视盘鼻侧部位的肿瘤治疗后视力较好。目前，有人报道应用 TTT 和 PDT 治疗该病可取得比光凝治疗更好的疗效。

（哈尔滨医科大学附属第一医院眼科医院　滕　岩）

参考文献

[1] 黄叔仁, 张晓峰. 眼底病诊断与治疗[M]. 北京: 人民卫生出版社, 2003: 138–139.

[2] 张承芬. 眼底病学[M]. 北京: 人民卫生出版社, 1998: 352–353.

[3] 邓娟, 招永蝉, 戚朝秀. 视盘毛细血管瘤合并视网膜毛细血管瘤的von Hippel病一例[J]. 中华眼底病杂志, 2002, 18(2): 158–159.

71. 视盘小凹合并浆液性视网膜脱离

病例报告

患者，女，22岁。主诉左眼视力下降20天。眼科检查：右眼视力1.0，左眼视力0.5，眼底检查示左眼视盘颞侧颜色局部淡，后极部可见视网膜浅脱离，右眼视盘颞侧可见局部白色深陷（图71-1）；眼底荧光血管造影示双眼视盘上有一边界清楚的局限弱荧光区，左眼轻度荧光素渗漏（图71-2）。OCT可见右眼颞侧视神经大面积缺损，左眼后极部视网膜脱离，视网膜实质内可见液化劈裂腔，液化腔与视盘小凹相通（图71-3）。

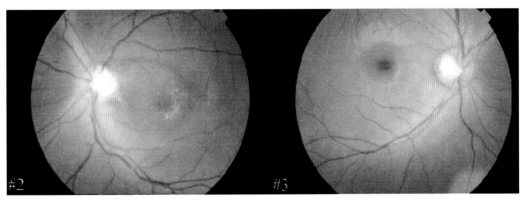

图71-1 眼底图像（左侧为左眼，右侧为右眼）

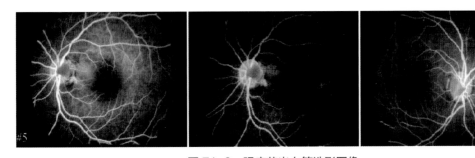

图71-2 眼底荧光血管造影图像

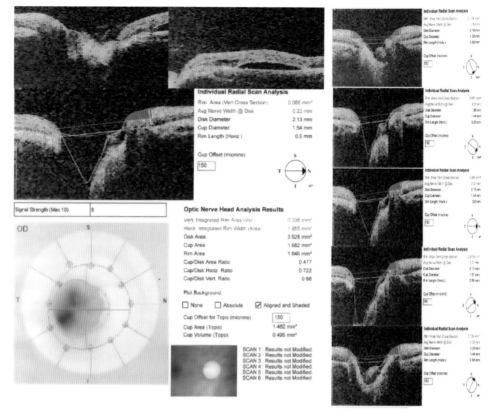

图 71-3　OCT 图像

疾病介绍

（一）病因

先天性视盘小凹是一较罕见的视盘先天发育异常。小凹处神经组织有局部先天性缺损，一般认为是原始视盘细胞异常分化导致胚裂闭合不良所致，可能与胚裂闭合不全有关。视盘小凹在遗传学上表现为常染色体显性遗传，已有报道系 PAX-2 基因发生突变所致。

（二）视盘小凹的发病机制

先天性视盘小凹的发病机制目前仍不清楚，多数学者认为视盘小凹是视盘缺损的最轻类型，是视盘原始上皮细胞的异常分化致使胎裂不完全闭合的一种类型。这种异常分化可导致围绕视神经的蛛网膜下隙和小凹产生异常交通，这是黄斑部浆液性脱离发生的理论依据之一。视盘小凹为视神经实质内先天性缺损，它为脉络膜缺损同胚裂闭合不全所致。从胚胎学来说它们的来源非同一组织，却同时发生。

对产生黄斑部视网膜下液体的来源有五种解释：①液体自玻璃体腔流经小凹而进入视网膜下腔，即小凹与黄斑部病灶之间有潜在通道，黄斑病变为液体从视盘小凹渗漏或扩散于视网膜下；②脉络膜渗漏；③蛛网膜下隙的脑脊液渗漏；④小凹基底部血管渗漏；⑤液体自玻璃体腔经黄斑孔进入。另外，有人认为液化玻璃体和

（或）脑脊液直接自小凹进入视网膜基质层而非视网膜下腔，继而由基质层进入视网膜神经上皮下，引起局部视网膜感觉层脱离，即液体是间接流入视网膜下腔。

（三）先天性视盘小凹的临床表现

视盘小凹发病年龄常见于 30~40 岁，多系单眼，双眼少见，无性别和眼别差异。视盘小凹多见于视盘颞侧，约占 70%，位于中央的约占 20%，其他位置的约占 10%。出现于颞侧的小凹将发生黄斑水肿或视网膜脱离，视盘其他部位的小凹通常均无黄斑损害。单纯的视盘小凹不伴视网膜病变者并无症状，常在体检中偶然发现，部分病例常并发眼底后极部浆液性盘状视网膜脱离，可导致视力急剧下降并有视物变形。检眼镜下观察可见先天性视盘小凹，为发生于视盘内的圆形或椭圆形、颜色灰白或黄色的凹陷。颜色的差异是其中胶质成分不同所致，对应于小凹的视盘附近有色素上皮改变。患眼视盘较大。95% 以上非视盘中心的小凹常伴有视盘周围脉络膜视网膜萎缩。

眼底荧光血管造影示视盘上早期有一边界清楚的局限弱荧光区，晚期为强荧光区。最常见的视野缺损为弓形暗点，另外还包括相应于小凹部位的生理盲点扩大，旁中心暗点，梯样缺损，周边视野缩小，扇形缺损，鼻侧或颞侧阶梯等。但也可不典型，与小凹完全无关或根本不产生视野缺损。视盘小凹在 OCT 的表现为小凹处神经纤维缺损，黄斑病变表现为视网膜劈裂与脱离并存，脱离区与劈裂腔相通，劈裂腔一直延续至小凹处，而视网膜脱离并不直接与小凹相通，劈裂的视网膜内外层间有丝状物相连，可有 2 个或多个大小不等互不关联的脱离并存。

讨　论

视神经来自外胚层，而脉络膜来自中胚层，胚胎达 11mm 时，出现一层玻璃膜（Bruch 膜）与视胚外层分开，胚胎 17mm 时，胚裂应完全闭合不留痕迹。胚裂后端闭合过程复杂，如有干扰则发生中断或延迟闭合，即发生组织缺损。当胚胎达 25mm 时，完全填满视神经纤维，视泡腔不再与前脑相通，如视神经发育延迟或不完全闭合则可能出现视盘小凹。

Lincoff 等（1988 年）曾推测视盘小凹直接与劈裂样视网膜内层分离相交通，内层分离的发生是由于液体自小凹流入神经纤维层，从而在临床上产生一个轻微的相对性暗点。继之随时间延续导致了外层黄斑部裂孔发生，引起致密中心暗点的出现。而由于黄斑部细胞和纤维的重新排列产生了视网膜组织层间的桥样结构，当液体经过视网膜内层的分离/裂隙流入到外层黄斑孔附近时即产生了视网膜外层脱离，因而这种裂隙构成了小凹和视网膜基质层间的间接通道。正因为液体是间接流入视网膜下腔，故这种浆液性黄斑脱离与视网膜色素上皮脱离伴有神经上皮脱离的情形颇为相似，这种脱离在眼底荧光血管造影时不能呈现强荧光。最终外层脱离逐渐增大，内层脱离消失，从而难以与真正的黄斑部浆液性脱离相鉴别。本患者左眼视盘小凹伴黄斑区视网膜脱离，脱离区接近视盘但未见于视盘小凹直接相通，而且在接近小凹处视网膜增厚有劈裂腔，证实 Lincoff 等（1988 年）推测的观点。

本病应与以下眼病鉴别。

1. 原发性开角性青光眼视盘杯形凹陷，先天性视盘小凹是为部分性，不达到边缘，血管无屈膝状改变，视盘周围无萎缩轮，眼压、视野正常。

2. 视盘小凹易合并黄斑区浆液性视网膜脱离可被误诊为"中浆"病变。前者视网膜脱离的边界达视盘边缘。眼底荧光血管造影"中浆"有不同形态的渗漏点，视盘荧光充盈正常。视盘小凹合并黄斑区浆液性视网膜脱离，视盘上早期有一边界清楚的局限弱荧光区，晚期为强荧光区，区外无荧光素渗漏。

对于视盘小凹伴浆液性脱离的治疗效果至今难以达到理想效果，部分原因是对脱离发生机制尚不清楚。传统的治疗方法是阻止液体从小凹流到视网膜。曾采用过的方法包括双眼包扎卧床休息、口服皮质类固醇、激光光凝、热凝和冷凝、视神经鞘减压、经睫状体平坦部玻璃体切割术伴/不伴气液交换、黄斑部外垫压联合睫状体平坦部玻璃体切割术等。

（哈尔滨医科大学附属第一医院眼科医院　滕　岩）

参考文献

[1] 王光璐, 马凯, 张风, 等. 视盘先天异常黄斑病变的光学相干断层扫描[J]. 中华眼底病杂志, 2001, 17(1): 171.

[2] 赵玉霞, 王根生, 刘文茹. 双眼先天性视盘小凹一例[J]. 中华眼底病杂志, 1998, 14(4): 218.

[3] 孙瑞霞, 骆彦君, 骆艳丽. 先天性脉络膜缺损合并视盘小凹1例[J]. 眼科新进展, 2003, 23(2): 126.

[4] 刘瑜玲. 先天性视盘小凹性黄斑病变及其现代治疗.[M] 国外医学眼科学分册, 2003, 27(4): 217–220.

[5] 王雅从, 任骞, 李丽, 等. 先天性视盘小凹一家系二例.[J] 中华眼底病杂志, 2006, 22(6): 421–422.

[6] 李永, 戴虹, 龙力, 等. 应用OCT观察视盘小凹的特征[J]. 中国实用眼科杂志, 2003, 21(12): 908–909.

[7] 张承芬. 眼底病学[M]. 北京: 人民卫生出版社, 1998: 146–147.

72. 视盘血管炎

病例报告

患者，男，17岁。左眼视物模糊2周，以注视区域上部明显，无眼痛头痛，眼部无外伤史，全身健康，无有价值的家族遗传病史。患病后曾口服抗生素和滴用眼药水，病情无变化。眼科检查：右眼视力1.2，左眼视力1.0；右眼未见异常，左眼前节正常，玻璃体透明，眼底视神经盘边界不清，隆起状，视网膜静脉扩张，眼底广泛的前层火焰状出血，视网膜无渗出（图72-1）；视野检查右眼正常（图72-2），左眼出现大范围的环形暗点，与生理盲点相连（图72-3）；OCT检查示右眼形态正常，垂

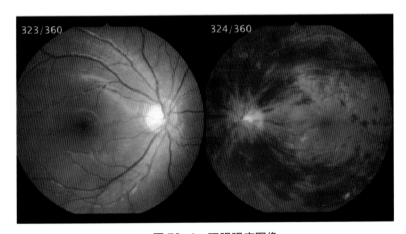

图 72-1　双眼眼底图像

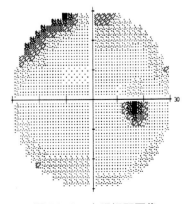

图 72-2　右眼视野图像

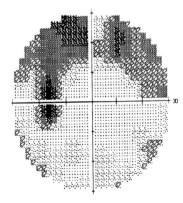

图 72-3　左眼视野图像

直径杯盘比为 0.466（图 72-4 和图 72-5），左眼示视神经盘明显水肿（图 72-6 和图 72-7）；临床诊断左眼视盘血管炎。患者每日静脉滴注左氧氟沙星 0.2g、地塞米松 10mg，肌内注射维生素 B_1、维生素 B_{12}，同时静脉滴注葛根素，左眼球后注射曲安奈德 10mg。用药 1 周后视网膜出血部分吸收（图 72-8），继续用药 1 周，地塞米松减为 5mg，患者自觉症状好转。

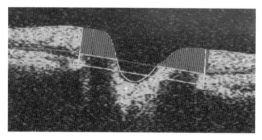

图 72-4　右眼视盘 OCT 图像

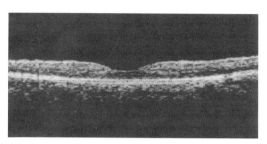

图 72-5　右眼黄斑部 OCT 图像

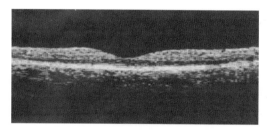

图 72-6　左眼黄斑部 OCT 图像

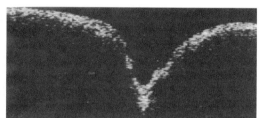

图 72-7　左眼视盘水肿 OCT 图像

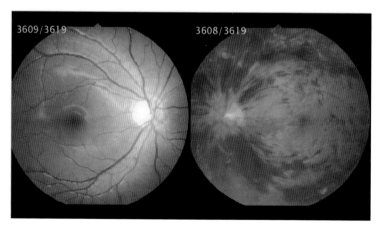

图 72-8　治疗 1 周后双眼眼底图像

疾病介绍

视盘血管炎是指前部视神经的动脉炎或静脉炎，病因不明。因病变部位和受累血管不同，临床表现各异。

（一）临床表现

患者多为健康的青年，发病常在清晨起床后，在弯腰或洗热水澡时突然单眼视力轻度减退，伴有眼前黑点或闪光幻觉。根据临床表现可分为2种类型：视盘水肿型和视网膜中央静脉闭塞型。

1. 视盘水肿型　由筛板前区的睫状动脉炎引起，因缺氧而致视盘组织水肿，组织水肿压迫静脉，阻止血液回流而使视盘水肿更为明显，长期水肿可引起视神经继发性萎缩。检眼镜检查和眼底荧光血管造影检查所见均与颅内高压引起的视盘水肿表现相同，视盘充血，边界模糊，呈明显水肿状，在视盘及其附近有棉絮斑，常分布在视盘周围小动脉旁，也可有小的前层火焰状出血，视盘及其邻近有微血管瘤，视网膜静脉迂曲扩张，常可见视盘上静脉搏动。但本病仅发生在单眼，水肿程度无明显加重，患者无颅内高压的症状和体征，也没有引起视盘水肿的眼眶疾病和全身疾病。

2. 视网膜中央静脉闭塞型　此型患者系因筛板后视网膜中央静脉炎引起，眼底表现为视盘轻度或中度水肿，视网膜中央静脉显著扩张和淤血，视网膜出血较多。眼底荧光血管造影示视盘水肿型视网膜循环时间动脉血管充盈正常，静脉延缓。晚期微血管瘤处有渗漏，主干静脉旁无渗漏，黄斑无异常。视网膜中央静脉闭塞型的视网膜静脉循环时间明显延长，视网膜主干静脉沿途有明显荧光着色，有的可有黄斑水肿。视野改变主要是生理盲点扩大，视盘水肿型更为明显，也可出现暗点。

（二）治疗和预后

本病的患者为青少年，患病时仅为轻度视力减退。治疗时全身查病灶，如有阳性发现，则应针对其进行治疗，一般多无阳性发现。治疗药物首选糖皮质激素，控制视网膜中央静脉炎症和视盘上小血管的炎症，防止静脉血栓形成及向视网膜中央静脉近端扩展，保持筛板区小分支的疏通，建立视网膜—睫状循环。另外可用维生素 B_1、维生素 B_{12}、能量合剂和活血化瘀中药。

本病为自限性疾病，预后一般较好。经过治疗，视盘水肿型一般在数周内，静脉闭塞型在数月内可消退。视力可恢复正常，无严重并发症。

讨　论

视盘内的小血管主要来自后睫状动脉的小分支和视网膜中央动脉的小分支，其临床表现为睫状动脉炎和视网膜中央血管炎，前者呈现颅内压不高性视盘水肿，后者表现视网膜中央静脉阻塞。本患者为年轻男性，虽有视物模糊，但中心视力仍在正常范围，视野表现为与生理盲点相连的上方广泛受累的环形暗点。眼底呈现弥漫浅层出血和视盘水肿，本病的临床诊断为左眼视盘血管炎，属于视网膜中央静脉闭塞型。经过应用糖皮质激素、活血化瘀、神经营养药等治疗，病情好转。

本病主要与视网膜中央静脉阻塞鉴别。

1. 视网膜中央静脉阻塞的缺血型。发病年龄较大，出血范围广，视力损伤严重，视力可降至眼前指数或仅能辨手动。视网膜中央静脉阻塞的非缺血型难于和本病区别，两者临床表现极相似，如若患者年轻，采用糖皮质激素和抗炎治疗疗效显著，可考虑诊断为视盘血管炎。

2. 另一个需要鉴别的疾病是视网膜静脉周围炎，患者自觉视物模糊和眼前漂浮物，双眼受累，可先后发病。眼底病变主要位于周边部，病变的视网膜小静脉纡曲扩张，周围背负白鞘，伴有前层视网膜出血，出血可进入玻璃体，引起严重视力障碍。

（哈尔滨爱尔眼科医院　张士元）

参考文献

[1] 张承芬. 眼底病学[M]. 北京: 人民卫生出版社, 1998: 217–222.

[2] 宰春和. 神经眼科学[M]. 北京: 人民卫生出版社, 1995: 154–155.

[3] 王鸿启. 现代神经眼科学[M]. 北京: 人民卫生出版社, 2005: 107–109.

73. 环形视神经萎缩

病例报告

患者，女，49岁。左眼10年前视物不清，无眼痛、头痛。右眼2年前视力突然下降，体检血压为180/100mmHg，化验肝肾功能正常。眼科检查：右眼视力0.6，左眼无光感；眼底检查示双眼视网膜动脉变细，右眼颞上视网膜动脉分支更为纤细，其所分布的区域视网膜呈灰白色，黄斑区中心凹光反射不清，左眼视盘色苍白。临床诊断为原发性高血压，右眼视网膜颞上动脉分支阻塞，左眼视神经萎缩。入院后给予降血压、降眼压和血管扩张药物，静脉滴注葛根素，经1周治疗，右眼底局部缺血状态改善，右眼视力为0.8，左眼视力无好转。近半年，患者感右眼前发黑，傍晚时尤为明显。眼科检查：右眼视力0.6，左眼无光感。双眼屈光间质透明，右眼视神经盘中央区域圆形，色泽正常，其周围环形带呈苍白色，宽度约为视盘直径的1/4~1/3，视网膜未见出血和渗出，而左眼的视盘色泽呈弥漫性色淡，颞侧更为明显（图73-1）；眼压右眼13mmHg，左眼12mmHg；OCT检查示右眼视盘中央呈盘状隆起，大约相当视网膜厚度的2倍（图73-2），左眼视盘中央亦有隆起，但较右眼低（图73-3）；右眼视野弥漫性视敏度下降，下方视野缩小，鼻下方接近象限缺损（图73-4）。

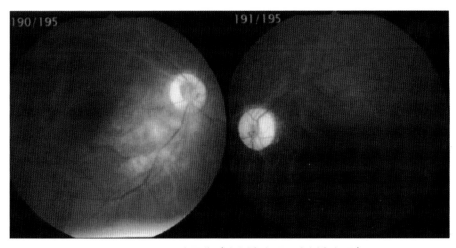

图73-1 双眼底图像（左侧为右眼，右侧为左眼）

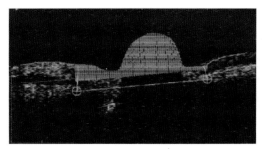

图 73-2　右眼视盘 OCT 图像

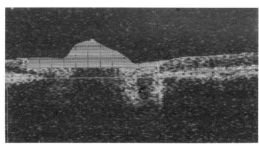

图 73-3　左眼视盘 OCT 图像

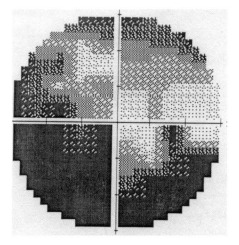

图 73-4　右眼视野图像

疾病介绍

　　视神经是指视觉纤维由视网膜到大脑皮质视觉中枢传导路径中，从视神经盘至视交叉前脚的一段，它由视网膜神经节细胞发出的轴索汇集而成。视神经萎缩是指外侧膝状体前的视神经纤维、神经节细胞及其轴索因病引起的变性萎缩，由此导致视觉传导功能障碍。炎症、退变、缺血、压迫、外伤、中毒、脱髓鞘及遗传性疾病均能引起视神经萎缩。

　　视神经的发病和其结构特点有着密切关系：①环绕视神经纤维束的周围分布有丰富的毛细血管网，在感染和毒性物质的作用下可导致视神经纤维炎症和中毒；②视网膜中央血管经由视神经进入眼内，眶内肿物或颅内压增高而影响视网膜静脉回流，可引起视盘水肿；③当眼内压增高时，可促使视神经穿过眼球最薄弱的筛板出现青光眼性视盘凹陷及萎缩。

　　视神经萎缩的病理改变是视神经纤维变性、坏死、髓鞘脱失而导致视神经传导功能丧失，视盘苍白则是由该部位的胶质细胞增生、毛细血管减少或消失所致。单纯性视神经萎缩特点为神经轴突纤维萎缩消失，不伴有明显的胶质细胞增生或炎症反应；继发性视神经萎缩即除轴突纤维萎缩外，尚伴有明显的星状胶质细胞增生，因而使视盘轻度隆起，由于增生星状细胞伸入到视盘周围的视网膜组织内，视盘边缘模糊不清。

根据视神经损害的部位和眼底表现，视神经萎缩可分为原发性、继发性和上行性3种。原发性视神经萎缩又称下行性视神经萎缩，即由筛板后视神经、视交叉、视束及外侧膝状体以前的视路损害，如球后视神经炎、垂体肿瘤等所致的视神经萎缩；继发性视神经萎缩系长期的视盘水肿或视神经盘炎引起；上行性视神经萎缩系由视网膜或脉络膜广泛病变引起视网膜神经节细胞损害导致，如视网膜色素变性。

视神经萎缩的主要临床表现是视力减退和视盘呈灰白色或苍白，正常视盘的色泽受多种因素影响，视网膜神经纤维进入巩膜后孔以前是透明的，视盘的颜色来自其血管系统，视盘常呈淡红色。视盘的色泽在正常情况下也有一定的变异，故早期病变时常不易确定，应当结合视野、色觉和视觉电生理检查综合分析。视盘的鼻侧颜色较红，颞侧较淡，筛板处颜色更淡。视盘的颜色受下列因素影响：屈光间质的透明程度，晶状体核区硬化或混浊，视盘颜色较正常略红；屈光不正者，近视较远视颜色淡；婴儿视盘色淡，青年人则呈淡红色，老年人则略显黄红色；皮肤色素多者，视盘颜色略深。

视神经萎缩的形态因不同的病因而表现不同，视盘炎后的修复期，集聚在神经纤维间的渗出发生机化，组织增生，视盘水肿消退，边缘仍不清，视盘颜色变为灰白色，视神经盘水肿后发生的视神经萎缩形态和炎症后萎缩相仿。视网膜脉络膜炎症和变性引起的视神经萎缩属上行性视神经萎缩，视盘多呈蜡黄色，边缘略模糊。在轴性视神经炎、脱髓鞘疾病及中毒，以及视盘出现局限性变白、常表现在颞侧、病变轻微者，仅视盘某处色泽略变淡，常需结合全面检查方能诊断。原发性视神经萎缩视盘苍白，边缘清晰，有时可见筛板。青光眼性视神经萎缩在开角型表现为视盘凹陷进行性扩大和加深，视盘苍白的面积不断增大，杯/盘比可达0.9，视杯边缘血管呈屈膝状弯曲，视网膜神经纤维层缺损，眼部伴有视野损伤，眼压升高。

讨　论

视神经病理改变主要有炎症、水肿和萎缩，视神经萎缩是眼科常见的病变，引起视神经萎缩的病因很多，视网膜脉络膜病变、青光眼、眼眶病和颅内疾病均可导致视神经萎缩性变化。本患者为中年女性，患原发性高血压病多年，左眼10年前出现视力障碍而失明，2年前右眼突然视物不清，诊断颞上视网膜动脉分支阻塞住院，近半年眼前发黑，检查发现右眼视盘区域性苍白，左眼为弥漫性苍白，双眼均有视神经萎缩。患者有多年的高血压病史，眼底有视网膜动脉硬化，曾发生分支动脉阻塞，导致视神经萎缩的原因可能是视盘周围血液循环障碍，是视网膜中央血管系统抑或睫状血管系统尚难确定。右眼的视野改变与2年前发生的颞上部动脉分支阻塞有关，视野的损伤主要在下部。

　　萎缩的视神经颜色变淡，早期难于辨认，后期则为苍白，易于识别。弥漫性萎缩整个视盘色泽均淡，局限性萎缩视盘呈区域性变白。本病例的视神经萎缩在视盘的周边部分，其中央色泽正常，为淡红色，在此周围颜色苍白，呈现环形的萎缩区。OCT 检查显示右眼视盘中央部分呈盘状隆起，周边部分平凹，与眼底所见相对应，从形态学证明视神经萎缩为环形，这种形态改变恰与青光眼所致的视神经萎缩相反，后者表现视盘中央部分萎缩凹陷，视杯外的视盘色泽正常。

（哈尔滨爱尔眼科医院　张士元　哈尔滨医科大学附属第二医院　张中宇）

参考文献

[1]　葛坚. 眼科学[M]. 北京: 人民卫生出版社, 2004: 207–208.

[2]　中山医学院. 眼科学[M]. 北京: 人民卫生出版社, 1980: 145.

[3]　北京工农兵医院眼科, 中国医学科学院首都医院眼科. 眼底病[M]. 北京: 人民卫生出版社, 1978: 78–83.

74. 后部缺血性视神经病变

病例报告

　　患者，女，59 岁。半年前清晨右眼突然视力下降，下方眼前如乌云遮挡，无头痛、眼痛，在某三甲医院就诊，做眼科检查和眼底荧光血管造影，眼部未发现病变，也未确定诊断，曾用活血化瘀药物，眼前黑影范围减小。既往有高血压 8 年，冠心病 3 年。家族史中父亲患有高血压。全身检查患者意识清楚，身体略胖，血压 160/100mmHg。眼科检查：右眼视力 1.0，左眼视力 1.0；双眼结膜无充血，角膜透明，前房清，瞳孔等大，对光反应存在；晶状体和玻璃体透明；眼底检查视神经盘色泽正常，边界清楚，右眼 C/D 为 0.4，左眼 C/D 为 0.3，视网膜血管未见病变，眼底无出血和渗出，黄斑区色泽正常，中心凹光反射存在（图 74-1 和图 74-2）；眼压测量右眼 13mmHg，左眼 14mmHg；视野检查右眼下方视野缺损并与生理盲点相连（图 74-3），左眼视野基本正常（图 74-4）。黄斑部 OCT 检查正常。颅脑和眼眶 CT 检查均正常。神经内科会诊排除脑神经疾病。

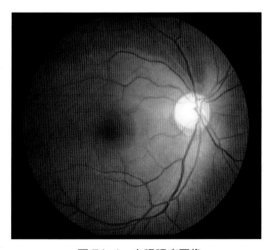

图 74-1　右眼眼底图像

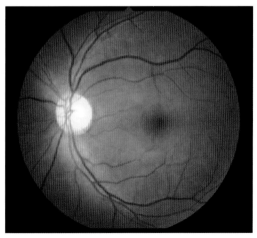

图 74-2　左眼眼底图像

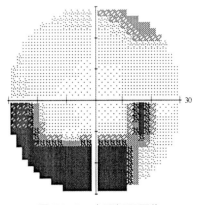

图 74-3　右眼视野图像

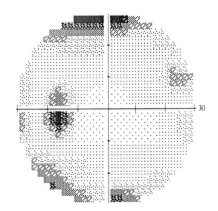

图 74-4　左眼视野图像

疾病介绍

缺血性视神经病变分为前部缺血性视神经病变和后部缺血性视神经病变，前者在临床上常见，由于球后视神经的血供情况难于检查，后部缺血性视神经病变的临床症状隐蔽，常被临床忽略。

睫状后短动脉是视神经筛板区和筛板前区的血液供给来源，位于眶内段的视神经血液供给可分为两部分，周边部是来自软脑膜附近的血管，轴部的血管则是发自眼动脉的视网膜中心动脉，轴部的血管尚可供应视神经盘黄斑束纤维。视神经管内段和颅内段的血液供应均是来自颈内动脉的软脑膜血管网。

（一）病因

后部缺血性视神经病变的病因相当复杂，与下列因素有关。

1. 血管炎症　颞动脉炎、胶原性疾病、结节性多发性动脉炎、红斑狼疮等。

2. 血栓形成　血液高凝状态，血小板、胆固醇栓子的凝聚，动脉粥样硬化斑破碎均可发生栓塞。

3. 贫血和低血压　贫血使血液含氧量降低，手术失血引起的低血压可致视神经供血量下降。

4. 全身性疾病　动脉硬化、糖尿病、高血压均对血液循环有影响。

（二）发病机制

后部缺血性视神经病变的视力和视野损伤有不同表现，如视力下降、全盲、中心视野缺损、管状视野和各种暗点。在视神经的管内段和颅内段，其血液供给主要来自软脑膜向心支，视神经的轴心位于供血的最远端，对低灌注的缺血易感，一旦发生缺血，视神经的中央部分最易受到影响。而在球后 10~15mm 处，黄斑盘束转向轴心部位，与周围神经纤维混杂，视野损害最常表现为中心暗点。但如果视神经后部有视网膜中央动脉的离心血管系统供应时，血管的自动调节能力可保留隧道样的视神经中央区，此时可避免中心暗点，常表现为弓形暗点、象限盲、周边视野缩窄等。

（三）临床表现

本病多见于 40 岁以上的中老年人，可单眼发病，也可双眼发病。突然发病视力可表现为急性无痛性视力下降，有的患者清晨醒来时发现视力下降，有的发病前曾有一过性黑蒙，亦有呈进展性的视力下降，视力受损程度不同，轻者视力可在正常范围，严重者可无光感。早期眼底检查正常，因年龄关系，可有视网膜动脉硬化，视盘色泽、边界均正常，患病后 4~8 周可出现轻度至中度的视盘颞侧变白乃至整个视盘色淡。视野表现多样，最常见者为中心暗点，其他视野损伤有旁中心暗点、生理盲点扩大、周边视野缩窄、弓形暗点、偏盲、管状视野。眼底荧光血管造影检查可呈正常，也可呈现臂 - 视网膜时间延长，视盘弱荧光，脉络膜充盈迟缓等。眼电生理检查图像或闪光 VEP 检查，可显示 P_{100} 潜伏时延长和振幅下降，眼电图可正常。

血流动力学检查有利于了解球后视神经的供血情况，颈动脉造影检查可显示眼动脉、颈内动脉及颈总动脉狭窄或阻塞。彩色多普勒超声检查能够显示后部缺血性视神经病变患者视网膜中央动脉、眼动脉、睫状后动脉收缩期峰值血流速度和舒张末期血流速度较正常人降低，提示远侧组织供血严重不足，搏动指数、阻力指数提高，这和后部缺血性视神经病变多伴有全身疾病使血管弹性及阻力改变有关。

（四）治疗

目前尚无有效的治疗方法。治疗方法有纠正血流动力学紊乱、改善微循环、扩血管、溶栓、补充维生素 B_1、维生素 B_{12}。关于糖皮质激素的应用存在争议，有的学者主张除动脉炎性后部缺血性视神经病变外不应用此药。在中药方面，可以应用川芎嗪和葛根素静脉滴注。

讨　论

后部缺血性视神经病变早期眼底无特征性病理改变，临床上常诊断困难，或出现误诊和漏诊，临床特征是突发性视力障碍和视野损伤，疾病后期可出现视神经萎缩。本患者为 59 岁女性，突然发病，右眼下方视野被遮盖，在某医院检查眼部未见病变，眼底荧光血管造影显示视网膜循环时间正常，无渗漏。可以排除视网膜动脉、静脉疾病。头颅 CT 和眼眶 CT 均正常，神经内科排除脑神经疾病。经用活血化瘀治疗，视野有所好转，临床诊断考虑为后部缺血性视神经病变，应当与之鉴别的疾病有如下几种。

1. 球后视神经炎　患者视力突然下降，早期眼底检查正常，患者伴有眼眶部疼痛，特别是眼球转动时疼痛。患者瞳孔常散大，直接对光反应迟钝，间接对光反应存在。疾病后期出现下行性视神经萎缩，视盘颜色变淡。患者发病年龄较低，常为青少年。

2. 青光眼　本患者眼底右眼视杯较左眼大，应与开角型青光眼鉴别，本患者眼压正常，尚须排除正常眼压性青光眼，后者的视野损伤是在漫长的疾病中逐渐出现，不能觉察发生时间，本患者视野改变突然产生，下方视野缺损与生理盲点相连，这些均不支持开角型青光眼。急性闭角型青光眼可突然发病，但有头痛、眼痛，视物模糊，眼压升高，角膜水肿，瞳孔散大，可与本病鉴别。患者右眼视杯较大可能是疾病后期萎缩的神经纤维在视盘的表现。

3. 前部缺血性视神经病变　此病可出现突发无痛非进行性视力减退和视野缺损，视野损伤可与本患者相同，但眼底检查可以发现视神经盘水肿，其周围可有线状出血。

4. 视网膜血管病　视网膜分支动脉阻塞可出现突然无痛性视野缺损，但患者颞上方视网膜水肿，荧光眼底血管造影发现病变。视网膜分支静脉阻塞起病略缓慢，眼底颞上方视网膜出血，易于和本病区别。

5. 颅内肿瘤及视神经中毒性疾病　烟、酒、铅、奎宁中毒起病缓慢，进行性加重，有长期接触毒性物质病史。头部 CT 和 MRI 检查示特征性视野缺损、颅内压增高等症状有助于对颅内占位性疾病的诊断。

6. 癔症　患者虽有视力减退，眼部检查未见病变，瞳孔对光反应正常，长期患病后，视盘也无萎缩，患者视力高度减退，但行动并无障碍，视力不稳定，易受暗示影响。

总之，后部缺血性视神经病变发病率低，其诊断须排除其他原因引起的视神经疾病及某些影响眼神经系统疾病，包括癔症、伪盲等，以下诊断标准供参考：①突然视力下降，不伴有眼球转动疼痛；②眼底正常；③各种类型的视野改变；④ 50 岁以上；⑤ CT 和 MRI 排除颅内病变；⑥血沉、C 反应蛋白排除炎性疾病；⑦神经内科会诊排除脑神经病变；⑧散瞳下全检影镜或三面镜等排除其他眼病。

（哈尔滨爱尔眼科医院　张士元　哈尔滨医科大学附属第二医院　张中宇）

参考文献

[1] 李学晶, 童绎. 后部缺血性视神经病变[J]. 国际眼科纵览, 2006, 30: 113–116.

[2] 韦企平, 周剑, 孙艳红, 等. 后部缺血性视神经病变[J]. 国际眼科杂志, 2006, 6: 1457–1459.

[3] 傅妍, 王兰惠, 郑曰忠. 后部缺血性视神经病变27例分析[J]. 中国实用眼科杂志, 2009, 27: 1309–1311.

[4] 丁阳. 后部缺血性视神经病变[M]. 临床眼科杂志, 2006, 14: 573–575.

75. 内源性真菌性眼内炎

病例报告

患者，女，13 岁。于 2009 年 1 月来笔者医院就诊，门诊以右眼葡萄膜炎、继发青光眼收入院。该患 20 天前出现右眼红，曾在当地医院诊断为虹膜炎治疗，激素结膜下注射，有好转，但停药后加重。发生眼红之前，曾患感冒，有发热史，服用感冒药后症状消失。

眼科检查：右眼视力光感，左眼视力 1.0。右眼混合充血，角膜水肿，前房消失，虹膜与角膜前粘连，瞳孔区可见白色渗出物，眼底窥不清，眼压 T+1。B 超显示玻璃体未见明显异常。双眼眶 CT 未见异常。血常规、尿常规、血沉正常。X 线胸片正常。入院后给予甲泼尼龙 120mg 静脉滴注、20% 甘露醇静脉滴注、尼目克司口服、局部典必舒、噻吗洛尔点眼，症状无缓解，眼压增高。于入院后第 4 天行前房冲洗、前房形成、晶体吸出术，术中在虹膜后吸出大量白色渗出物，略黏稠。术后角膜逐渐恢复透明，角膜后 KP++，前房常深，丁达尔征（＋），瞳孔中等大小，虹膜表面有新生血管，12 点处可见虹膜后渗出物，并与虹膜粘连，眼压正常，甲泼尼龙静脉滴注逐渐减量，于术后 1 周，发现虹膜后粘连，部分虹膜膨隆，眼压高。行激光虹膜根部切除术，虹膜膨隆减轻，眼压正常，但前房炎症继续加重，无明显渗出。于是以甲泼尼龙静脉滴注 160mg，3 天后前房内再次充满棉絮样渗出，无液平面（图 75-1）。行前房穿刺，做细菌和真菌培养，结果为曲霉菌阳性。B 超显示前部玻璃体

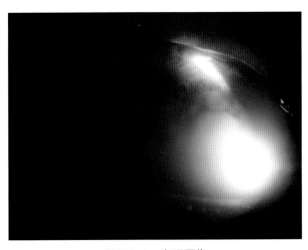

图 75-1 右眼图像

有炎性改变（图75-2）。停掉激素静脉滴注，改两性霉素B静脉滴注，5天后，前房积脓逐渐减少，角膜水肿减轻。角膜缘有新生血管形成。眼压正常。经过1个月的治疗，患者视力手动/眼前，角膜混浊，有新生血管形成，前房模糊，瞳孔不清，眼底窥不清。眼压T-1，B超显示玻璃体可见轻度混浊。

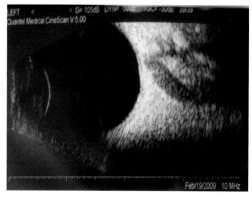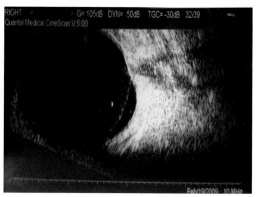

图75-2　B超图像

疾病介绍

内源性真菌性眼内炎是指来自血液的真菌侵犯视网膜、葡萄膜、玻璃体引起的全部眼球组织的炎症。引起内源性真菌性眼内炎的真菌种类有念珠菌属、曲霉属、芽生菌属、球孢子菌属、新型隐球菌属、组织胞质菌属和分枝孢菌属。其中念珠菌是真菌性眼内炎的最常见真菌。

真菌眼内炎多见于免疫力低下、大量长期滥用抗生素或糖皮质激素的人群。早期眼部症状不明显，容易被忽略。患者可以有眼前黑影，视物模糊，眼红、眼痛、畏光、流泪等症状。检查发现结膜充血、前房闪辉、前房炎症细胞、玻璃体混浊、脉络膜视网膜黄白色松软病变、视网膜血管鞘、血管闭塞、坏死性视网膜血管炎，严重者可出现视网膜脱离。眼前段的严重程度通常较后段炎症为轻，且出现较晚。但有时也可缓慢进展为严重的虹膜睫状体炎，出现虹膜后粘连、虹膜新生血管、前房积脓和睫状体脓肿。

两性霉素B是治疗真菌性眼内炎的首选药物。它具有抗真菌和杀真菌两方面的作用。用量1mg/kg（溶于500mL 5%葡萄糖中）静脉滴注。开始用药须缓慢滴注，注意观察不良反应。常见的不良反应有肾功能障碍、血小板减少、贫血、全身疼痛、抽搐、静脉炎、发热、寒战、头痛、低血压、心律失常、厌食、过敏等。特别提示治疗过程中应定期进行肾功能、血常规检查。其他药物——咪康唑、酮康唑、伊曲康唑和氟康唑也有效果，氟康唑最强，其次为酮康唑和伊曲康唑。对于药物治疗后炎症不能控制或者有显著玻璃体受累者，可以行玻璃体切割术。术后可在玻璃体内注射两性霉素。

讨 论

本患者就诊时的主要表现是前眼部症状，所以没能与葡萄膜炎鉴别，错误使用了大量的糖皮质激素。另外，第一次前房冲洗时，就应进行前房积脓的培养，错过了一次取标本的机会，导致继续大量使用糖皮质激素。

该患者特点：发病年龄较小；身体健康，无外伤史；就诊时表现为前部葡萄膜炎，曾使用激素有效；继发青光眼，使病情及预后复杂。

（哈尔滨医科大学附属第二医院　齐艳华）

参考文献

[1] 杨培增. 临床葡萄膜炎[M]. 北京: 人民卫生出版社, 2004: 676–680.

[2] 李凤鸣. 眼科全书[M]. 北京: 人民卫生出版社, 2002: 2135–2160.

76. 真菌合并鲍曼不动杆菌眼内炎

病例报告

患者，女，53岁。3个月前无明显诱因而出现右眼红，未经任何治疗，半个月后自觉视力下降，眼痛，头痛，遂到当地医院就诊，诊断为角膜炎、虹膜炎，给予激素和抗生素治疗，剂量不详，治疗后疼痛症状减轻，但视力继续下降，故来笔者医院就诊。就诊时，患者瘦弱，体质较差，右眼视力手动/眼前，左眼视力1.0。右眼混合充血，角膜水肿，前房内有絮状不规则渗出物，遮盖部分虹膜和瞳孔区，前房浅，未遮盖的虹膜上可见新生血管形成，眼底窥不清。B超显示玻璃体混浊，视网膜前玻璃体有炎症改变（图76-1）。于是进行前房穿刺，真菌涂片阳性。以真菌性眼内炎收入院。入院后详细询问病史，否认眼科以外的其他病史以及发热等。血常规、血沉、尿常规、X线检查未见明显异常，妇科会诊未见明显异常。给予两性霉素静脉滴注治疗，由于患者体质较弱，不能耐受，也不接受玻璃体切割手术治疗，故入院后第5天行右眼球摘除术，术后对前房及玻璃体内积脓进行培养，未发现真菌，但鲍曼不动杆菌阳性。

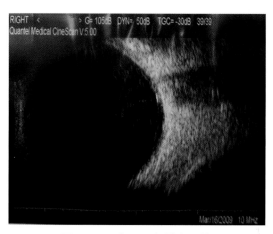

图 76-1　右眼 B 超检查图像

疾病介绍

眼内炎是指葡萄膜、视网膜、玻璃体、房水均受炎症波及的眼内炎症性疾病。临床上由感染因素引起的全葡萄膜炎通常被称为眼内炎，非感染因素所致者则被称为葡萄膜炎。眼内炎可分为内源性和外源性两种，内源性眼内炎是指来自身体某一局部感染病灶、污染的静脉导管或注射针头的细菌、病毒以及真菌等经血液播散至眼内组织所造成的。感染性眼内炎常见的致病菌为表皮葡萄球菌、铜绿假单胞菌、克雷伯杆菌、变形杆菌、嗜血杆菌、淋球菌、大肠埃希菌、无色杆菌等革兰阴性杆菌，以及念珠菌、曲霉菌、支顶孢菌、头孢子菌、镰刀菌等。在免疫功能低下者，感染灶处的致病菌易进入玻璃体和房水，引起眼内炎。糖皮质激素也可使感染灶处的致病菌在眼内播散。

鲍曼不动杆菌是非发酵糖类、粗短或球形、氧化酶阴性的革兰杆菌，广泛存在于自然界，如医院环境和人体皮肤，该病原体是医院感染的条件致病菌。它常引起慢性病患者、老年人、有侵入性治疗者以及免疫力低下者感染。ICU病房、移植科、呼吸内科、骨伤科、烧伤科、神经内科多见。呼吸道是医院感染发生率高的部位，其次为手术切口。鲍曼不动杆菌在痰液、咽拭子、伤口分泌物、尿液、血液、胆汁、脓液、压疮等均有分布，而在眼科分泌物、感染性眼内炎中报道很少。张志红等报道白内障术后眼内炎，玻璃体培养为鲍曼不动杆菌感染。

鲍曼不动杆菌眼内炎与其他细菌性眼内炎症状相同，根据入侵部位不同，可以引起前部、后部以及弥漫性眼内炎。表现为前房炎症反应、前房积脓、玻璃体混浊和大量炎症细胞、视网膜坏死、玻璃体脓肿等。

眼内炎的治疗可行针对致病菌的药物治疗和玻璃体切割术。

讨　论

该患者就诊时表现为眼部混合充血，角膜水肿，前房内有絮状不规则渗出物，遮盖部分虹膜和瞳孔区，前房浅，未遮盖的虹膜上可见有新生血管形成，眼底窥不清，B超显示玻璃体混浊，视网膜前玻璃体有炎症改变。前房穿刺，真菌涂片阳性。故诊断为真菌性眼内炎。但在最后眼球摘除后的房水和玻璃体培养中发现合并了鲍曼不动杆菌感染。因为鲍曼不动杆菌是医院感染的主要条件致病菌，它一方面可以在老年患者以及免疫力低下患者引起感染，另外在医院进行侵入性诊断和治疗，同样可以引起感染。该患者就诊时体质非常虚弱，为了确诊，对患者进行了前房穿刺，抽取脓液进行真菌涂片，这也可以造成感染，所以单一的抗真菌治疗并不能有明显的效果。

该患者的诊治过程提醒医生一定注意医院感染的预防和治疗。

（哈尔滨医科大学附属第二医院　齐艳华）

参考文献

[1] 张志红, 任兵. 鲍曼不动杆菌致眼内炎一例[J]. 中华眼底病杂志, 2007, 23: 404.
[2] 黎晓新, 张正. 眼内炎的诊断与处理及预防[J]. 中华眼科杂志, 2006, 42: 946–950.

77. 外伤性脉络膜视网膜破裂

病例报告

患者，男，35 岁。左眼拳击伤后视力下降 1 日入院。患者双眼近视性屈光不正 20 年。眼科检查：右眼视力 0.15（矫正后 1.0），左眼视力 CF/25cm（不能矫正）；左眼上、下睑淤血，轻度水肿，结膜轻度充血，角膜光泽，KP（＋），色素性，丁达尔现象（＋），cell（＋），虹膜纹理清，瞳孔圆，直径为 3mm，光反应良，晶状体透明，后部玻璃体少量血性混浊，视盘色正界欠清，后极部视网膜水肿，可见视网膜前及视网膜下出血，黄斑颞侧可见月牙形视网膜及脉络膜裂伤，视网膜裂孔颞侧边缘灰白隆起（图 77-1）；右眼未见明显异常。

辅助检查：右眼眼压 17.0mmHg，左眼 13.0mmHg；综合验光 OD 0.15 × −3.00D 为 1.0，OS CF/5cm（不能矫正）。B 超显示左眼球后极部内膜肿胀，局部有断裂（图 77-5）。

患者入院治疗，入院当日对视网膜脉络膜月牙形裂口颞侧行激光治疗（图 77-2），应用止血、改善循环和促进吸收药物治疗，如静脉滴注葛根素，口服和血明目片、沃丽订等，入院后第 1 周，视网膜脉络膜裂口外侧激光斑清晰（图 77-3），至第 2 周，激光斑痕迹变浅（图 77-4），视网膜较平复，B 超示眼球壁内膜肿胀减轻（图 77-6）。

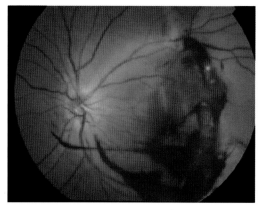

图 77-1　左眼底图像（入院时）

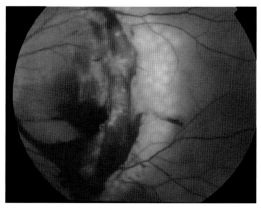

图 77-2　左眼底图像（入院当日予以眼底激光治疗）

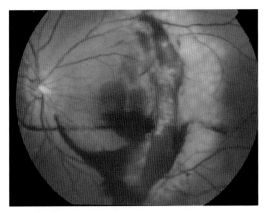

图 77-3　左眼底图像（入院第 1 周）

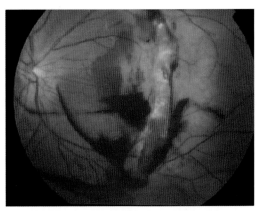

图 77-4　左眼底图像（入院第 2 周）

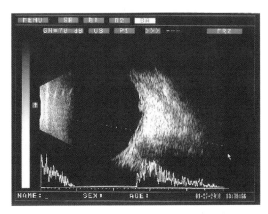

图 77-5　左眼 B 超图像（入院时）

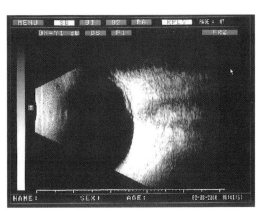

图 77-6　左眼 B 超图像（入院第 2 周）

疾病介绍

　　钝挫伤由机械性钝力引起，砖石、拳头、球类、跌撞、车祸以及爆炸的冲击波是钝挫伤的常见原因。除在打击部位产生直接损伤外，由于眼球是个不易压缩的、内含液体的球体，力在眼内液体介质和球壁传递，也会引起多处间接损伤。

　　关于眼球钝挫伤的力学研究发现当受到强力打击时，眼球可产生剧烈变形，眼球前后径缩短，最大可能缩短 43%，同时赤道平部膨胀，周径明显扩张，眼内多种结构都可能受到损伤。如房角后退、瞳孔括约肌损伤、虹膜根部离断、前房或玻璃体积血、晶状体脱位或不全脱位、白内障、脉络膜破裂、视网膜震荡与挫伤、视网膜裂孔与脱离、眼球破裂，以及视神经挫伤或撕脱等。

　　眼球损伤的严重程度取决于钝挫伤的严重性。虽然撞击力主要被虹膜 – 晶状体隔及玻璃体基底吸收，但远端组织也可能受伤，例如后极部。严重的钝挫伤所致的眼后节并发症如下。

（一）视网膜震荡与挫伤

视网膜震荡是指钝挫伤后轻度的视网膜灰白色混浊。一般没有视网膜的出血，视力的丧失是轻微的，在伤后数天之内，水肿吸收，眼底检查正常，视力恢复，不遗留色素变性和其他病理改变，整个病理过程是可逆的。

视网膜挫伤是指钝挫伤后重度的视网膜乳白色混浊。同时多伴有眼底出血，水肿范围也较大。中心视力可有明显下降。在伤后 1~2 周视网膜水肿吸收后，损伤区出现永久性的组织损伤，眼底可见脱色素区，或色素紊乱与增殖，中心视力不能恢复。病变是不可逆的。

眼底荧光血管造影检查有助于区别以上两种病变。视网膜震荡眼底荧光血管造影可能出现轻度的弱荧光，这是视网膜水肿遮蔽部分荧光所致，无荧光渗漏，无视网膜屏障的破坏。而视网膜挫伤在乳白色的视网膜水肿区域，造影早期因荧光遮蔽为弱荧光，造影后期在视网膜的深层出现荧光渗漏，在渗漏区往往存在视网膜色素上皮变性和萎缩。

（二）脉络膜破裂

脉络膜破裂是在视网膜色素上皮、玻璃膜和脉络膜毛细血管层复合体因组织撕裂而形成的半月形裂痕，而脉络膜大血管层完整。完全性的破裂致脉络膜色素显露，呈斑点状青灰色或黑色；不完全的破裂多呈黄白色。脉络膜破裂可以是多层的，特征为总是与视盘同心、平行或向心于视盘边缘，通常累及黄斑中心凹。广泛的脉络膜破裂通常伴有视网膜下出血，部分患者淤血会导致内界膜破裂而引起玻璃体膜下或玻璃体积血。

导致脉络膜破裂的损伤力量分为两类，一类为较弥散的外力冲击（如拳击伤），这类外力引起的脉络膜破裂多限于视盘附近，为典型的弧线，对向视盘，多出现在视盘的外、下方，前部葡萄膜的损伤少见。另一类为投射物所致（如小石头、砖片等），打击力较局限，脉络膜破裂多不靠近视盘，一般为多个裂痕，广泛而不规则，前部葡萄膜损伤多见，有直接裂伤（如虹膜根部离断），又有间接的脉络膜破裂。

单纯的脉络膜破裂比较常见，但有时可与视网膜破裂同时发生。一般认为视网膜比脉络膜的弹性大，只有损伤力量较大，眼球变形严重时才会出现脉络膜视网膜破裂。破裂部位多在周边部，为直接损伤所致，也可间接地发生在后极部。伤后早期常有局部的玻璃体积血，或视网膜出血，使损伤部位看不清。晚期由神经胶质和视网膜色素上皮细胞增生修复，形成瘢痕组织。在组织的自发性修复中，血管系统会发生重建，有视网膜脉络膜血管吻合支出现。以往对这种脉络膜视网膜联合破裂，称之为弹伤性脉络膜视网膜炎，尤其是指高速飞行的物体，如弹片等在非常接近眼球的部位通过时所造成的钝挫伤，外力使眼球的内面两层破裂，但巩膜仍完整。这种联合破裂一般不造成视网膜脱离。神经胶质的增生瘢痕可能使脉络膜和视网膜产生了足够强的粘连。

（三）视网膜裂孔与脱离

钝挫伤可以引起各种视网膜裂孔，可导致视网膜脱离，主要有 3 种类型。

1. 视网膜锯齿缘离断最常见，约占 60%，是由相对无弹性的玻璃体凝胶沿着玻璃体基底部被撕拉引起。好发部位依次为颞下、鼻上、颞上及鼻下象限。钝挫伤性锯齿缘离断虽然在受伤时发生，但是要数个月后才发生视网膜脱落。视网膜脱落通常进展缓慢，可能因为玻璃体凝胶是正常的。

2. 赤道部裂孔比较少见，约占 36%，是由视网膜在巩膜受到冲击处直接破裂所引起。其中一半为小圆形、多发的视网膜裂孔；而其他的为大的、边缘不规则的裂孔，偶尔范围可以超过一个象限。

3. 黄斑裂孔为全层裂孔，由局部挫伤坏死和玻璃体牵拉所致。可以立即出现，或发生于视网膜震荡伤、脉络膜破裂、视网膜下出血及玻璃体分离之后。少数病例会引起视网膜脱离。

钝挫伤后急性的孔源性视网膜脱离并不常见，多数年轻患者的玻璃体正常，对视网膜有顶压作用。如果玻璃体液化，液体可通过裂孔进入视网膜下形成视网膜脱离。到出现视网膜脱离症状就诊时，大多数患者已有视网膜下水渍线、视网膜巨大囊肿。

讨 论

由于钝挫伤时的变异因素很多，变异范围也很大，外伤引起的改变可能不只限于一两种模式。在受力大小和压强不同时，外力沿眼球壁传递以及沿玻璃体传递的情况可能不同。

本患者致病因素为拳击伤，属于较弥散的外力冲击，临床以后极部改变常见，多见发生视网膜水肿、脉络膜破裂及视网膜裂孔。本患者所受的冲击力速度较快、力量较大，瞬间引起眼球发生急剧变形，最大的张力效应集中在视盘周围以及周边部视网膜，当张力大于脉络膜、视网膜弹性时，间接地引起脉络膜视网膜破裂，临床较少见。

脉络膜视网膜破裂多发生于战伤，平时可见于气枪弹误伤射入眼眶，高速飞行的子弹或弹片在非常接近眼球的部位通过时所造成的钝挫伤，未直接伤及眼球，冲击所产生的压力波经眶内组织传导，使相应的眼球壁发生震荡性外伤，发生脉络膜视网膜破裂、出血和水肿。较少发生视网膜脱离。由于本患者视网膜裂孔颞侧边缘略隆起，为预防视网膜脱离，予以眼底激光治疗。

脉络膜破裂后可能引起视网膜下新生血管形成，使中心视力进一步下降。因此，对于所有脉络膜破裂的患者，应警惕视网膜下新生血管的形成，尤其在伤后前几个月。本患者脉络膜视网膜裂伤位于黄斑颞侧，未累及中心凹。中心视力欠佳的原因是黄斑区的视网膜下出血，以及后极部视网膜水肿。可予以止血、糖皮质激素、神经营养药、血管扩张剂、促吸收等治疗，并密切观察视网膜下是否有新生血管出现。若有新生血管形成，且不能自发消退，可考虑眼底激光治疗。若出现增殖牵拉视网膜脱离，可考虑玻璃体切割术。

脉络膜破裂不同于脉络膜裂孔，脉络膜裂孔是指脉络膜本身出现的全层缺损，可由严重的眼外伤、手术和手术并发症引起。脉络膜破裂时脉络膜大血管层完整。

（哈尔滨医科大学附属第四医院　遇　颖　黑龙江省医院　韩　清）

参考文献

[1] 李凤鸣. 眼科全书[M]. 北京: 人民卫生出版社, 1996: 3095–31033.

[2] 张承芬. 眼底病学[M]. 北京: 人民卫生出版社, 1998: 633–637.

[3] Jack J. Kanski. 临床眼科学[M]. 福州: 福建科学技术出版社, 2006: 653–657.

[4] 刘文. 视网膜脱离显微手术学[M]. 北京: 人民卫生出版社, 2007: 344.

78. 眶内植物性异物

病例报告

患者,男,63 岁。自诉 1 个月前不慎摔倒,右眼被秸秆刺伤,曾就诊于当地医院,诊断为右下睑皮肤裂伤,并急诊行右下睑皮肤裂伤清创缝合术,术后给予抗感染治疗。术后右眼出现红肿、疼痛等症状并进行性加重,经眼眶 CT 检查诊断为右眼眶内感染眶内积气(图 78-1)。继续给予广谱抗生素治疗,症状不见好转且伤口形成瘘管久不愈合。为进一步诊断治疗来笔者医院就诊。眼科检查:V_D,0.4,Vs,1.0;右眼下睑红肿,皮肤瘢痕,于下睑近内眦处可见皮肤瘘管形成,压之有脓性分泌物流出;右眼球向前外上方突出,眼球上、下转明显受限;右眼混合充血,球结膜水肿,屈光间质透明,眼底未见异常;左眼前后节未见异常。入院诊断:右眼眶内异物继发感染。

辅助检查:眼压右眼 20mmHg,左眼 17mmHg。

入院后复查眼眶冠状位 CT 示右眼眶下部不规则高密度区,与下直肌分界不清,其内见更高密度条状影(图 78-2);真菌涂片检查示菌丝(一)。

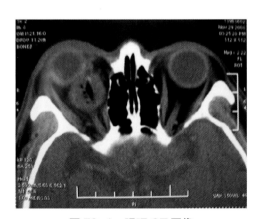

图 78-1 眼眶 CT 图像

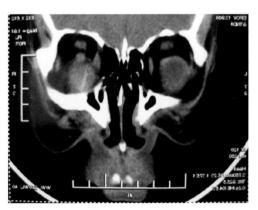

图 78-2 眼眶冠状位 CT 图像

疾病介绍

(一)异物进入眼眶的途径

眼眶眶口长约 40mm,高约 35mm,眶口面积约为 1400mm²。眼眶在眶缘后 1cm 处面积最大,而眼球赤道部最大面积为 452mm²,故眼球最大面积仅占眶口面积的

1/3。由于骨性眼眶的保护作用，以及眼球与眶壁之间有一定的空隙，眶内异物多由眼球周围间隙进入眶内，由内眦部进入者较多，尤其是上睑、下睑，外眦部进入者较少。

异物亦可贯通眼球进入眶内，如高速飞溅的锐利物体或弹片造成眼球双穿孔伤，异物可停留在眼球后眶内组织中或眶壁处。杆状异物如毛衣针、植物枝条等可刺入眼眶折断后存留眶内。

眼眶异物可穿过眶顶进入颅前窝，通过眶外壁后方、眶上裂和视神经进入颅中窝，形成眶颅联合损伤。通过眼眶的异物可穿过眶内壁、眶下壁形成眼眶 – 鼻窦联合伤。异物也可通过鼻腔和鼻窦进入眶内。

（二）植物性异物伤的病理生理

1. 机械性损伤植物性异物，无论是颗粒状异物进入或是刺戳伤物体尖端存留，均可造成眶内穿孔伤。见于眼睑、结膜、结膜囊深处和眼球，可以损害眼球及其附属器，少数由眶周通过眶壁进入眶内。眶内结构的损伤主要有眼肌、视神经、血管、运动和感觉神经。

2. 感染开放性眼眶损伤并存留异物，由于伤口的存在和异物带入细菌，加之组织失活、局部血液循环障碍，常发生不同程度和不同形式的感染，即创伤性眶内感染。植物性异物在眶内腐烂，可引起急、慢性化脓性感染。

3. 化学性损伤，指由不同化学成分的异物造成的眶内组织的特殊效应。植物性有机异物常见为竹、木和秸秆等。植物性有机异物常引起急性化脓性炎症、肉芽肿样反应、反复发作的慢性化脓性炎症和瘘管形成。瘘管可长期不愈，不断排出炎性物质；亦可自行愈合再反复发作。有时候异物可以经瘘管排出。木质和秸秆异物漏诊、误诊，手术部分摘除后瘘管形成者，屡见报道。

4. 异物性肉芽肿任何存留在眶内的异物，无论化学性质如何，均引起异物周围的肉芽肿样组织反应，最终被纤维组织包裹。纤维组织包裹可使异物孤立，减少眶内组织损害，但也可以形成纤维粘连，影响眼球运动和压迫正常组织。

（三）植物性异物伤的临床表现

1. 穿孔伤口植物性异物伤急诊就诊时，多见有明显的伤口。①眼睑皮肤伤口，可位于上、下眼睑或内外眦部，也可位于眉弓和眶缘部；②结膜伤口，位于球结膜的明显伤口容易发现，而位于结膜内侧半月皱襞和穹隆部而难于发现；③眼球穿孔伤口，穿过眼球的异物伤多引起严重的视力障碍，同时可伴有眼内容物的脱出、眼内出血和眼球变形；④其他部位伤口，经颌面部及鼻腔进入眶内的异物伤可在相应部位发现伤口。

2. 眼睑、结膜和眼眶软组织肿胀表现为眼睑红肿和皮下淤血，结膜出血和水肿，眶压增高，眼球运动障碍。

3. 眼球突出眶内较大的异物存留、血肿、组织肿胀、积气、蜂窝织炎和脓肿形成，均可以引起眼球突出。

4. 视力损害异物进入眶内时造成不同程度的眼球和视神经损伤，压迫或损伤眶内血管，可造成不同程度的视力损害，轻者视力下降，重者视力丧失。

5. 上睑下垂异物穿过，损伤提上睑肌或动眼神经上支，异物的机械性嵌顿，眶上部血肿和炎症肿胀等，是损伤早期上睑下垂的原因。

6. 反复发作的化脓性炎症和瘘管形成植物性异物长期存留于眶内，易发生腐烂，导致急性化脓性炎症或慢性肉芽肿性炎症，炎症渗出和坏死组织经创口排出，长期不愈，形成瘘管。

（四）眶内植物性异物伤的影像学检查

1. CT 检查植物性异物存留早期，一般均为低密度的负值区，须与脂肪组织区别。而植物性异物浸水后可表现为高密度。长期存在的植物性异物，周围有肉芽肿形成，可显为不规则高密度区。多数眶内植物性异物均可在软组织窗的 CT 上明确显示。

2. MRI 检查植物性异物在 T_1WI 和 T_2WI 均为低信号，而周围包裹的炎症组织可呈高信号。

3. X 线摄片检查植物性异物一般不能显示，加之 X 线片不能显示异物与眼球、视神经、眼肌等的相互关系，不能给手术设计提供信息，在 CT 普及应用的今天，已很少使用。

（五）眶内植物性异物伤的治疗

1. 清创缝合清洁伤口，止血，还纳和剪除脱出的脂肪组织，修复损伤组织。

2. 异物摘出：异物摘出分急诊手术摘出和二期手术摘出两种情况。

3. 防止感染包括防止特异性感染和非特异性感染，眼眶异物应尽早给予破伤风抗毒素预防特异性感染。

讨　论

每年夏秋农忙季节，因植物所致眼外伤在门诊较为多见。植物性眼外伤因其致伤物、作用力的不同，损伤程度也各异。常见有角膜擦伤及异物，结膜上穹隆部异物及结膜、眼睑裂伤等，但是还要充分考虑到眶内植物性异物存在的可能。

本患者右眼有秸秆刺伤史，经清创缝合术和术后抗感染治疗后，症状进行性加重，创口迁延不愈并有皮肤瘘管形成。右眼球向前外上方突出，眼球上、下转明显受限。符合眶内植物性异物的临床表现。患者外院 CT（图 78-1）示右眼眶下部不规则高密度区，其内见多个低密度的负值区，低密度的负值区为眶内植物性异物的早期 CT 表现。不规则高密度区为异物周围肉芽肿形成的 CT 表现。入院后复查眼眶冠状位 CT（图 78-2）示右眼眶下部不规则高密度区与下直肌分界不清，其内见更高密度条状影，为眶内植物性异物浸水后的典型 CT 表现。故通过本患者的前后 CT 表现，可进一步明确眶内植物性异物的诊断。

本患者在明确诊断后，即在局部麻醉下行右眼眶内异物取出术。手术选择原右下睑皮肤创口及瘘口入路。术中见肉芽肿位于右眼眶下部、深达球后，包裹下直肌与下直肌分界不清。小心切开肉芽肿，见数块大小不等的植物性异物，质软、棕黑色，部分位于肿胀的下直肌内。仔细分离取出全部异物，切除部分肉芽组织，清创伤口及瘘管，置引流条后缝合伤口。术后给予广谱抗生素治疗，患者症状迅速明显好转，1周后伤口愈合出院。

对眶内植物性异物的治疗除要及时取出异物以外，还要注意防止特异性感染和非特异性感染，眼眶异物应尽早给予破伤风抗生素以预防特异性感染。如短期内病情变化快、眼部体征重，应高度怀疑铜绿假单胞菌感染。对病程长、体征明显而症状轻者，应涂片查找真菌，以防真菌感染。另外，在损伤的治疗上应慎用皮质类固醇类药物。因眼部真菌阳性率为2%~25%，正常情况下不致病，但在一定条件下，如外伤、长期使用抗生素致菌群失调或应用皮质类固醇、免疫抑制药而免疫低下时，外源或内源性真菌侵入眼部繁殖致病。较顽固病例用3%碘酊烧灼病灶效果很好，碘酊渗透力强，对细菌、真菌、芽胞均有强大的杀灭作用。

对于有植物性眼外伤史的患者，例如木头、秸秆伤等，在常规治疗后效果不明显或者长期形成瘘管，不断排出炎性物质，应用抗真菌治疗也无效的患者，此时应高度怀疑眶内植物性异物。应及时采用CT、MRI等手段检测异物。特别需要注意的是眶内植物性异物早期CT表现为一低密度的负值区，须与眶内积气、脂肪组织鉴别，防止误诊，延误治疗时机。

（哈尔滨医科大学附属第一医院眼科医院　郭　庆）

参考文献

[1] 盛迅伦. 眼科复杂疑难病症诊治精粹[M]. 北京: 人民军医出版社, 2004: 243-258.

[2] Jack Rootman. 眼眶疾病[M]. 天津: 天津科技翻译出版公司, 2006: 388-425.

[3] 张效房. 眼内异物的定位与摘出[M]. 北京: 科学出版社, 2009: 163-167.

[4] 李凤鸣. 眼科全书[M]. 北京: 人民卫生出版社, 1996: 479.

[5] 杨德旺. 眼科治疗学[M]. 北京: 人民卫生出版社, 1983: 242.

79. 眼眶下壁骨折下直肌夹持

病例报告

患者，女，15 岁。左眼 8 天前因交通肇事受伤后双眼复视。眼科检查：右眼视力 1.0，左眼视力 0.5；左眼球内陷 3mm；眶下神经分布区感觉障碍；左眼球上下转明显受限；屈光间质透明；眼底黄斑区水肿，中心凹反光消失；右眼前后节未见异常；门诊以左眼下直肌麻痹、视网膜震荡收入院。

辅助检查：眼压右眼 15mmHg，左眼 12mmHg；牵拉试验下直肌牵拉试验阳性；复像检查示双眼向下方注视复像距离最大，周边像左眼；B 超探查显示左眼下直肌前端肥厚；CT 扫描显示左眼眶下壁骨质连续性中断，下直肌增粗，向上颌窦移位（图 79-1）。

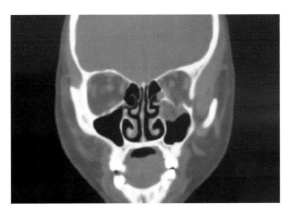

图 79-1　眼眶 CT 扫描图像

疾病介绍

眼眶爆裂性骨折又称击出性骨折或液压性骨折，为比较常见的外伤，多由直径大于眶口的物体钝性打击眼睑、眼球及眶缘，眶内压突然增高，导致眶壁最薄弱处骨折，其特点为眶缘完整、眶壁骨折，眶内软组织疝出到上颌窦和筛窦内，造成眼球内陷移位、眼球运动障碍、复视。眼眶爆裂性骨折发生概率由高到低依次为眶下壁、内侧壁、眶顶和外侧壁。眶下壁最菲薄，骨折的发生率为 85%。

（一）眶下壁解剖

眶下壁又称眶底，大致成三角形，由内向外稍向下倾斜。眶下壁由上颌骨眶面、颧骨眶面、腭骨眶突构成，其中上颌骨眶面形成眶下壁中心区的大部分。眶下缘由上颌骨与颧骨组成，各占50%。眶下壁有眶下沟（管）经过，此沟在眶下裂的下内侧向前行进，最后变成眶下管，长25~30mm，约在眶下缘下方4mm处开口，成为眶下孔。眶下神经与眶下动脉通过此孔。眶下沟（管）是眶下壁最薄弱部位，眶下壁骨折多位于此。

（二）眶下壁骨折临床表现

1. 眼睑及眼眶周围软组织肿胀和淤血，可在伤后几小时内出现，上、下睑呈发绀色，可伴有捻发音。

2. 眼球运动受限，主要为上转受限，约占77%，牵拉试验阳性者占28%。眼球运动受限的原因为：①眼外肌嵌顿；②眼钝性伤后，致该部脂肪组织水肿，常伴静脉破裂出血，使纤维结缔组织变得紧张，引起眼球随意和强制运动障碍，根据眼球运动上、下转受限的程度判断骨折的部位，在以上转受限为主者，是从眶下沟向鼻侧前方走向的线状骨折，多半是在较浅部位的骨折，在以下转受限为主者，是自眶下沟向鼻侧后方走行的线状骨折，且为比较靠后的骨折，在上、下转均受限者，骨折部位是以眶下沟为中心的大的骨折。

3. 早期或晚期发生眼球内陷原因。①眶骨与骨膜破裂，眶内脂肪组织经骨折孔脱入上颌窦或筛窦中；②眶容积增大；③眶内血肿压迫，炎性病变使眶内脂肪发生坏死；④眼外肌嵌顿于骨折缝中，日久眼肌缩短，呈纤维化，使眼球固定于后退位，眼球内陷常伴有假性上睑下垂、睑板上陷窝加深及睑裂横径缩短等征象。

4. 伤后发生垂直性复视，可于肿胀消退后数天出现，向上或向下方注视时复像距离增加，因下直肌、下斜肌或其筋膜嵌顿于骨折处，也可由眼外肌附近的脂肪和纤维组织水肿或出血使眼球运动障碍所致，眼眶变形致眼外肌失去平衡，损伤眼外肌或支配眼外肌的神经也能引起复视。眼眶骨折发生复视症状者约占70%。

5. 眶下神经分布区的皮肤及齿龈感觉减退约占23%，因眶下沟（管）骨折致眶下神经损伤所致。

6. 有时可出现眼眶气肿（占12%）及球后出血（占2%）。

（三）眶下壁骨折的诊断

爆裂性眼眶下壁骨折可根据患者外伤史及出现的症状体征得出初步诊断。骨折后可立即出现眼睑皮肤肿胀、视力下降、眼球突出、眼睑皮下淤血等症状。1周后软组织水肿消退，出现垂直性复视、眼球内陷、眼球运动障碍或眼位改变等。影像学检查对明确眶骨骨折的诊断非常有帮助。B超、X线平片和CT扫描都是诊断眶骨骨折重要的临床检查手段，其中CT是诊断最精确的方法。CT能够清晰地显示骨折的位置、范围、骨折碎片的大小及移位情况，也能准确地显示软组织发生的改变，还可精细地显示眶尖、颅底、蝶骨大翼骨折，这些骨折可累及视神经管、眶下裂，引起眶下神经损伤。故术前应常规行双眼眶水平及冠状位CT扫描，必要时行三维CT检查，以对眼眶下壁骨折作出早期诊断，并全面了解骨折情况。

（四）眶下壁骨折的治疗

眶下壁骨折的治疗分非术治疗及手术治疗。治疗的目的在于改善眼球运动障碍、矫正复视以及改善眼球内陷、整容。

1. **非手术治疗** 对于 CT 明确显示没有眼外肌的嵌顿、眶内软组织疝入上颌窦较少者，可采用非手术治疗。认为此时复视是水肿和炎症反应的结果，应给予较大剂量糖皮质激素，减轻因挫伤造成的水肿和炎反应，减少粘连形成。止血剂和维生素的应用，以减少组织出血，对挫伤引起的运动神经暂时麻痹的恢复有促进作用。还可以给予脱水剂，以减少组织间的水肿。在用药的同时要进行功能训练或反复牵拉。有很多病例通过上述治疗可以恢复。

2. **手术治疗** 手术目的在于消除复视及矫正眼球内陷，具有下列体征可考虑手术治疗。

（1）眼球运动明显障碍，复视范围较大。

（2）眼球内陷明显，影响外观。

（3）牵拉试验阳性，无恢复趋势。

（4）CT 证实有眼外肌嵌顿以及较多的眶内容疝出。

讨　论

（一）复视原因的鉴别

临床工作中，我们会遇到很多存在垂直性复视的患者，复视的原因有很多，例如糖尿病慢性并发症中的糖尿病周围神经病变，是支配眼外肌的运动神经受累导致复视，这种复视的出现是一种渐进性逐渐加重的过程；有的则继发于甲状腺相关性眼病，引起的下直肌、下斜肌增粗，从而出现复视；这些复视经系统的内科治疗后会有明显好转。还有一部分复视需通过手术解除，如眼眶下壁骨折导致下直肌嵌顿出现的垂直性复视，需行眶下壁骨折整复术解除垂直性复视。眼科医生在接诊复视患者时，首先要明确复视的原因，避免误诊、误治。

本患者就诊时由于眼睑无明显肿胀、淤血等眼外伤表现，而忽略了眼眶 CT、牵拉试验等必要的检查，被误诊为左眼上直肌麻痹。经改善血液循环、注射能量合剂、营养神经治疗后症状均不见改善。

本患者左眼外伤后出现垂直性复视、眼球内陷及眶下神经分布区感觉障碍，具有典型的眶下壁骨折的临床表现，经眼眶 CT 检查、牵拉试验证实左眼眶下壁骨折，下直肌嵌顿、夹持。该患者经眶壁骨折整复术后复视明显改善。本病例提示我们，钝挫伤后的垂直性复视，多是眶下壁爆裂性骨折下直肌嵌入上颌窦引起的，而不仅仅是外伤后眼外肌及周围组织水肿眼肌麻痹导致的眼球运动障碍而引起的复视。此外，外伤导致球后水肿，球后出血均可引起眼球运动障碍造成复视，给鉴别诊断带来难度。我们认为对可疑眶壁骨折的患者应常规做眼眶 CT 和牵拉试验检查。

（二）手术时机的选择

一般认为眼眶骨折后 2~3 周是手术最佳时机，即在患者局部软组织消肿后即行手术，可避免软组织增生粘连给整复手术造成困难，有助于术后临床症状的改善，尤其是对复视症状的恢复。如在骨折晚期手术，虽可使症状尽量改善，但效果相对差。对于有肌肉夹持的病例，一经确诊，应行急诊手术。有肌肉夹持的病例多发生在青少年，因为青少年骨质韧性较好，在发生爆裂性骨折肌肉膨出的瞬间，开窗样骨折的骨壁会因弹性作用自行关闭骨窗而夹持膨出的肌肉，影响肌肉的血液供应。如不行急诊手术延误手术时机，被夹持的肌肉有发生坏死的危险。本患者为 15 岁女孩，左眼上转不能，牵拉试验阳性，下直肌明显被骨折片夹持。因此，为该患者行眶壁骨折修复术。术中见左眼下直肌被骨折片夹持，肌肉明显肿胀增粗，呈紫红色。轻压开窗骨折片，仔细分离还纳夹持的下直肌，用 MEDPOR 骨板覆盖骨折部位。术后早期行功能锻炼，并给予肌肉营养支持治疗，复视日渐改善。对于青少年眼眶骨折有肌肉夹持的病例，临床观察表明手术距受伤时间越短，手术效果越好，伤后时间久，肌肉容易发生坏死，并且局部粘连及瘢痕形成较重，分离还纳夹持的肌肉亦较为困难。即使手术还纳夹持的肌肉，术后功能恢复亦不良。

（哈尔滨医科大学附属第一医院眼科医院　郭　庆）

参考文献

[1] R Kontio. Treatment of orbital fractures: the ease for reeon struetion with Autogen-ous bine[J].J Oral Maxillofac Surg, 2004, 62: 863-868.

[2] Piotrowski WP, Beck-Marnagetta J. Surgical techniques in orbital roof fracture: early treatment and results[J]. J Craniomaxillofac Surg, 1995, 23(1): 6-11.

[3] E Ahlmann, M Patzakis, N Roidis, et al.Comparison of anterior and posterior iliac crest bone graft in terms of harvest-site morbidity and funtional out comes[J]. J Bone Joint Surg, 2002, 84: 716.

[4] 宋维贤. 眼眶爆裂性骨折[M]. 眼科, 2002, 11(4): 196-198.

[5] 曹丹庆. 全身CT诊断[M]. 北京: 人民军医出版社, 2003: 241.

[6] 任敏, 滕利, 归来. 等, Medpor植入修复眶壁爆裂性骨折并发眼球内陷术后视功能评估[J]. 中华创伤杂志, 2007, 23: 38-40.

[7] 范先群. 眼眶骨折整复手术的现状和问题[J]. 眼科, 2005, 14(6): 357.

80. 遗传性视网膜劈裂

病例报告

患者，男，8 岁，因体检发现视力低下到医院就诊，无相关疾病家族史。眼科检查：右眼视力 0.4，左眼视力 0.5；视力矫正不能提高；眼底图像可见右眼中周部至周边部视网膜色素改变，渗出沉积，伴视网膜周边劈裂，左眼色素改变不明显，颞下方劈裂明显（图 80-1 和图 80-2）。FFA：黄斑区未见荧光渗漏，周边可见荧光渗漏，伴视网膜浅脱离（图 80-3 和图 80-4)。

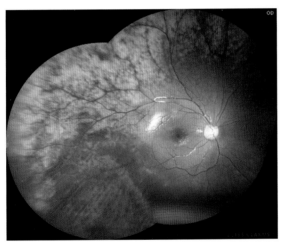
图 80-1　右眼后极部真彩图像

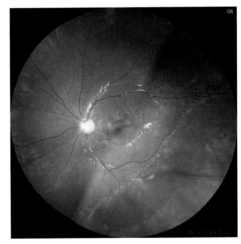
图 80-2　左眼后极部真彩图像

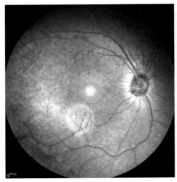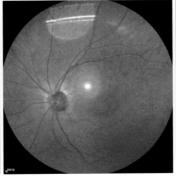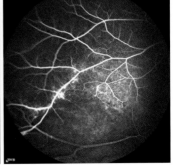
图 80-3　无赤光双眼眼底图像

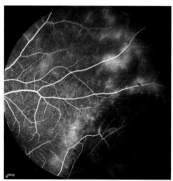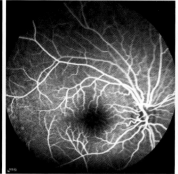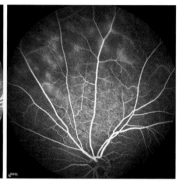

图 80-4　双眼 FFA 图像

疾病介绍

视网膜劈裂症分为先天性和获得性两种，前者多见于 5~10 岁儿童。双眼对称发病，多为远视眼，常因斜视、眼球震颤、视力差或玻璃体积血检查时被发现。后者多见 50 岁以上的老年人，常双眼发病。

先天性视网膜劈裂又称为遗传性视网膜劈裂，本病为遗传性疾病，患者几乎全为男性，女性为致病基因携带者，多为 X 连锁隐性遗传，少数患者也可为常染色体隐性遗传。患者可无症状或仅有视力减退，通常在学龄期视力缺陷检查时被发现。当患眼一侧弱视，常有废用性外斜，双眼视力低下时易出现眼球震颤，偶有发生自发玻璃体积血。本病最具特征的是黄斑部视网膜劈裂，表现为典型的由内界膜形成的放射状皱襞，其周边围绕着许多小囊肿，外观如花瓣，后期皱襞消失，遗有色素紊乱，中心凹反射消失。几乎所有患者均累及中心凹，累及周边部的患者不超过50%，且多见于颞下方。FFA 检查在大部分病例中显示黄斑部无异常荧光，但有些病例显示 RPE 层萎缩而呈现透见荧光。周边部可有毛细血管扩张或荧光素渗漏。视网膜电图（ERG）检查示 a 波正常，b 波延迟和振幅降低。

讨　论

先天性视网膜劈裂表现为视网膜神经上皮层层间的分离，属玻璃体－视网膜营养不良的一种，出生时就已存在。随着眼底照相和 OCT 的普及，本病的诊断已逐渐趋于早期，最早诊断出的患者为出生 2 天的婴儿。对于大多数病例，视力和眼底多年无明显变化者，无需治疗。如果劈裂累及到黄斑时，可用激光沿劈裂后缘未隆起的视网膜上，做预防性堤坝式光凝包围，以期限制劈裂扩大至后极部。若出现视网膜新生血管，可行光凝治疗，近年可应用抗 VEGF 进行治疗，效果尚待总结。若发生玻璃体积血或视网膜脱离，属较严重并发症，原则上需行手术治疗。

（哈尔滨医科大学附属第二医院　高　琳）

参考文献

[1] 陈妙虹, 姚奕玲, 张国明. 出生 2 天女婴先天性视网膜劈裂症[J]. 眼科, 2021, 30(04): 258.

[2] 陈鑫, 王婷, 赵天美, 等. 先天性视网膜劈裂症[J]. 眼科, 2020, 29(01): 25.

[3] 何雪俊, 邢怡桥. 遗传性视网膜劈裂症的研究进展[J]. 武汉大学学报 (医学版), 2021, 15(07)

[4] 鲁军霞, 崔京卫, 王勇, 等. 双眼先天性视网膜劈裂症 1 例[J]. 临床眼科杂志, 2019, 27(02): 190–191.

81. 虹膜根部断离玻璃体疝

病例报告

患者，男，43岁。右眼被砂轮片击伤3个月，受外伤当时出现眼部疼痛，视力障碍，即在当地医院住院治疗，眼痛减轻，视力渐好转，但视物仍模糊，遂来笔者医院就诊。眼科检查：右眼视力0.12，左眼视力1.0。右眼睑略肿胀，结膜轻度充血，角膜透明，下部前房有团状褐色较陈旧出血，4点至5点半虹膜根部断离，呈月牙形，相对应的瞳孔缘向内移位，瞳孔呈D字形，对光反应尚存在，虹膜无震颤。下部前房和瞳孔区有黏稠团状透明物，其上混有褐色颗粒。前房深度基本正常，晶状体透明，位置无偏斜（图81-1和图81-2）。眼底模糊不清。左眼正常。眼压测量右眼9mmHg，左眼14mmHg。UBM检查示右眼鼻下象限虹膜根部断离，玻璃体由此进入前房，玻璃体前界膜尚完整，玻璃体疝高度超过瞳孔中央，并有大面积睫状体脉络膜脱离（图81-3）。

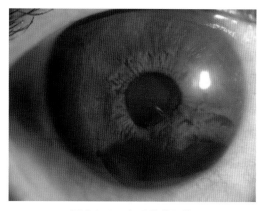

图 81-1　右眼前节图像

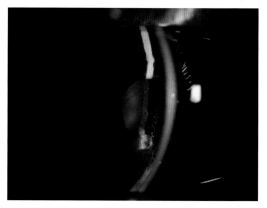

图 81-2　右眼前房裂隙灯图像

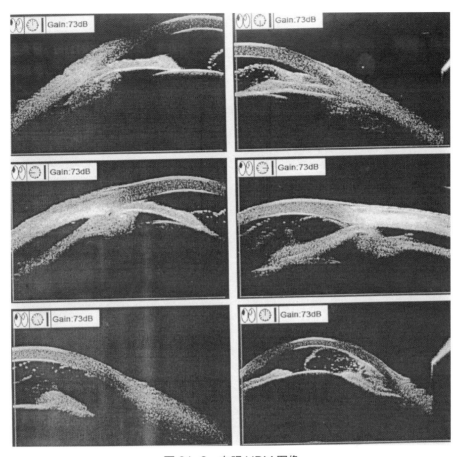

图 81-3　右眼 UBM 图像

疾病介绍

虹膜根部附着在睫状体前面的中央，既不与巩膜接触，也不与角膜接触，由虹膜小环部位最厚处，向瞳孔缘逐渐变薄，虹膜最薄部位是其根部，因此，在眼球挫伤时虹膜根部容易发生断离。

眼球挫伤时，眼球受压迫变形，角巩膜环扩大，虹膜受刺激后瞳孔括约肌痉挛，在两种对抗力作用的结果下，虹膜组织变得更薄。在挫伤外力作用下，房水受压力作用，从中央区冲向周边，虹膜根部受到很大冲击，此处恰好没有晶状体支撑，最后导致虹膜根部和睫状体分离。断离的范围因外力的强度不同有很大差别，强度小者只能在裂隙灯和前房角镜下发现，可见一个新月形裂隙，大者可达一个象限，最严重的全周虹膜根部断离，裂隙灯下看不到虹膜组织，成为外伤性无虹膜。

眼球受到钝力作用后，玻璃体的界膜未破裂，由于眼球的某一部位发生缺损，玻璃体向此破损处突出，称为玻璃体疝。根据玻璃体疝突出的部位分为前房内玻璃体疝、角膜裂口内玻璃体疝和巩膜裂口内玻璃体疝。前房内玻璃体疝可发生在挫伤后晶状体脱位时，玻璃体经晶状体悬韧带断处被推向前方，通过晶状体与虹膜瞳孔缘进入前房，因胶质状玻璃体被覆前界膜，故不与房水混合。脱入前房内的玻璃体疝常呈舌状，随着眼球转动而摇摆，玻璃体疝不但可使瞳孔变形，有时还可牵引虹膜后面的色素层使瞳孔缘外翻，严重的前房玻璃体疝可以引起玻璃体后脱离和视网膜脱离。玻璃体疝可能与角膜内面接触，只要角膜内皮层和后弹力层完整，则角膜不会出现变化，如果角膜内面发生破损，则可引起角膜水肿和角膜深层血管新生，角膜表面也可形成大泡状上皮水肿。如果玻璃体疝将瞳孔完全堵塞或使前房角发生阻塞，则可引起继发性青光眼。虹膜根部断离引起的玻璃体疝报道尚少，挫伤致虹膜根部断离比较常见，但由其导致的玻璃体疝少见，虹膜根部断离处的晶状体悬韧带断裂，此处后方的玻璃体经断离孔进入前房。玻璃体疝发生在角膜或巩膜创口处，嵌在伤口处的玻璃体可于数日内发生浓缩，变成固体状透明的条索状物，这种情况称为角膜裂口内玻璃体疝或巩膜裂口内玻璃体疝，即玻璃体角膜粘连或玻璃体巩膜粘连。

讨 论

眼球钝挫伤是机械性钝力引起的眼外伤，砖头、拳头、球类、跌撞、车祸及爆炸伤的冲击波是钝挫伤的常见原因。除在打击部位产生直接损伤外，作用力在眼内传递，可导致多处组织间接损伤。本患者被飞速旋转的砂轮击伤右眼，外伤后在当地医院住院治疗，我们检查时已是伤后 3 个月，此时前房还有出血没有吸收，推测外伤后大量出血，充满前房，导致视力障碍，出血的原因是虹膜根部断离，引起虹膜血管破裂。虹膜根部断离伴有局部晶状体悬韧带断裂，玻璃体由此空隙进入前房，前房的玻璃体疝由瞳孔途径进入者居多。前房中有玻璃体，或许是前房积血吸收缓慢的原因之一。患者虽然晶状体悬韧带断裂，但晶状体位置正常，虹膜无震颤，说明晶状体没有脱位。患者的损伤不仅只在虹膜，睫状体和脉络膜出现了大面积脱离，引起眼压下降，但下降幅度不大，可能是由于前房内有玻璃体，使房水经前房角流出的途径不够流畅有关。由于前房玻璃体疝存在，伤眼前房深度没有明显变浅。患者未能坚持治疗，药物治疗可用糖皮质激素眼药水和活血化瘀药物，手术治疗可考虑作前部玻璃体切割、虹膜根部断裂缝合和睫状体脱离缝合术。

（哈尔滨爱尔眼科医院　张士元　毕　森　王雯雯）

参考文献

[1]　李凤鸣. 眼科全书[M]. 北京: 人民卫生出版社, 1996: 3246–3247.

[2]　丁云鹏. 眼外伤与职业性眼病[M]. 济南: 山东科学技术出版社, 1988: 262–263.

82. 复杂性眼球开放性损伤

病例报告

患者，男，52 岁。该患者于 10 余天前右眼不慎被木块击中，伤后视力下降伴眼痛，在当地医院急诊行角巩膜裂伤清创缝合术，术后抗感染治疗，做彩超发现视网膜脱离，建议转院治疗，故该患者于伤后 10 天转至笔者医院接受进一步的检查和治疗。该患者全身一般状态良好，否认全身其他系统疾病。

眼科检查：右眼视力光感，光定位不确切，左眼视力 1.0；右眼结膜混合充血，鼻侧结膜可见缝线，鼻侧角膜可见一约 3mm 纵行伤口，可见缝线，角膜水肿内皮皱褶，创口处前房消失，其余前房见大量积血，其他结构窥不见，眼压极低；左眼正常。

辅助检查：UBM 检查示右眼睫状体部分离断，脉络膜脱离（图 82-1 至图 82-3）。B 超示玻璃体积血，视网膜、脉络膜脱离。

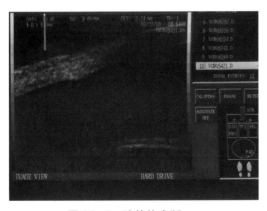

图 82-1　睫状体离断

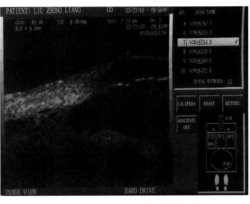

图 82-2　房角结构图像

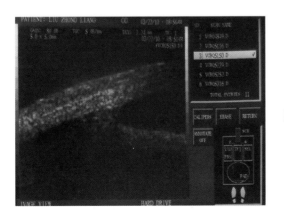

图 82-3　脉络膜图像

疾病介绍

（一）眼外伤的临床类型

眼外伤是指眼球及其附属器受到外来的物理性或化学性因素的侵袭，造成眼组织器质性及功能性的损伤。由于眼的位置暴露，故眼外伤很常见。眼外伤按致伤原因分为机械性眼外伤和非机械性眼外伤两类，前者包括眼钝挫伤、穿通伤和异物伤等；后者包括眼热烧伤、化学伤、辐射伤和毒气伤等。按损伤程度分为轻、中、重 3 级。目前，国际眼外伤学会建议应用按其性质分为开放性和闭合性两类。开放性眼外伤指眼球壁的全层裂开，包括眼球破裂伤、穿通伤及贯通伤等。闭合性外伤包括眼挫伤以及由此引起的球壁板层裂伤，而非眼球壁的全层裂开。

（二）眼球开放性外伤的病因

1. 眼球破裂伤为严重钝挫伤所致，常见于角巩膜缘处，或在直肌附着部位的后部。后巩膜破裂，检查不易发现。

2. 眼球穿通伤是由锐器造成眼球壁的全层裂开，使眼内容与外界沟通者，可伴有或不伴有损伤组织脱出。以刀、剪或高速飞进的细小金属碎片等刺伤较常见。

3. 在眼球穿通伤基础上，同一致伤物有进入伤口和穿出伤口形成双穿孔者称为眼球贯通伤。

（三）眼球开放性外伤的病理改变

1. 角膜穿破受伤后房水流出，前房变浅或消失，角膜发生水肿。由于肿胀，伤口既而闭合，前房得以恢复，伤口表面上皮细胞随即增生，遮盖伤口前面，角膜固定细胞增生，修补实质层的裂口，形成瘢痕。如果有异物嵌顿伤口，愈合即受阻碍，常见为手术后角巩膜切口处有虹膜脱出，晶状体囊或玻璃体等嵌顿于伤口内，上皮细胞也有可能由伤口进入前房，形成前房内上皮植入性囊肿。

2. 巩膜穿孔伤，巩膜本身修复力弱，其伤口由眼球血管膜和巩膜上皮组织修复，有肉芽组织形成，以后形成瘢痕。

3. 晶状体受伤后发生外伤性白内障，青年患者晶状体皮质可完全被吸收而仅囊存留。受伤后皮质可进入前房，由于皮质肿胀和堵塞前房角，可以引起继发性青光眼。如果发生感染，炎症细胞进入晶状体化脓，形成肉芽组织，甚至骨化。

4. 虹膜受伤后容易出血，虹膜脱出后可引起虹膜粘连、前葡萄肿、青光眼或继发感染等。

5. 睫状体受伤后易发生感染，甚至出现交感性眼炎。

6. 脉络膜伤口长出肉芽组织，新生血管以及其附近的视网膜色素细胞生长于伤口上面。

7. 视网膜破裂后边缘不收缩，逐渐形成皱褶，由于其下的渗出物与出血而隆起，伤口不再愈合，在脉络膜表面形成瘢痕，有神经胶质增生。

8. 玻璃体可由伤口处脱出，在玻璃体内常有由邻近组织而来的出血，长时间可形成牵拉性视网膜脱离。

9. 视神经盘由于眼球破裂眼压骤降而出现水肿，还可引起视神经盘炎。

10. 结膜受伤后上皮细胞容易生长，24小时内伤口即可封闭。如果伤口较大可形成肉芽组织。

（四）临床表现

眼球开放性损伤发生时眼球至少有1个伤口，伤口可由锐器刺伤或钝力打击而成，在创口处可有或无组织嵌顿，前房变浅或消失，可发生前房积血。虹膜撕裂或睫状体撕裂或脱离。同时可能还会合并玻璃体积血或脉络膜视网膜的损伤。

本患者是由于木块击中眼球，发生角巩膜的裂伤，同时伴有组织嵌顿于伤口处，前房积血，虹膜缺损，虹膜粘连，晶状体缺失，睫状体脱离，玻璃体积血，以及脉络膜视网膜脱离。

讨 论

眼外伤的诊断直接影响一期急诊处理方法的选择，眼外伤发生因素很复杂，这就意味着对眼外伤的诊断有一定困难性。但一般发生眼球开放性损伤时，一期采取清创缝合术，减少感染发生的概率。有组织脱出伤口时，尽量还纳回眼内，保持眼内结构的完整性。

本病例是一开放性外伤的患者，被木块打伤后，既有眼球壁的全层破裂，还有组织脱出，同时还伴有钝挫伤容易出现的睫状体脱离，所以在该病例诊断为眼球破裂伤时产生异议，或可诊断为眼球穿通伤。一期采取清创缝合术后。由于眼压过低，二期进行睫状体缝合术，待眼压趋于平稳时进行了三期玻璃体切割术，同时使视网膜复位。术中发现，一部分视网膜嵌顿于一期缝合的伤口处，分析可能由于创口组织脱出时将视网膜带出。术中采取局部视网膜切开术，将嵌顿于伤口的视网膜切开，边缘进行激光光凝，虽然一部分视网膜缺损，但其余部分视网膜得以复位，同时注入硅油支撑。复杂性眼外伤一期处置很关键，后续治疗都有赖于一期缝合时结构的完整性。

（哈尔滨市眼科医院　李艳颖　王雪梅）

参考文献

[1] 刘家琦, 李凤鸣. 实用眼科学[M]. 北京: 人民卫生出版社, 2008: 75.

[2] 葛坚. 眼科学八年制教材[M]. 北京: 人民卫生出版社, 2005: 413–422.

83. 肝脓肿引发内源性眼内炎

病例报告

患者，女，63岁。因全身发热1天，视力骤降1天，于2022年7月13日由消化内科转入眼科病房。患者于1年前无明显诱因出现阵发性胸闷、气短伴大汗、乏力、头晕，在我院行肝脓肿引流术。2天前因发热寒战急诊转入消化内科，诊断为肝脓肿，由于右眼视力急剧下降转入眼科治疗。患者自述发现糖尿病1个月，否认高血压病史，否认食物、药物过敏史，无吸烟、饮酒史，肝脓肿引流术后1年。眼科检查：右眼视力光感，左眼视力0.4，右眼结膜混合充血，角膜水肿，前房浅，前房细胞（++），瞳孔后粘连，晶状体混浊，眼底不清（图83-1和图83-2），左眼结膜无充血，角膜透明，房水清，晶状体混浊，眼底视盘色淡红，边界清，左眼颞上方可见周边出血中央黄白色坏死病灶（图83-4）。

血常规：白细胞计数 11.5×10^9/L，中性粒细胞计数 86.5×10^9/L，中性粒细胞百分比85%。肝功能：ALT 73U/L，AST 74U/L，ALP 118U/L，ALB 23.1g/L，GGT 66U/L，TBIL 18.6μmol/L，DBIL 8.1μmol/L。HbA1c 10.9%。尿常规：尿比重1.046，尿糖（++++）。乙肝、丙肝、梅毒、艾滋病感染项阴性。眼部B超示右眼眼内大片高状回声影像（图83-3）。眼科诊断：右眼内源性眼内炎，双眼糖尿病视网膜病变，双眼白内障。

2022年7月14日，在局部麻醉下行右眼玻璃体切割术、虹膜根部切除术、晶状体切除术、玻璃体腔硅油填充术、复杂视网膜脱离修复术。术中采集玻璃体液送检示：肺炎克雷伯杆菌（+），与先前肝脓肿引流术病原体一致。术后第1日患者查体：右眼视力手动40cm，虹膜6点位根部切口，晶状体已切除，玻璃体已切除玻璃体腔硅油填充，视网膜在位，其余同术前（图83-5）。

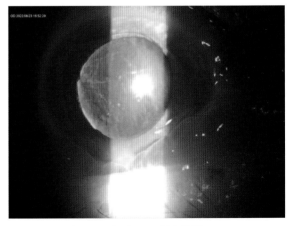

图83-1 右眼眼前段图像

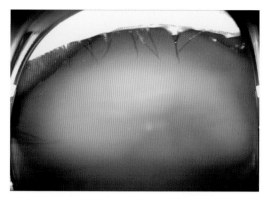

图 83-2　右眼术前眼底不能窥入

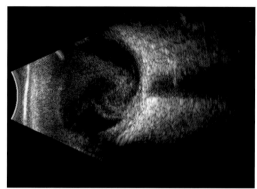

图 83-3　右眼 B 超图像

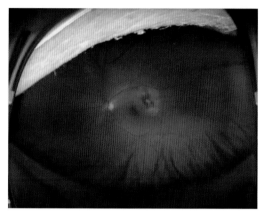

图 83-4　左眼术前眼底图像

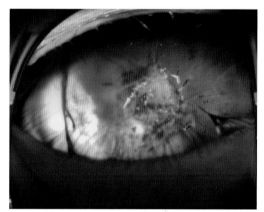

图 83-5　右眼术后图像

疾病介绍

　　眼内炎通常指细菌或真菌进入眼内累及玻璃体和（或）房水引发眼部感染性炎症。根据感染途径可将眼内炎分为外源性和内源性两类。外源性眼内炎多由内眼手术后、开放性眼外伤及眼内残留异物等因素导致致病菌直接种植于眼内所致。内源性眼内炎可由皮肤、脑膜、心内膜、消化道、尿道、肝脏及肺部等感染病灶的致病菌经血液循环转移至眼内所致，故又称转移性眼内炎。内源性眼内炎的发病率占眼内炎发病率的 2%~15%，虽然内源性眼内炎发病率较低，但患者起病隐匿，缺乏特异性眼部表现和全身表现，易误诊、漏诊，造成永久性视力损害甚至眼球摘除。

　　肺炎克雷伯杆菌是内源性眼内炎最常见的病原体之一，在亚洲地区占比尤高。肺炎克雷伯杆菌所致眼内炎患者较其他类型眼内炎患者视力预后差，被认为是内源性眼内炎预后差的独立危险因素，常常有患者因病情严重而被迫行眼球摘除或眼内容摘除治疗。肺炎克雷伯杆菌性眼内炎表现多样，通常可表现为前房积脓、玻璃体混浊、视网膜及视盘苍白、视网膜血管广泛闭塞等，早期诊断比较困难，可能与结膜炎、葡萄膜炎、急性坏死性视网膜炎等相混淆。眼内液的微生物检验可作为确定诊断。

一旦确诊眼内炎，应尽早治疗。目前治疗的主流观点是尽早行玻璃体切割手术，对患者的预后视力有一定的改善，部分学者主张无论视网膜有无裂孔都应行玻璃体腔硅油填充术，原因是硅油填充可以抑制眼内微生物的生长，对患者的预后起到一定帮助。同时手术前后均应全身行静脉抗生素治疗。

讨　论

肺炎克雷伯杆菌所致的内源性眼内炎，因其在各种微生物引起的眼内炎中的占比较大和病情隐匿特点，已引起国内学者的普遍重视。糖尿病是肺炎克雷伯杆菌肝脓肿的主要危险因素。有研究表明，在动物模型中糖尿病会增加血管的通透性，从而增加血 – 眼屏障等通透性，这大大增加了病原体通过血液转移发生内源性眼内炎的机会。此外，恶性肿瘤、肾脏疾病和肺炎患者也是肺炎克雷伯杆菌性肝脓肿的易感人群。

普遍认为，症状比较轻的患者可以接受药物治疗，较重的患者须接受手术治疗。手术可以直接清除眼底的病菌毒素和炎症组织，是治疗眼内炎的重要手段。玻璃体切除术中应采取玻璃体液样本送检，同时术中注入硅油可对患者预后视功能有一定的改善。

综上，当眼科医生在临床遇到无外伤性的眼部炎症患者时，应警惕内源性眼内炎发生的可能，须详细询问患者既往史并查找体内感染病灶，并行眼内液采样检测，有针对性的全身给予抗生素或手术治疗，这样才可大大改善患者的预后，降低失明风险，保留患者的视力。

（哈尔滨医科大学附属第二医院　杜世浩　张中宇）

参考文献

[1] 王红, 魏文斌, 沈琳. 从整合医学的角度认识内源性眼内炎[J]. 中华眼科医学杂志, 2015, 1: 1-4.

[2] Coburnps, Wiskurbj, Christye, et al. The diabetic ocular environment facilitates the development of endogenous bacterial endophthalmitis[J]. Invest Ophthalmol Vis Sci, 2012, 53(12): 7426-7431.

[3] Pentecost GS, Kesterson J. Pyogenic liver abscess and endogenous endophthalmitis secondary to Klebsiella pneumoniae[J]. Am J Emerg Med, 2021, 41: 264. e1-264.e3.

[4] Danielescu C, Anton N, Stanca HT, Munteanu M. Endogenous Endophthalmitis: A Review of Case Series Published between 2011 and 2020[J]. J Ophthalmol, 2020, 23: 8869590.

84. 脑外伤偏盲

病例报告

患者，女，19岁。左侧视物不清10余年，4岁时曾由高处跌下，头部受伤昏迷，当时诊断颅内出血，行开颅手术，术后意识逐渐清醒，后来发现对左侧物体分辨不清。查体：意识清楚，智力正常，血压110/70mmHg。右颞侧头顶部偏后有一约10cm手术切口瘢痕，此处头发缺如。面部无偏斜，四肢活动正常。眼科检查：右眼视力0.9，左眼视力0.5；双眼球位置正常，眼球向各方向运动自如；结膜无充血，角膜透明，前房清，房水无混浊；瞳孔圆，双侧对称，在暗室检查对光反应，由右侧射入光线，瞳孔对光反应灵敏，由左侧射入光线，瞳孔对光反应不明显；晶状体透明，玻璃体无混浊，眼底正常；屈光检查右眼正常，左眼 −0.5D，矫正视力0.9；视野检查双眼左侧偏盲，在偏盲区域内尚有局部低视敏度的感光区，无黄斑回避（图84-1和图84-2）视觉诱发电位检查双眼主波存在，P100潜伏期基本正常，左眼较右眼略延长，双眼振幅重度降低（图84-3）。头部CT检查示右侧顶骨见局部骨缺损，缺损区内侧可见条索高密度影伸入到后纵裂。右半球脑实质大片状低密度影，边缘清楚，脑室扩张，脑沟裂增宽。双侧大脑半球不对称，右侧较小，中线结构右移（图84-4）。

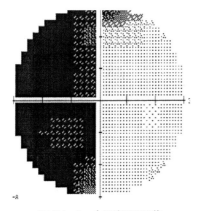

图 84-1　左眼视野图像

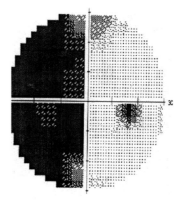

图 84-2　右眼视野图像

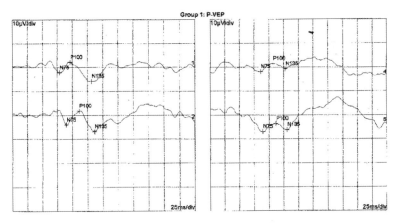

图 84-3　双眼 P-VEP 检查图像

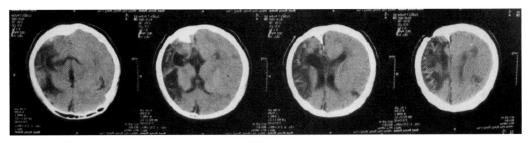

图 84-4　头部 CT 检查图像

疾病介绍

颅脑损伤通常分为闭合性损伤和开放性损伤，前者指硬脑膜未破裂的损伤，后者指硬脑膜破裂，脑与外界相通的损伤。颅脑损伤（闭合性损伤为主）按伤情分 3 类，轻型者昏迷时间在半小时以内，仅有轻度头痛、头昏，主要指单纯性脑震荡；中型者昏迷时间不超过 12 小时，有轻度的神经系统体征和生命体征变化，主要指轻度的脑挫裂伤；重度者深昏迷，昏迷时间超过 12 小时，有明显的神经系统体征和生命体征变化，主要包括广泛的脑挫裂伤、广泛的颅骨骨折、脑干损伤或颅内血肿。颅脑损伤的原因和方式有：①直接损伤，暴力直接作用于头部，包括击伤、撞伤、跌伤、挤压伤、火器伤及爆炸伤；②间接损伤，指暴力未直接作用于头部引起的颅脑损伤。

直接或间接暴力引起的脑组织损伤机制复杂，由于作用力不同，受伤部位不同，损伤的程度相差甚大，除受伤瞬间颅骨变形及骨折所致的脑挫裂伤外，尚有脑组织加速、减速运动引起的损伤。由于颅骨、脑脊液和脑组织的质量各不相同，在加（减）速运动中，颅骨的运动与脑组织的起止时间不同，脑组织的运动时间会迟于颅骨运动时间，使脑组织与颅骨之间产生撞击。

轻微脑外伤仅为脑震荡，外伤引起短暂脑功能障碍，常见的损害是脑挫伤和脑裂伤，两者常同时存在，损伤范围大小不一，轻者大脑皮质有散在小出血，重者脑组织撕裂、破碎、出血、坏死及水肿。

在前视路损伤中，意外伤害所致的视神经损伤占0.3%~6%，主要发生在颅内段和视神经管内段，前者因位于活动的脑部和粗糙的前颅凹底之间易受牵拉致挫裂伤；后者因受骨管包围并被硬脑膜固定于骨壁，除易受牵拉伤和供血血管破裂所致的缺血性损伤外，还易受变形骨管、骨碎片以及管内或神经鞘内出血的压迫。不全损伤时有中心及周边视野改变，向心性缩小最常见，视野下半较上半明显，有的为中心暗点、旁中心暗点、扇形缺损及水平半盲。

视交叉损伤远较视神经损伤少见，暴力可直接撕裂视交叉，也可致视交叉移位，使供血血管撕裂，间接引起视交叉软化坏死，但多数为视神经损伤后，产生视交叉的继发性水肿，或视交叉的供血血管损伤性痉挛、闭塞或出血，使之继发性缺血所致，外伤如果较严重，合并颅底骨折和下丘脑损伤则出现相应的症状和体征。视交叉损伤偶表现为典型的双颞侧偏盲或双鼻侧偏盲，但多数为非对称的双颞侧偏盲，或一眼全盲，另一眼颞侧偏盲。

单纯的外侧膝状体损伤少见，常和视交叉、视束或脑干损伤并存，因损伤性脑水肿、脑内出血直接累及外侧膝状体，或供血血管间接受压使之缺血时，均产生对侧非对称性同向视野损伤，若损伤主要位于外侧膝状体的外侧，则上方视野缺损，若为外侧膝状体的内侧，则下方视野缺损。

颞叶、顶叶和枕叶的损伤均可累及视放线，可由挫裂伤直接引起，也可由沟回疝对大脑后动脉压迫间接造成。颞叶的直接损伤亦常损伤Meyer襻，产生对侧同向性上象限盲，视野缺损呈对称或不对称。若不对称，鼻侧视野（损伤侧）缺损较轻。顶叶损伤的同向偏盲常为完全性。枕叶损伤均系视皮质和视放线的同时损伤，视皮质上方和视放线上部的枪弹伤常致完全性视野半盲，若穿通伤部位更后，则产生对称性中心下方偏盲性暗点。若枕叶损伤系继发于缺血性梗死，则表现为病损对侧的同向偏盲或象限盲，视放线中后部以后的损伤均有黄斑回避。

讨 论

脑外伤是一种十分复杂的损伤，因损伤的种类、外伤的程度、受伤的部位不同，出现各种不同的症状和体征，引起眼部损伤的常见变化有视力障碍、视野损害、瞳孔反应异常，这些改变对于判断损伤部位、损伤程度都是有价值的。

本患者为年轻女性，幼年时从高处头部跌伤，意识丧失，入院手术治疗，没有当时治疗病历，家属述说是颅内出血。根据目前的头部CT检查，当时是严重的脑挫裂伤，引起损伤部位循环和代谢障碍，现在右侧脑组织大面积变性软化。脑组织的损伤主要在中部，相当于颅中窝区域，从视觉传导路的角度看，视神经和视交叉尚好，受损部位在视束和外侧膝状体，出现右侧视路受损，左侧视野偏盲，枕叶皮质视中枢和大部分视放线可能没有受到损伤，在视野中没有出现黄斑回避现象。眼科医生在临床工作中会遇到各种视野损伤，不同形态的损伤会成为诊断的依据，如视野改变是青光眼诊断的重要条件之一。如果一只眼出现鼻侧或颞侧缺损，则可能是视网膜脉络膜的循环障碍、眼眶病、视神经病变。如果双眼出现偏盲，则病变部位应在颅内。本患者是右侧颅中凹上方脑组织受损伤，其左侧视野出现偏盲；若损伤的是左侧，则会出现右侧视野偏盲。如果出现双眼颞侧偏盲，则病变应在视交叉。视束和外侧膝状体受到损害，则会出现同侧偏盲，视放线和皮质视中枢损害，除了有同侧偏盲之外，尚应有黄斑回避。头部外伤会因外伤部位和损伤种类不同而非常复杂，其所引起的视野变化也不会像上述那样简单，有时表现为象限缺损。

（哈尔滨爱尔眼科医院　张士元　刘海荣）

参考文献

[1]　宰春和. 神经眼科学[M]. 北京: 人民卫生出版社, 1987: 195–198.

85. Hurler-Scheie综合征

病例报告

患者，女，11岁，汉族。因双眼视物不清间断眼胀痛半年余，于2009年5月3日就诊。该患者父母代诉半年前双眼视力渐进性下降，未发现虹视、雾视，无恶心、呕吐，半个月前就诊于当地医院，诊断为双眼青光眼，给予降眼压药物点眼治疗，具体用药不详，上述症状未见明显缓解，遂来笔者医院就诊。门诊以双眼青光眼，角膜翳收入院治疗。

该患者10年前，无明显诱因而出现生长发育缓慢，发现双手指关节伸展困难，全身各关节增粗，肩、肘、膝关节逐渐活动受限，无关节肿胀和疼痛，2007年于哈尔滨市儿童医院行病理组织学检查（图85-1），诊断为黏多糖贮积症（MPS），对此疾病未给予治疗。患者一孕一胎足月顺产，出生时体重4kg，母孕期未曾服过抗生素等药物。出生后至今该患者经常无明显诱因而发热，在当地医院给予对症治疗。其父母非近亲结婚，家族中无类似病史者。

查体结果：身高86cm，体重46kg，心率122/分钟，血压左上肢85/55kPa，神清吐字不清，轻度面容粗陋，前额窄，头围53cm，听觉未见异常；下颌大而前突，唇厚，舌大而宽，颈短，无颈蹼（图85-2）。胸廓畸形，鸡胸，心律齐，叩诊心界扩大，心尖部舒张期可闻及较局限的低调、隆隆样递增型杂音，收缩期可闻及吹风样递减型杂音，胸骨左缘第2肋间收缩期可闻及粗糙响亮的喷射性杂音，舒张期可闻及叹气样杂音；双肺呼吸音粗糙；腹部略膨隆，可见脐疝，腹围53.5cm，腹部触诊平软，肝于肋下3cm、剑突下3cm可触及，脾于肋下2cm可触及；脊柱后突成角畸形，双手掌指及指关

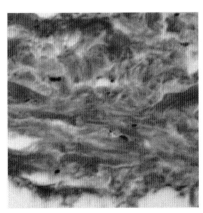
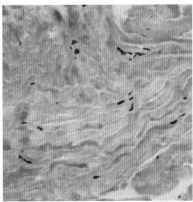

图85-1 患者病理组织图像

节几乎完全不能活动，呈爪形手，双侧大鱼际消失，双拇指外展及对掌不能，下肢肌肉萎缩，无感觉障碍，肩、肘、膝及髋关节活动受限，不能下蹲，轻度 O 形腿，弓形足，足跖宽大；神经系统检查示四肢腱反射正常，未引出病理反射；智能正常。术前眼科检查如表（表 85-1 和表 85-2）；眼前节状况见图 85-2，角膜地形图示右眼鼻上方角膜高屈光度（图 85-3）；生化、血常规、尿常规异常项目见表 85-3。

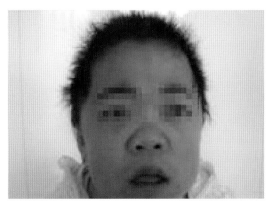

图 85-2　患者颜面外观

表 85-1　眼科检查结果

类别		OD	OS
视力		无光感	无光感
眼睑水肿		眼睑无水肿，内眦赘皮	眼睑无水肿，内眦赘皮
泪器		泪小点在位， 按压泪囊区无异常分泌物反流	泪小点在位， 按压泪囊区无异常分泌物反流
角膜		混浊，KP（－）（图 85-2）	混浊，KP（－）（图 85-2）
结膜		混合性充血	混合性充血
巩膜		无黄染	无黄染
虹膜		纹理清，无色素脱失	纹理清，无色素脱失
瞳孔		圆，直径为 2mm，对光反射（＋）	圆，直径为 3mm，对光反射（＋）
前房		深度正常，周深约 1/2CT	深度正常，周深约 1/2CT
晶状体		窥不清	窥不清
玻璃体		窥不清	窥不清
眼底		窥不清	窥不清
眼压（薛氏）		40mmHg	40mmHg
A 超： （mm）	AC	2.36	2.5
	L	4.46	4.59
	V	14.07	14.27
	TL	21.16	21.09

表 85-2 OCT 检查结果

测量的内容	R				L			
角度（°）	0	−90	−180	−270	0	−90	−180	−270
AOD500（mm）	0.333	0.336	0.334	0.381	0.338	0.349	0.361	0.219
AOD750（mm）	0.438	0.293	0.474	0.585	0.385	0.445	0.361	0.384
ARA500（mm^2）	0.138	0.155	0.189	0.164	0.155	0.133	0.177	0.087
ARA750（mm^2）	0.235	0.233	0.291	0.258	0.245	0.233	0.267	0.162
AISA500（mm^2）	0.125	0.126	0.148	0.135	0.132	0.107	0.154	0.076
AISA750（mm^2）	0.222	0.206	0.250	0.256	0.222	0.206	0.245	0.125
房角（°）	33.7	33.9	34.6	37.3	34.0	34.9	35.8	23.6

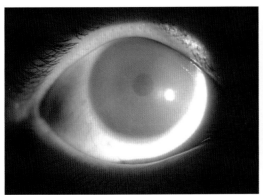
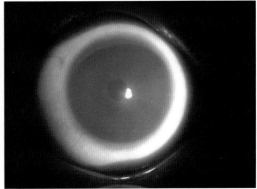

图 85-3 眼前节图像

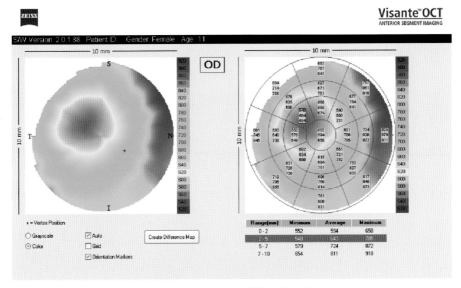

图 85-4 右眼角膜地形图图像

表 85-3　生化系列、血常规、尿常规异常项

异常项目	患者检查值	正常值范围
尿素（mol/L）	7.8	2.3~7.2
肌酐（mol/L）	23	44~110
碳酸氢盐（mol/L）	19.4	22~31
无机磷（mmol/L）	1.66	0.8~1.4
阴离子间隙（mmol/L）	22.0	8~20
血小板分布宽度%	9.9	15~17
尿比重	1.033	1.015~1.025
尿红细胞（高倍视野）	3.4/HPF	0.00~3.00

该患者入院后给予 20% 甘露醇 250mL 静脉滴注 2 天后，双眼视力为光感，但光定位不确切，眼压降至右眼 18.5mmHg，左眼 21.5mmHg。于 2009 年 5 月 8 日行双眼非穿透滤过手术，术后第 4 天，患者双眼视力为手动 /10cm，双眼结膜滤泡弥散，眼压右眼 29.7mmHg，左眼 30.5mmHg，给予 20% 甘露醇 250mL 静点滴注 1 次后眼压降至正常范围内。患者由于经济原因，于术后第 7 天要求出院。住院期间由于角膜混浊，一直未见到晶状体、玻璃体和眼底的变化。

疾病介绍

黏多糖贮积症由 Hurler 首次报道，它是一组先天遗传代谢性疾病，是溶酶体酶的缺陷影响了黏多糖的降解过程，致使大量的酸性黏多糖沉积于结缔组织，导致脏器扩大，功能受限，骨骼畸形。其中 MPS 型又按病情的轻重分为 Hurler 和 Scheie 亚型，病情介于两者之间的称 Hurler/Scheie（H/S）亚型。Hurler 和 Scheie 亚型两型主要区别在于 Scheie 亚型智力、身高及寿命正常，两者相同之处为都是常染色体隐性遗传，均缺乏 α-L 艾杜糖醛酸酶。

在 MPS 患者中，眼部的并发症主要有角膜斑翳，有的出生时即呈角膜进行性弥漫混浊，除上皮层和内皮层外，整个角膜有脂肪样浸润，角膜基质深层呈灰黄色大小不等的细点状混浊，无新生血管。另外，患者尚可有眼睑肥厚、轻度上睑下垂、眼球突出、先天性白内障、青光眼、视神经萎缩，视网膜变性等，这些并发症的产生都与黏多糖在眼部的贮积有关。

目前，国外通过骨髓移植和酶替代治疗此疾病，基因治疗尚处于实验室阶段。骨髓移植后患者上呼吸道、心肌病和肝脾增大都有所改善，但骨关节和心血管功能未见明显改善。角膜混浊在骨髓移植后是否改善还存在争议。MPS Ⅶ鼠模型中骨髓移植能恢复视网膜功能，减少视网膜色素上皮细胞上黏多糖的沉积。MPS Ⅰ狗模型中骨髓移植能减少角膜基质空泡形成。对骨髓移植后患者需要进行化疗，会出现排

斥反应和感染等严重并发症，抗排斥反应使用的激素可能会引起白内障，还会引起干燥性角结膜病变等眼部并发症。酶替代疗法对患者呼吸系统、毛发和面容有较好的作用，但对角膜和视功能没有明显作用，酶替代疗法作为一种早期治疗 MPS 全身并发症的新方法将会有很好的前景。目前，MPS 患者的角膜混浊主要通过角膜移植来治疗，移植后角膜是否能保持透明与宿主的黏多糖沉积有关。有报道骨髓移植术后的患者行角膜移植，患者的角膜能保持透明达 13 年。目前，对于 MPS 青光眼的治疗是使用药物或手术，其效果有待进一步评估。早期发现和治疗 MPS 的青光眼对提高患者生活质量有重要意义，但患者角膜混浊会影响临床医生对其青光眼严重程度的判断。

讨　论

在正常情况下，黏多糖的分解代谢需要溶酶体水解酶，在其先天性缺乏致黏多糖不能正常分解代谢而大量蓄积于体内时，累及多种组织器官。本患者发病早，1 岁左右即出现发育迟缓，骨骼畸形，关节强直，面部粗陋，颈短，心脏受累，瓣膜严重病变，肝脾大。本病除有 Hurler 亚型的典型症状如体态、面容、角膜混浊、青光眼，肝脾大，骨骼和心脏的改变外，另有智力正常的特征与一般 Hurler 亚型的临床表现有所不同，故诊断为黏多糖沉积症型的 H/S 亚型。本患者眼部改变主要是角膜斑翳和青光眼，角膜中央厚度右眼为 594mm，左眼为 587mm，均厚于正常水平。患者双眼前房深度正常且房角均开放，推测青光眼的发生可能与黏多糖贮积在小梁网，导致小梁网充血、变形，从而使房水流出阻力增加有关；黏多糖贮积还使巩膜和角膜的细胞外基质增厚，使房角收缩导致眼压升高。同时眼压升高也会使房水进入角膜基质，损伤德塞梅膜从而使角膜混浊加重。术后该患者视力有所改善可能与眼压下降、角膜水肿减轻有关。MPS 作为一种遗传疾病目前尚未有确切有效的治疗方法，产前诊断对于控制此疾病有重要的意义。

（哈尔滨医科大学附属第二医院　原慧萍）

86. 韦格纳肉芽肿

病例报告

患者，男，43岁。自诉2009年7月右眼视力下降，畏光，流泪，疼痛，当地医院以角膜炎治疗，效果不佳，于2009年10月来笔者医院就诊，眼科以角巩膜瘘收入院。

眼科检查：右眼视力0.04，左眼视力1.0，右眼混合充血，颞侧角巩膜缘见约3mm×4mm不规则溃疡灶，角膜部深达基质层，巩膜部穿孔透见葡萄膜；房水混浊，眼底窥不清；左眼未见异常改变；眼部CT示右眼球内高密度影（图86-1）。于2009年10月9日以右眼球内占位病变、角巩膜穿孔行右眼球摘除术。术后病理回报右眼肉芽肿性炎。询问病史，患者近9个月经常发热、乏力、咳嗽、咳痰，曾在当地医院就诊，胸部CT示双下肺多发性结节、薄壁空洞，诊断为慢性肺炎肺脓肿，先后两次行双肺下叶切除，两次术后病理诊断均不清。建议患者肺部病理切片会诊。会诊结果为肺肉芽肿性炎。

2010年5月患者以右眼眶部疼痛、头痛再来医院就诊。眼眶CT检查示右眼眶内高密度影（图86-2）。给予肾上腺糖皮质激素治疗，症状迅速缓解。复查CT眶内高密度影明显缩小。

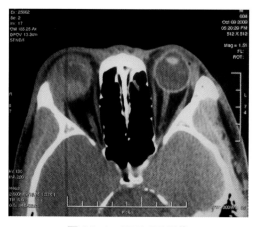

图86-1 眼眶CT图像

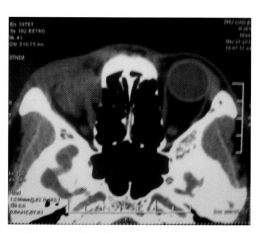

图86-2 右眼球摘除术半年眼眶CT图像

疾病介绍

韦格纳肉芽肿（WG）是一种病因不明、多系统受累而复杂的疾病，中小血管（偶见大动脉）坏死性肉芽肿性血管炎为其病理特征。最常累及的组织按照受累的频率依次为上呼吸道、肺、肾、皮肤、眼、耳、关节和淋巴结，可能累及到眼部的眼睑、结膜、角膜、巩膜、葡萄膜、视网膜、泪道系统和眼眶。根据临床所见，又分为全身型和局限型两种。

（一）发病机制

遗传因素中可能与多个 HLA 抗原有关，感染因素中金黄色葡萄球菌过敏可能较为重要，多数学者认为免疫介导的损伤机制可能是发病的最重要部分。WG 的组织损伤是在一定的环境和遗传背景下，机体产生的异常免疫反应。近年发现抗中性粒细胞胞质抗体 ANCA 的水平与 WG 发病和疾病的严重程度密切相关。推测坏死性血管炎和内皮损伤是对中性粒细胞颗粒蛋白炎症和免疫反应相互作用的结果，从而引起肉芽肿性血管炎。

（二）病理

WG 的组织学改变主要有 3 种，实质性组织损伤、血管炎和肉芽肿性炎症，然而这些改变对 WG 并无诊断意义。炎症性浸润是由不同比例的中性粒细胞、淋巴细胞、浆细胞、组织细胞和嗜酸性粒细胞混合而成的，炎症反应在特定部位，如纵隔、后腹膜和眼眶，可刺激产生肿瘤。实质性组织坏死可表现为中性粒细胞的微脓肿，甚至是局灶性大块坏死。血管炎有几种形式，包括慢性动脉炎、急性动脉炎、小动脉炎、毛细血管炎和小静脉炎。这些形式经常互相交织，偶尔也可观察到肉芽肿性血管炎。通常可观察到血管壁坏死，带有变性的白细胞碎片（即白细胞破碎性血管炎），但观察不到类纤维样坏死。

（三）临床特征

1. 全身表现不适、发热、乏力、消瘦等常是典型性 WG 发病的症状。首发症状依照累及的器官不同而不同，可以单一器官，也可以多器官同时受累。临床上将 WG 最常累及的器官称为 ELK 系统，即耳、鼻、喉（E），上呼吸道、肺（L），肾（K）。少见于胃肠道、声门、气管、下尿道、生殖器、腮腺、甲状腺、肝脏。WG 累及鼻表现为鼻黏膜增厚，溃疡，鼻出血，鼻骨破坏导致鼻穿孔或鞍鼻；耳部表现为中耳炎，耳聋；喉部表现为咳嗽嘶哑，喘息等；口腔溃疡；肺部表现为咳嗽，呼吸困难，咳血，肺内多灶性阴影，常累及胸膜；肾脏表现为蛋白尿，血尿；神经系统表现为单一或多个脑神经麻痹；心脏受累首先表现为急性心包炎；皮肤可表现为紫癜、溃疡、结节、丘疹等；关节炎可表现为对称或不对称的关节游走性疼痛、关节畸形等。

2. 眼部特征有 28%~87% 为 WG 眼部受累，部分是由邻近眶周和上呼吸道的病变蔓延而来，孤立的局限性 WG 是局部的坏死性血管炎所致。8%~16% 的 WG 以眼部受累为首发症状，其中 30% 的患者长期随访没有其他脏器受累。不论是首发症状还是全身改变的一部分，其眼部表现没有差异，眼部的任何一个部位都可能受累，包括眼球、附属器及视路，其中眼前节及眼眶最常累及。

（1）眼前节：表现为双眼或单眼的角膜缘浸润，逐渐发展成溃疡，向角膜中央蔓延，可引起穿孔，病变的进行缘成穿凿样，与 Mooren 溃疡（蚕食性角膜溃疡）相似。病理表现为角膜上皮和浅基质层溃疡，可见急慢性炎细胞，偶有上皮样细胞和巨细胞包绕，溃疡基底部有慢性肉芽组织。巩膜炎也是 WG 常有的眼部表现形式，多为前部巩膜的结节和坏死，多靠近角膜缘，有时可见睫状体坏死性肉芽肿。

（2）眼眶：50% 以上的眼部受累部位为眼眶，多双眼，眼球突出为最常见表现。炎性假瘤、眶蜂窝织炎、伴有视神经病变是这类患者视力丧失的最常见原因。眶组织活检表现为混合性炎症、脂肪崩解、小灶性坏死、纤维化，很少表现为血管炎。

（3）眼后节：多表现为视网膜血管炎，包括播散性的视网膜炎、后部葡萄膜炎、渗出性脉络膜视网膜脱离，此症状不常见。

（4）附属器及视路：眼附属器受累表现为泪囊炎、鼻泪管阻塞、眼睑包块、坏死。神经眼科疾病表现为视神经病变，继发于眶内病变、后睫状血管炎或继发于颅内病变所致的高颅压，此症状少见。

（5）眼部并发症：不同程度的视功能损害最多见，常为双眼，严重者角膜穿孔，视力障碍，甚至丧失眼球。此外眼睑畸形，眼表破坏导致干眼，眶窝畸形挛缩，眼球内陷（可能是因为眶内容纤维化所致）等，常继发细菌性感染，也可以由病毒引起。

讨　论

美国（1996 年）的一项流行病学调查结果显示 WG 发病率为 3/100 000。其发病与季节无关，可发生于任何种族，男性略多于女性，任何年龄都可发生，多数为 19 岁以上。另据报道，WG 年发病率为 (0.5~8.5)/1 000 000。另外 8% ~16% 的 WG 患者以眼部为首发症状，28% ~87% 的患者最终累及眼部。

WG 在临床上并不少见，国外已有大系列的随访研究，但国内尚缺乏对本病的认识，因此常导致误诊和漏诊。

1990 年国际上制定了统一的诊断标准：鼻或口腔炎症；胸部 X 片异常；尿沉淀分析异常，RBC > 7/HP；活检表现为肉芽肿性炎症。符合 2 项或 2 项以上者即可诊断。此项标准诊断 WG 的敏感性为 88%，特异性为 92%。本患者眼球摘除术后和肺叶切除术后病理诊断均为肉芽肿性炎，符合 1990 年制定的诊断标准，可确诊为 WG。

与 WG 相鉴别的疾病比较多，包括感染、炎症性改变、肿瘤结缔组织疾病以及其他形式的血管炎。与其他眼部疾病相鉴别时，应注意与因感染引起的周边角膜溃疡、角结膜干燥症、巩膜炎、眼眶炎症、眼眶假瘤、Tolosa-Hunt 综合征、眼部结核、眼眶肿瘤、颞动脉炎、慢性葡萄膜炎、脉络膜肉芽肿、视神经炎、脉络膜视网膜炎、黄斑水肿或视网膜血管阻塞等眼部病变相鉴别。WG 的多数眼科表现都具有非特异性，诊断明确的患者通常有周边性角膜溃疡、坏死性巩膜炎或炎症性眼眶疾病。本患者虽具有 WG 的上述 3 种眼部表现，但由于医生对本病认识不足，术前未能作出正确诊断，误诊为角膜炎和球内占位病变而延误治疗。

WG 的病程长短取决于疾病的严重程度和治疗情况初始。WG 被视为一种进展迅速的致死性疾病，引起死亡的原因通常为肾衰竭或继发性感染。过去死亡率很高，20 世纪 70 年代早期，此病的平均生存时间仅为 5 个月，1 年内的死亡率为 82%。自从联合使用肾上腺糖皮质激素或环磷酰胺，缓解率在 90% 以上，4 年生存率为 88%。在 NIH 研究中，158 例 WG 患者通过每天按环磷酰胺和糖皮质激素标准方案治疗，75% 的病情得到缓解，90% 以上显著改善。许多患者在 3 个月内得到缓解，而另外一些患者则需要经过 1~5 年时间的治疗。此病易复发，发生率可高达 50%。

糖皮质激素和细胞毒药物能改善 WG 的预后，但同时也会引起严重的毒性和免疫抑制性不良反应。糖皮质激素对 WG 的自然病程具有显著影响，但对生存率的影响却不大，病变已累及全身的患者多数无法完全恢复。单纯口服糖皮质激素并不能完全控制 WG 的严重眼部炎症，联合使用环磷酰胺可明显降低其死亡率，提高其生存率，但是细胞毒药物对于进展期肾功能不全者则效果不良。本患者在眶内复发后为减少环磷酰胺的不良反应，对其单纯给予糖皮质激素冲击治疗，症状缓解迅速，眶内病灶明显缩小，说明单纯应用糖皮质激素治疗 WG 仍有显著疗效。眼科医生应不断提高对 WG 的认识，进而提高对本病的诊断率。

（哈尔滨医科大学附属第一医院眼科医院　郭　庆）

87. Alport综合征

病例报告

患者，男，35岁。双眼视物模糊，因配镜矫正不佳来医院就诊。患者肾移植术后5年，其母亲患有肾炎病史，无糖尿病病史，无传染病史。

眼科检查：右眼视力0.25，左眼视力0.2；双眼角膜透明，前房常深，晶状体前表面中央区局限性前突，呈锥形，囊膜下可见小斑点状白色混浊（图87-1）；双眼视盘色泽正常，边界清晰，视网膜血管大致正常，后极部黄斑区周围可见散在的黄白色点状颗粒，黄斑中心窝反光可见（图87-2）。

辅助检查：综合验光OD为0.25×−7.25D=0.4，OS为0.2×−6.50D/−0.5D×90°=0.4；耳科电测听示双耳对称性感音神经性耳聋。A超示右眼眼轴长25.2mm，左眼眼轴长25.9mm；B超未提示异常；OCT可见黄斑中心区形态正常，黄斑区周围视网膜内界膜附近可见颗粒状物质（图87-3和图87-4）。

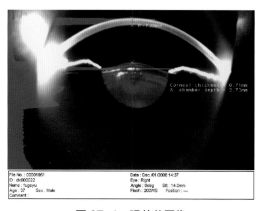

图87-1 眼前节图像

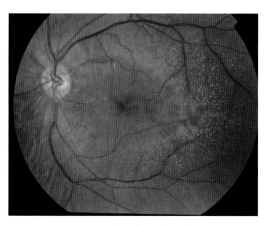

图87-2 左眼底图像

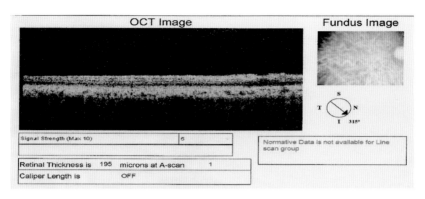

图 87-3　黄斑周围黄白色颗粒区 OCT 图像

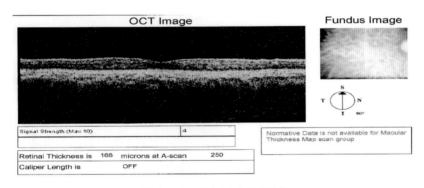

图 87-4　黄斑区 OCT 图像

疾病介绍

（一）发病机制

Alport 综合征又名眼耳肾综合征、遗传性血尿肾病耳聋综合征，是一种基底膜病，Ⅳ型胶原是构成基底膜的主要成分。目前已发现组成Ⅳ型胶原的 6 种链，主要见于肾小球基底膜（GBM）、肾小管基底膜（TBM）、包氏囊、晶状体前囊膜，这些部位是 Alport 综合征主要病变部位。近几年来，国外对 Alport 综合征发病机制的研究取得了很大进展。研究表明 COL4A5、COL4A6 和 COL4A3、COL4A4 分别为 XD-Alport 综合征和 AR-Alport 综合征的致病基因，基因突变导致胶原链生成异常，破坏了Ⅳ型胶原分子的形成，从而改变了基底膜的结构，影响到肾小球的滤过率和晶状体内张力，以致肾功能下降和晶状体变形。

（二）遗传方式

最早认为 Alport 综合征是一种常染色体显性（AD）遗传，但随着致病基因的发现，认为它的遗传呈异质性，并且以 X 伴性显性（XD）遗传方式最为常见，约占 80%，其次是 AD 和常染色体隐性（AR）遗传，另有 10% 无家族史。在 XD 家系中，下一代患病的概率为 1∶1，但男性的病情往往比女性严重。而在 AD 家系中，男女患病概率相等，且病情严重程度相同。关于 AR 的报道较少见。

（三）临床表现

Alport 综合征眼部病变的发生率为 42%，表现多种多样，其中前锥形晶状体和黄斑周围黄白色颗粒沉积为 Alport 综合征所特有，一般在肾移植后变得明显。

1. 角膜病变青年环的出现考虑可能与脂类代谢障碍有关。肾小球基底膜的改变导致异常肾小球滤过和肾小管的脂类重吸收，引起高胆固醇血症，从而出现青年环。后弹性层多形性营养不良组织病理学显示为内皮细胞上皮化和后弹性层增厚。角膜病变少见。

2. Alport 综合征患者晶状体改变以前圆锥晶状体为特征性。电镜观察突出的晶状体前囊膜，发现其上皮细胞减少、局部变薄、层间含有空泡和纤维化组织。有学者认为由于前囊膜超微结构的改变和肾小球基底膜病变相类似，可以在部分患者中替代肾活检作为确诊 Alport 综合征病的诊断依据之一。前囊膜最薄处是在前极上，在以此 3mm 的环形区域外开始增厚，正是由于前囊膜超薄和不稳定的结构，使晶状体发生自体囊膜破裂，形成晶状体混浊。晶状体由于前突，使晶状体中央和周边的屈光度不同，可造成视力下降。前圆锥晶状体的晶状体中央呈油滴样改变，与球形晶状体均一的曲度改变不同，可以鉴别。

3. Alport 综合征眼底特征性改变是黄白色致密的斑点对称环形位于黄斑周围和上下血管弓之间，不侵犯黄斑区。Gehrs 等认为斑点是一些异常胶原Ⅳ链亚单位在细胞外聚集，定位于视网膜内界膜并起源于不同细胞。关于 Alport 综合征患者视网膜中周部斑点的报道较少，其发生机制与黄斑周围斑点机制不同，这可能与长期肾功能差有关而与遗传性视网膜退变无关。视网膜斑点对视功能影响不大。

4. 全身改变，肾脏改变最常见为血尿，呈持续或间歇镜下血尿，但并非见于所有患者。蛋白尿常见，早期可无或少量，随病程的推进和病变进展可逐渐增多。肾病综合征少见，多发生于男性患者，女性患者如为单纯性血尿提示预后较好，而大量蛋白尿则多预后不良。肾衰竭发生率为 61.15%。多伴感音性耳聋，累及 > 2kHz 频率范围，单、双侧均可受累；男性肾功能严重受累者可累及其他频率范围（250~2000Hz），并随病变加重可扩大，受累频率范围的进行性增大可能也提示预后不良，故随访电测听可从一个侧面了解病情的进展。

（四）诊断依据及治疗

依据 Flinter 和 Chantler 的诊断标准，包括下面 4 项标准中的 3 项可确诊。有血尿和（或）伴有肾衰竭的阳性家族史；肾组织电镜有特征性肾小球基底膜的改变；特征性的晶状体和眼底异常；感音神经性耳聋。

本病无特殊有效的治疗方法，主要是对症处理。对进入尿毒症期的患者行透析或肾脏移植。一般男性预后较差。眼部病变的处理主要是因前圆锥晶状体和白内障使患者视力下降，当无法用镜片矫正时，可行晶状体摘除联合人工晶状体植入手术，术后效果较好。

讨 论

Alport 综合征（AS）是一种以进行性肾功能减退和肾小球基底膜（GBM）结构异常伴神经性耳聋和眼病为临床特征的遗传性肾病。以往认为是一罕见病，目前的研究发现 Alport 并不少见。目前考虑该病发病机制为基因异常导致 IV 型胶原变性，从而引起全身性基底膜病变。眼部表现主要是特征性前锥形晶状体和黄斑周围黄白色颗粒沉积。男性患者更易发生耳聋和肾衰竭，预后较差。患者发病时存在诱因，多为感染。此病为基因异常所致，眼部无特殊治疗措施。

本病应与以下疾病鉴别。

1. 眼底黄色斑点病，是一种遗传性、双侧进行性退行性变，以视网膜下黄色斑点及黄斑萎缩为特征，病变初期眼底基本正常，仅有中心视力下降，如作眼底荧光血管造影，黄斑部中央可见微弱荧光斑。随着病情进展，中心凹反光消失，黄斑部色素紊乱，继而在其深层见到灰黄色小斑点，以后逐渐形成一个边界清楚的圆形或横椭圆形呈金箔样反光的黄斑变性区。病变晚期病灶处可有神经上皮、色素上皮及脉络膜毛细血管萎缩，仅见脉络膜大血管和白色巩膜。OCT 检查示黄斑的中心区视网膜变薄。

2. 年龄相关性黄斑变性（AMD），在我国 45 岁以上人群中患病率为 6%~17%，逐渐上升为常见致盲眼病。其发病机制尚不清楚，多数学者认为与年龄的增长、视网膜色素上皮清除感光细胞代谢产物能力减弱或丧失、视网膜色素上皮的代谢功能衰退有关。可分为萎缩性和渗出性，萎缩性 AMD 主要有玻璃膜疣和 RPE 异常改变。玻璃膜疣呈圆形、黄色，位于后极部外层视网膜下，由脂质等代谢产物沉积在 Bruch 膜内层和 RPE 基底膜之间形成，可使 RPE 脱离。玻璃膜疣大小不一，可融合，RPE 层呈地图状萎缩。渗出性 AMD 是玻璃膜的变性改变诱发脉络膜新生血管膜，由此引起黄斑区的渗出性和出血性病变。患者视力突然下降，视物变形，眼底后极部出现范围大小不同的黄白色渗出样病变，伴有视网膜出血、病程晚期黄斑部出血机化，形成盘状瘢痕。

（哈尔滨医科大学附属第四医院　刘国丹　黑龙江省医院　韩　清）

参考文献

[1] 张琼, 张士胜, 王玲. Alport综合征研究进展[J]. 国际眼科杂志, 2005, 4: 727-729.

[2] 林颖, 陈楠. Alport 综合征的治疗研究进展[J]. 中国中西医结合肾病杂志, 2008, 5: 456-458.

[3] 盛迅伦. 眼科复杂疑难病症诊治精粹[M]. 北京: 人民军医出版社, 2004: 115.

88. Axenfeld-Rieger综合征

病例报告

患者，男，28 岁，汉族。以右眼视力渐进性下降 3 年为主诉入院。阳性青光眼家族史，其两个姐姐皆在青少年时期确诊为发育性青光眼。查体示小牙畸形，反颌畸形，无颜面及颌骨异常，脐部皮肤前突。眼科检查：右眼视力 CF/20cm，左眼视力 NLP；双眼球水平震颤；右眼球突出，混合充血，右眼巩膜色蓝，角膜竖椭圆形，D＝10mm×12mm，轻度水肿，可见后胚胎环，前房清，PACD＝2/3CT，瞳孔鼻侧偏位，D＝7mm，对光反应迟钝，虹膜基质萎缩，色素上皮外翻，周边部虹膜越过房角附着于角膜后，晶状体透明，玻璃体混浊，眼底，视盘色苍白，余窥不清；左眼轻度内陷，无充血，巩膜颜色正常，角膜透明，竖椭圆形，D＝11mm×11.5mm，可见后胚胎环，前房清，PACD＝2/3CT，瞳孔鼻侧偏位，D＝7mm，对光反应消失，虹膜基质萎缩，色素上皮外翻，瞳孔区有残膜样虹膜组织斜形跨越，周边部虹膜越过房角附着于角膜后。晶状体明显混浊，囊膜皱缩，玻璃体和眼底均无法窥见（图 88-1）。眼压测量右眼 28mmHg，左眼 5.3mmHg；角膜内皮细胞检查示右眼 2458.1

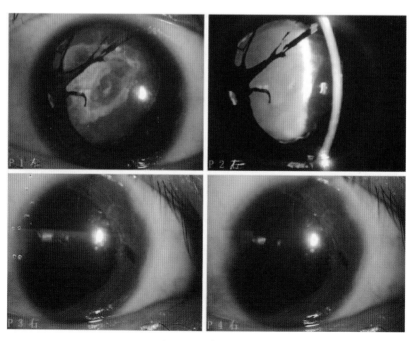

图 88-1　双眼前节图像（上为左眼，下为右眼）

个 /mm²（图 88-2），左眼 2330.7 个 /mm²（图 88-3）；B 超显示左眼玻璃体 Y 形僵硬增厚，光带与视盘相连，右眼玻璃体有点状强回声（图 88-4）；F-VEP 检查示右眼主波形存在，潜伏时延长，振幅降低，左眼无主波形（图 88-5）；基因学检测 PITX2 异常。临床诊断为 Axenfeld-Rieger 综合征。入院后予以美开朗点右眼，控制眼压后行右眼小梁切除术，术中应用丝裂霉素，术后眼压控制尚好。

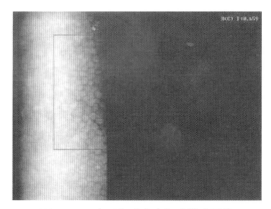

图 88-2　右眼角膜内皮细胞检查图像

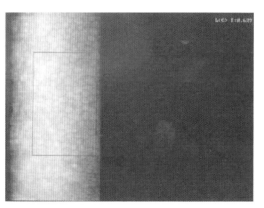

图 88-3　左眼角膜内皮细胞检查图像

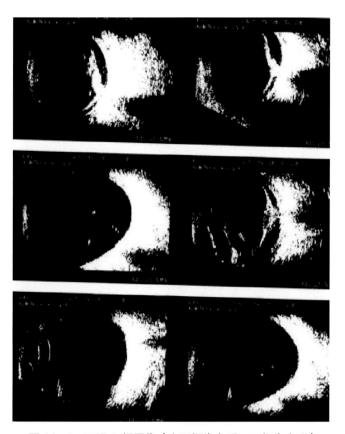

图 88-4　双眼 B 超图像（上两幅为左眼，下幅为右眼）

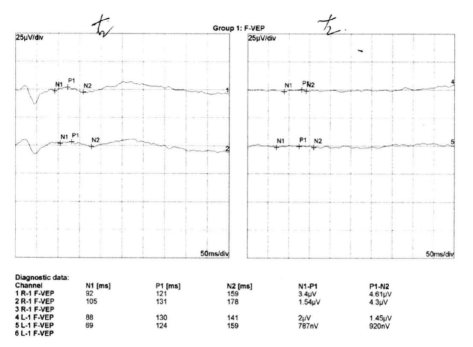

图88-5 F-VEP图像

疾病介绍

Axenfeld-Rieger综合征是双眼发育性缺陷，伴有或者不伴有全身发育异常的一组发育性疾病。

（一）病因与发病特点

此病为常染色体显性遗传，主要由FOXC1和或PITX2基因的变异和重叠引起，其中PITX2重叠与青光眼的发生密切相关。该病常于儿童和青少年时期发病，男女发病率均等，常有家族史。近期发现其与神经嵴发育而来的眼前节组织在胚胎末期发育受阻，导致虹膜和前房角原始内皮细胞生长不正常和房水排出系统发育出现异常有关。

（二）临床表现

特征性的表现为双眼前段的异常，颜面与颌骨发育异常和脐的发育异常。

眼部表现多为双眼患病，角膜缘部界线常难以分辨，但中央部角膜通常透明，Schwalbe线增厚和突出是本病的一种表现，数量不等的虹膜周边部条索与其粘连，致使瞳孔变形和移位。虹膜基质发育不良，出现明显萎缩，严重者发生裂孔。在疾病早期有时尚可见部分开放的房角，但也常被数量不等的中胚叶组织跨越或覆盖，随着疾病进展，房角组织因广泛周边粘连而无法看到，由此导致眼压增高。眼部尚可出现无晶体眼、白内障、视网膜脱离，甚至有伴发视网膜母细胞瘤、斜视者。

全身表现有面骨和牙齿发育不良，形成具有特征性的面容，眦部分离过远，鼻梁宽扁，面颊平坦，下颌尖锐而前突，反颌畸形，缺齿，齿列稀疏，齿冠尖削，齿冠中央缺口等。脐的发育异常，如脐突出，脐周皮肤过长。有全身出现低前转化素血症，心血管系统异常的报道。

（三）诊断

该病的诊断主要依据：①特征性的临床表现双眼前段发育异常，包括角膜后胚胎环和虹膜发育异常，合并青光眼，颜面与颌骨发育异常及脐的异常；②基因学检测 FOXC1 和（或）PITX2 异常的检出；③青光眼家族史。

（四）鉴别诊断

1. 虹膜角膜内皮综合征常表现为虹膜基质萎缩，瞳孔异位和继发青光眼，有时易与 ARS 相混淆，多为单眼发病，伴有角膜内皮异常，青光眼发病较晚，见本书虹膜角膜内皮综合征病例。

2. 先天性虹膜纤维膜病也常伴有虹膜前粘连，瞳孔变形，但多为单眼发病，可表现为白色虹膜。

3. Peters 异常也是发育性青光眼的一种，临床病理特征是角膜中央区后弹性层和角膜内皮缺损导致相应区域角膜实质变薄和混浊。可伴有虹膜前粘连，但主要表现为中央角膜白斑，虹膜和晶体囊膜与角膜的粘连。ARS 一般不伴有角膜白斑。

讨　论

1920 年 Axenfeld 描述病例为角膜后近角膜缘处有白线，周边虹膜呈条索状延伸到这条突起的白线。从 20 世纪 30 年代中期起，Rieger 报道了一些病例，除了上述表现外，尚有虹膜改变，虹膜基质萎缩，瞳孔异位和孔洞形成，前房角被广泛的虹膜周边组织前粘连堵塞，患者全身伴有面骨和牙齿发育不良。后来将有以上病变者称为 Axenfeld-Rieger 综合征。本病为常染色体显性遗传，男女患病概率相等，多为双眼患病，青光眼发生率 50% 以上。

本患者具有 ARS 典型的临床表现：小牙及反颌畸形，脐突出，双眼后胚胎环，虹膜发育异常及青光眼。基因学检测 PITX2 异常及阳性的家族史可以明确诊断为 ARS。双眼发病，角膜内皮无明显异常，无角膜白斑可与 ICE、先天性虹膜纤维膜病及 Peters 异常相鉴别。

随着眼科诊查手段的进步，越来越多的方法应用于该病的诊断，高分辨率 AS-OCT 的应用，可对前房角结构进行更为精细的观察，其中基因学检测方法的应用，使该病的确诊更容易，并使临床医生能够从发病机制，病理生理学角度更深入的理解该病。

本病合并青光眼治疗预后不佳，其有效率仅为 18%。有无青光眼家族史预后无差异。本病主要于儿童青少年时期发病，到目前为止，尚未证实任何一种降眼压的药物对儿童是安全的，主要应用于儿童的降眼压药物为低浓度的噻吗洛尔、贝他洛尔。因此，对合并青光眼的儿童应及早进行手术，对 3 岁以内的儿童应根据角膜及房角的情况行房角或小梁切开术和（或）行房角成形及小梁切除术。青少年及成年人应行小梁切除术，但增殖能力强往往导致手术失败。本例为了抑制术后增殖反应，术中应用了丝裂霉素，术后 3 个月随访眼压控制良好，无进行性的视神经损害，但更为远期的效果仍在观察中。除药物和手术治疗外，ARS 致病基因的发现及基因学治疗的发展将为 ARS 的基因学治疗成为可能。

（哈尔滨爱尔眼科医院　王英爽　吕大光　张士元）

参考文献

[1] M. Hermina Strungaru, Irina Din. Genotype-Phenotype Correlations in Axenfeld-Rieger Malfromation and Glaucoma Patinets with FOXC1 and PITX2 Mutation[M]. Invest Ophthalmol Vis Sci, 2007, 48: 228-237.

[2] Alward WL. Axenfeld-Rieger syndrome in the age of molicular genetics[M]. Am J Ophthalmol, 2000, 130: 107-115.

[3] Francis Beby, Sandrine Meunier, Pierre Cochat, et al. Anterior segment dysgenesis in a child with factor Ⅶ deficiency[M]. Clin Ophthalmol, 2007, 1(3): 335-337.

[4] Park SW, Kim HG, Heo. Anomalous scleral insertion of superior oblique in Axenfeld-Rieger syndrome[M]. Korea Ophthalmol, 2009, 23(1): 62-64.

89. Terson综合征

病例报告

患者，男，54岁。1个月前突然头部剧痛，大汗淋漓，继而昏迷来医院急诊科抢救，CT示蛛网膜下隙出血，经止血脱水治疗，7小时后患者意识恢复，自述头痛，双眼视物模糊，内科病情稳定后转眼科治疗。患者高血压病史5年，无家族遗传病史，无传染病史。

眼科检查：右眼视力指数/20cm，左眼视力指数/20cm；双眼前节未见异常；玻璃体血性混浊，可见一浓密血凝块遮挡后极部（图89-1），周边视网膜及血管形态正常，后极部视网膜窥不清；右眼眼压15mmHg，左眼眼压16mmHg；综合验光不能校正；眼底荧光血管造影示玻璃体积血遮蔽荧光，视网膜血管未见异常（图89-2）；B超示双眼玻璃体积血（图89-3）。

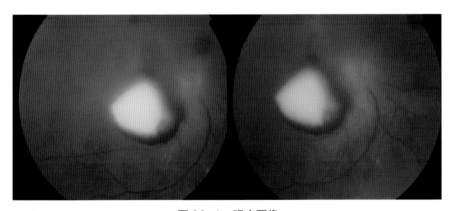

图89-1　眼底图像

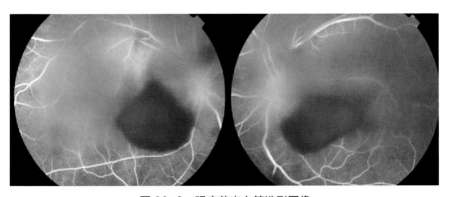

图89-2　眼底荧光血管造影图像

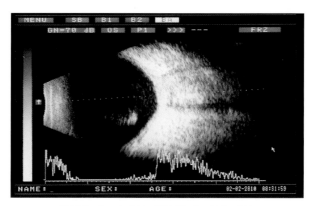

图 89-3 左眼 B 超图像（双眼相似）

疾病介绍

（一）病因及发病机制

Terson 综合征的发病机制尚未充分阐明，主要有 2 种，一种认为由颅内压升高导致的蛛网膜下隙出血直接进入眼内，解剖结构上包绕视神经的蛛网膜下隙与脑的同名间隙相通，但两者之间尚有巩膜筛板，血液很难直接进入眼内。大多数学者倾向另一种学说即颅内压的突然升高，压力传递到视网膜血管使得视网膜静脉破裂出血。Keithahn 对 1 例 Terson 综合征并发玻璃体出血患者的视网膜前的"纱样膜"进行病理检查，发现其为视网膜的内界膜层，因而推测 Terson 综合征是由于突然的颅内压升高，视网膜小血管破裂出血，内界膜与视网膜的分离劈裂，如出血量不多，血液存于视网膜层间，但出血量大造成内界膜与视网膜的撕裂，积血大量涌入玻璃体内。

（二）发病率

蛛网膜下隙出血的成年人患者，20%~40% 发生视网膜和视网膜前的出血，在儿童高达 70%。其中单侧眼内出血占 13.6%，双侧者占 5.8%，而发生玻璃体积血者占 2.2%~5.1%。

（三）临床表现

根据眼内出血量的大小，可有不同程度的视力障碍。如仅有少量的视网膜层间的出血，则视力下降不明显，如出血位于黄斑区或大量出血进入玻璃体腔，则视力下降急剧。眼内出血程度与颅内出血的快慢以及是否有脑水肿有关。玻璃体积血可在蛛网膜下隙出血的同时发生，也可在其后发生，有的患者在发生蛛网膜下隙出血后 2 周发生玻璃体积血。有的积血可积存在内界膜下而不进入玻璃体腔。玻璃体积血首先是后极部不同程度的弥散的红色的混浊，周边视网膜尚能看清。部分患者在视网膜出血后发生了视网膜前膜、多为单层的膜，多数在视网膜的内界膜内，但也有一些膜在视网膜前又形成一层膜，这些膜均不是血管源性的。部分患者可有视网膜内界膜的脱离，偶见发生孔源性的视网膜脱离者，可能是玻璃体积血、玻璃体后脱离的牵拉造成的。

（四）诊断与治疗

典型病例可根据：①颅内出血的病史；②突然视力下降，检查时有玻璃体或视网膜的积血；③排除导致眼本身的出血的疾病即可诊断。对非典型病例，如首先以视力下降到眼科就诊，发现眼内出血的患者，应仔细询问病史，通过颅脑 CT、脑血管造影等检查明确诊断。

玻璃体内的积血可慢慢地吸收，但通常需几周或几月，甚至达 1 年左右的时间。积血的吸收一般从周边向中央，积血吸收后患者的视力常能恢复正常，因此，治疗原则是非手术治疗。出现双眼玻璃体积血，在一定时间内不吸收，须做玻璃体切割术。由于脑出血对脑组织造成的直接损害及弱视，视力往往难以恢复，尤其是婴幼儿。有学者认为对于一些发生于后极部的玻璃体出血，尤其出血浓密者，应早期进行玻璃体切割术，其原因为：① Terson 综合征玻璃体出血后黄斑前膜的发生率高，为 16.6%~66%；②血液成分的崩解产物对视网膜有毒性作用，长久会影响视力的恢复。适时行玻璃体切割术会减少 Terson 综合征玻璃体积血的并发症。

（五）预后

Shaw 等统计了 320 例蛛网膜下隙出血合并玻璃体积血的患者其死亡率为 53.6%，而无玻璃体积血的患者的死亡率只有 19.7%，如有双侧玻璃体积血则死亡率更高。颅内出血的患者如能存活，视网膜和视网膜前的出血一般能够吸收而不留明显的后遗症，但也有少部分造成永久的视力损害。

讨　论

1900 年 Terson 首先报道了颅内出血可以是玻璃体积血的原因，并且认为这种眼脑综合征是蛛网膜下隙出血的征象，称为 Terson 综合征。其发病机制多见于脑血管破裂或外伤，血液经脑组织进入蛛网膜下隙，然后进入视网膜鞘膜间隙，压迫神经纤维的中央血管，导致静脉回流障碍，视网膜血管破裂出血。

本患者为颅内出血后出现双眼玻璃体积血，排除其他眼部出血疾病，临床表现及眼底血管造影检查支持 Terson 综合征诊断。该患者药物治疗积血逐渐吸收。

本病应与以下疾病鉴别。

1. 视网膜血管病，包括糖尿病视网膜病变、视网膜静脉阻塞、视网膜血管炎等，病变的血管或新生血管出血进入玻璃体内。FFA 检查可显示视网膜血管异常。

2. 眼外伤或手术，眼球穿通伤、眼内异物、眼球钝挫伤等因眼球壁组织的血管破裂，行内眼手术及视网膜手术也可能引起玻璃体积血。应详细询问病史。

3. 其他眼底病，视网膜裂孔可因血管破裂而致玻璃体积血，年龄相关性黄斑变性及血管瘤等亦可引起玻璃体积血。

（哈尔滨医科大学附属第四医院　刘国丹　黑龙江省医院　韩　清）

参考文献

[1] 张承芬. 眼底病学[M]. 北京: 人民卫生出版社, 1998: 356–357.

[2] 章玲, 盛迅伦, 孙瑞磊, 等. Terson综合征的临床分析[J]. 国际眼科杂志, 2006, 5: 1223–1225.

[3] 李凤鸣. 眼科全书[M]. 北京: 人民卫生出版社, 1996: 2418–2421.

90. 急性淋巴细胞白血病眼部转移

病例报告

患者，男，12岁。左眼视力下降，疼痛1周。该患者3年前曾患急性淋巴细胞白血病，先后经化疗和鞘内注射等治疗，病情稳定。眼科检查：右眼视力1.0，左眼视力光感；左眼混合充血，角膜轻度水肿，前房深浅大致正常，瞳孔大，直径为6mm，对光反应（-），虹膜表面有大量新生血管，玻璃体轻度混浊，视网膜水肿，隆起，呈灰白色，可见小片状出血，血管迂曲扩张，视盘边界不清、水肿，眼压36mmHg；右眼前眼部正常，玻璃体透明，视盘轻度水肿，边界不清，血管迂曲，扩张，黄斑区中心凹反光正常；视野检查生理盲点扩大。血常规检查正常。头颅CT检查正常。双眼眶CT检查可见左眼视神经明显增粗（图90-1）经腰椎穿刺检查，可见脑脊液中有幼稚淋巴细胞，诊断为急性淋巴细胞白血病眼部转移（视网膜脉络膜转移、视神经转移）。因患者左眼疼痛明显，入院后4天，行左眼新生血管性青光眼睫状体冷凝术。术后1周，眼压仍为30mmHg，于是给予噻吗洛尔、哌立明滴眼液每日两次点眼，眼压可控制在24mmHg。转入儿科再次进行鞘内化疗。1个月后再次来眼科就诊，左眼球突出，结膜充血，角膜轻度水肿，瞳孔大，直径为7mm，对光反应消失，玻璃体灰白色颗粒状混浊，眼底窥不清，眼压34mmHg，右眼视力0.6，视盘水肿明显，静脉迂曲扩张，其余未见明显异常。眼压17mmHg。

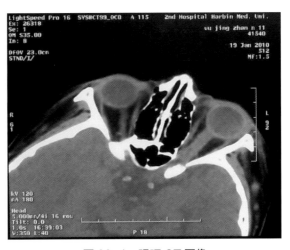

图90-1　眼眶CT图像

疾病介绍

白血病是儿童时期最常见的血液系统疾病，死亡率较高。急性淋巴细胞性白血病病人起病急，进展快，常以发热、贫血或出血为首发症状。部分病例起病较缓，以进行性贫血为主要表现。

症状：①发病时均有贫血，但轻重不等；②多数患者在病程中均有不同程度的出血，以皮肤瘀点、瘀斑、牙龈出血、鼻出血为常见，严重者可有内脏出血，如便血、尿血、咯血及颅内出血；③发热是急性白血病常见的症状之一。

急性淋巴细胞白血病浸润表现如下。

1. 骨和关节疼痛、骨和骨膜的浸润引起骨痛，可为肢体或背部的弥漫性疼痛，亦可局限于关节痛，常导致行动困难，并易误诊。约 1/3 患者有胸骨压痛，此征有助于本病诊断。有少数骨剧痛由骨髓坏死引起。

2. 肝脾和淋巴结肿大以轻、中度肝脾大为多见，一般不超过肋下 4~6cm。ALL 比 AML 肝脾大的发生率较高，肿大程度也更明显。淋巴结肿大 ALL 也比 AML 多见，可累及浅表或深部如纵隔、肠系膜、腹膜后等淋巴结，但肿大程度一般较轻，直径通常小于 3cm。肝脾淋巴结肿大一般在 T-ALL、B-ALL 更为明显。

3. 中枢神经系统浸润表现有：①脑膜受浸润，可影响脑脊液的循环，造成颅内压增高，患者出现头痛、恶心、呕吐、视物模糊、视盘水肿、展神经麻痹等现象；②脑神经麻痹主要为神经根被浸润，特别是通过颅神经孔处的第Ⅲ对和第Ⅶ对脑神经受累引起面瘫；③脊髓受白血病细胞浸润，以进行性截瘫为主要特征；④血管内皮受浸润以及白血病细胞淤滞，发生继发性出血，临床表现同脑血管意外；⑤侵犯视神经、脉络膜等。

4. 其他组织和器官浸润，皮肤浸润少见，睾丸浸润较多见，睾丸白血病也常出现在缓解期，表现为单或双侧睾丸的无痛性肿大，质地坚硬无触痛，是仅次于 CNSL 的白血病髓外复发根源。白血病浸润还可累及肺、胸膜、肾、消化道、心、脑、子宫、卵巢、腮腺和眼部等各种组织和器官，并表现相应脏器的功能障碍，但也可无症状表现。

白血病的眼部表现常由浸润或出血引起，白血病细胞可直接浸润视神经、脉络膜、视网膜及供应眼球的血管，引起相应的症状，出血比浸润常见。绿色瘤或粒细胞肉瘤好发部位为眼眶，可致突眼。

讨　论

该患者入院时主述眼痛、视力下降 1 周。门诊初步诊断为左眼新生血管性青光眼。检查时可见视网膜隆起、水肿，有出血。考虑可能为白血病引起的视网膜脉络膜出血，导致新生血管性青光眼。首先进行了头颅 CT 检查，未发现任何异常。经双眼眶 CT 检查发现左眼视神经增粗，提示该患者可能有中枢神经系统浸润。腰椎穿刺结果证实了此观点。

白血病通常侵及眼眶，可以出现眼球突出、眶周肿块。在少数情况下，白血病可侵及视神经，引起类似视神经炎或视网膜中央动脉栓塞的症状。但急性淋巴细胞白血病患儿容易引起中枢神经浸润，中枢神经系统白血病常出现在缓解期，初诊患者相对少见。浸润部位多发生在蛛网膜、硬脑膜，其次为脑实质、脉络膜或脑神经。重症者有头痛、视盘水肿，甚至抽搐等典型表现，类似颅内出血。轻者仅诉轻微头痛、头晕。脑神经受累可出现视力低下、眼球运动障碍和面神经麻痹等。

该患者提示，对于白血病患者到眼科就诊，首先应想到白血病的浸润，仔细检查眼球和眼眶，及时进行骨髓穿刺和腰椎穿刺检查，和血液科、神经科会诊，共同商讨，综合处理。

（哈尔滨医科大学附属第二医院　齐艳华）

参考文献

[1] 肖利华. 现代眼眶病诊断学[M]. 北京: 科学技术出版社, 2006: 387–389.

[2] Russo V, IU Scott, G Querques, et al. Orbital and ocular manifestations of acute childhood leukemia: clinical and statistical analysis of 180 patients[M]. Eur J Ophthalmol, 2008, 18: 619–623.

[3] Mateo J, Alarzuza R, Cristobal JA. Bilateral optic nerve infiltration in acute lymphoblastic leukemia in remission[M]. Arch Soc Esp Ophthalmol, 2007, 82: 167–170.

91. 眼皮肤白化病

病例报告

患者，女，4岁。出生时皮肤粉白色，头发黄色，发现患者自幼畏光。足月顺产，父母非近亲结婚，家族中无此类病人。皮肤白色，头发黄色，眉毛和睫毛均为白色（图91-1），其他器官未见异常。眼科检查：右眼视力0.1，左眼视力0.1，双眼结膜无充血，角膜透明，前房清，虹膜色淡，淡蓝色，虹膜纹理呈车轮状，瞳孔圆形，直径约3mm，对光反应存在，晶状体透明（图91-2和图91-3），玻璃体透明，右眼视神经盘边界尚清，左眼视神经盘边界模糊，双眼视网膜淡红色，血管走行正常，大部分区域可见脉络膜血管（图91-4和图91-5）。双眼球在水平方向震颤，验光试镜视力无提高。

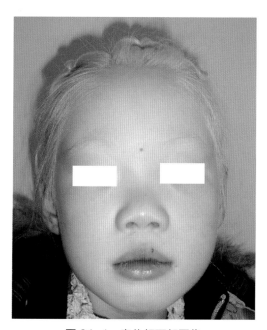

图91-1　患儿颜面部图像

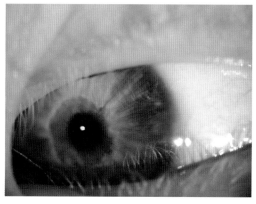

图91-2　右眼眼前节图像

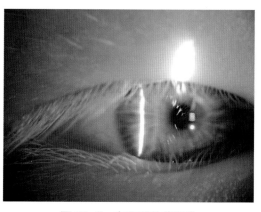

图91-3　左眼眼前节图像

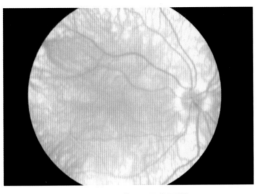

图 91-4　右眼眼底图像

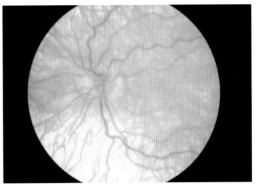

图 91-5　左眼眼底图像

疾病介绍

（一）病因和发病机制

皮肤和毛球黑色素细胞起源于神经嵴，而视网膜、睫状体和虹膜色素上皮来自视泡外层，视网膜色素上皮在 5 周龄胚胎开始产生黑色素，一般出生前后完成。本病的黑色素细胞数量及分布无明显异常，但黑色素合成减少或缺乏。酪氨酸酶是黑色素合成的关键酶，编码基因位于 11 号染色体长臂（11q）有 5 个外显子，已发现 40 种以上突变。酪氨酸酶基因控制黑色素生成，它也控制黑色素在眼和皮肤的表达，但它并不控制眼和皮肤以外部位的黑色素合成，眼和皮肤以外部位的黑色素合成由酪氨酸羟化酶调控。

（二）白化病患者的眼部表现

白化病患者的眉毛和睫毛都是白色，虹膜的颜色通常是蓝色或灰色，检查虹膜常用的方法是在黑暗的房间用明亮的光源照射下睑或巩膜。色素缺乏程度不同，虹膜的半透明程度也有不同，严重者可见晶状体中纬线。由于视网膜脉络膜色素缺乏，眼底颜色发红，可呈晚霞状，脉络膜血管清晰可见，视网膜血管可有异常分支，视神经发育不全。白化病患者的视力低下，大多在 0.1 左右，远视并多见散光。病人常伴有眼球震颤，常在出生后数周内发现，可呈摆动或跳动型，震颤方向有水平、垂直和旋转，也可伴有斜视。

（三）黄斑中心凹发育不良

目前研究发现白化病患者黄斑部的形态和厚度均有异常，眼球震颤和视敏度下降与此密切相关，利用 OCT 可对视网膜结构进行分析评估，Meyer CH 等对 1 例 10 岁的白化病患者的双眼视网膜作了详细检查，发现视网膜中心凹处压迹消失，黄斑中心凹界线不清，整个中心凹处的视网膜增厚，水平扫描中心凹厚度为 340μm，垂直扫描厚度为 315μm，与正常中心凹厚度 150μm 相比，厚度增加 1 倍多，中心凹在外形和结构上与周围视网膜没有明显差别。

（四）视觉纤维通路异常

视路是指视觉纤维由视网膜到达大脑皮质视觉中枢的传导路径，包括视神经、视交叉、视束、外侧膝状体、视放线和视皮质。正常视觉纤维的径路是来自颞侧的视网膜纤维经过视交叉投射到同侧外侧膝状体和视皮质，来自鼻侧的视网膜纤维经过视交叉投射到对侧外侧膝状体和视皮质。早在 20 世纪 70 年代就有学者发现白化病患者存在先天性视觉纤维通路异常，英国伦敦大学的 Morland AB 等用功能磁共振成像和视觉诱发电位验证了这一结论，白化病患者视觉纤维的投射发生了变化，许多颞侧视觉纤维经视交叉时传导到对侧视束，视觉信息投射到对侧视皮质，出现了较多视觉纤维投射到对侧，相对少的视觉纤维投射到同侧视皮质。白化病患者一侧视皮质不仅接受来自对侧眼鼻侧视网膜纤维传入的视觉信息，也接受对侧眼颞侧视网膜纤维传入的视觉信息，出现交叉纤维相对多，不交叉纤维相对少，这种视觉纤维通路异常可能是由黑色素缺乏导致视网膜发育过程产生扰乱。

讨 论

白化病是一组由黑色素合成相关基因突变导致的眼、皮肤、毛发黑色素缺乏性遗传病，根据色素缺乏受累的部位和有无其他异常分为 3 种类型：眼、皮肤和毛发均呈色素缺乏的眼皮肤型白化病；仅有眼色素缺乏的眼白化病；既有眼皮肤型白化病表现又有其他系统症状的白化病相关综合征。本患者为幼年女童，皮肤白，头发黄，眉毛和睫毛均为白色，自幼双眼畏光，虹膜色淡，淡蓝色，车轮状纹理，眼底淡红，部分区域可见脉络膜血管，患者为眼皮肤型白化病，视力不良，合并眼球震颤，试镜视力无提高。

白化病患者视力低下可由多种原因引起，患者黄斑部在发育过程中分化不成熟，中心凹反光点消失，有些患者中心凹处可见视网膜血管。白化病患者的视皮质不仅接受来自对侧眼鼻侧视网膜神经纤维的视觉信息，也接受对侧眼颞侧神经纤维的视觉信息。正常视网膜有一条相对清楚的垂直线，在白化病患者这条垂直线向颞侧移位，使得正常情况下应属于颞侧的不交叉细胞变成了交叉细胞，形成异常视觉纤维通道，这种异常通道扰乱了正常视觉信息传导，引起视力低下。黄斑发育不良和视觉通道异常可引起眼球震颤和斜视，眼球震颤常出现在出生后两三个月，随着年龄增长可减轻。

迄今为止，白化病尚缺乏有效的治疗方法，平时应避免日晒，应用遮光剂。畏光可戴太阳镜，或有色接触镜，有屈光不正可配戴眼镜。

（哈尔滨爱尔眼科医院　张士元　哈尔滨医科大学附属第二医院　张中宇）

参考文献

[1] 魏海云, 李洪义, 郭向明, 等. 白化病的眼表现及其发生机制[J]. 中国实用眼科杂志, 2005, 23(7): 653–656.

[2] 樊翌明, 王映芬. 皮肤病与眼病[M]. 广州: 广东人民出版社, 2000: 95–98.

92. 脑垂体瘤

病例报告

患者，男，41岁。双眼视物外侧发黑，视物模糊3个月，有时伴有头痛，右侧明显。既往无外伤史。查体神志清醒，发育正常，四肢活动自如，血压130/80mmHg。眼科检查：右眼视力0.3，左眼视力0.25。双眼结膜无充血，角膜透明，房水无混浊，虹膜纹理清晰，瞳孔圆形，直径约3mm，在暗室检查瞳孔对光反应，从颞侧进光照射鼻侧视网膜，瞳孔对光反应不明显，从鼻侧进光照射颞侧视网膜，瞳孔对光反应存在。晶状体透明，玻璃体无混浊。视神经盘边界清，色泽正常，视网膜无出血和渗出，黄斑中心凹光反射存在。眼压检查：右眼15mmHg，左眼14mmHg。视野检查双颞侧偏盲，鼻侧视野周边部亦有缺损，右眼鼻上象限、左眼鼻下象限缺损范围较大（图92-1和图92-2）。头部CT检查示蝶鞍扩张，后床突骨质破坏，鞍口池圆形软组织肿物，大小约2.17cm×2.12cm（图92-3）。临床诊断为脑垂体瘤。

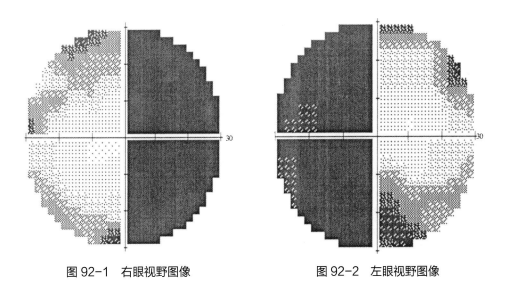

图 92-1 右眼视野图像　　　　　图 92-2 左眼视野图像

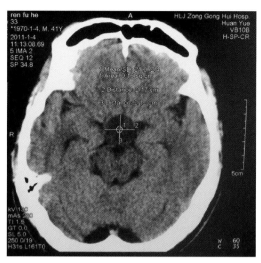

图92-3　头部CT图像

疾病介绍

（一）影响视交叉的肿瘤

原发于视交叉的肿瘤主要是胶质瘤，星形细胞瘤多见，其次是脑膜瘤及纤维瘤，主要表现双颞侧偏盲或不规则的视野缺损，以及由一侧开始的双眼视力减退和视神经萎缩，肿瘤也可延伸至视束、下丘脑等处引起中脑导水管阻塞，产生颅内高压，致双侧视盘水肿，侵入眶内时则有眼球突出和眼球运动受限，X线和CT检查可见蝶鞍扩大，床突破坏，有时双侧视神经孔或眶上裂扩大，临床上很难与压迫视交叉的肿瘤鉴别。压迫视交叉的肿瘤常见的有垂体瘤、颅咽管瘤、鞍区脑膜瘤和第三脑室肿瘤等。垂体前叶有3种细胞组成，其中以嫌色细胞最多，其次为嗜酸细胞，嗜碱性粒细胞最少。垂体瘤70%是嫌色细胞瘤，其次是嗜酸细胞瘤及混合瘤，嗜碱细胞瘤更少见。

（二）垂体瘤的临床表现

脑垂体瘤男女均可发病，以中年和壮年多见，由于蝶鞍位于颅底，远离脑组织和脑室系统，如发生肿瘤常缺乏颅内高压症和神经系统体征，尤以早期为甚，但视交叉却易遭压迫，早期即可出现视力和视野障碍，故一般患者多先就诊于眼科。

1. 内分泌障碍和头痛　嗜碱细胞瘤体小，不突出鞍外，主要症状是内分泌障碍，呈现皮质类固醇增多症，即 Cushing 综合征；嗜酸细胞瘤早期只表现内分泌障碍，因生长激素分泌过多，青春期以前出现巨人症，青春期后为肢端肥大症，后期可能突出鞍外，引起视交叉压迫症状。嫌色细胞瘤最易产生视交叉压迫症状，内分泌症状是因肿瘤压迫垂体使之功能低下，间接引起靶腺功能低下，如性功能衰退、毛发稀疏脱落、甲状腺功能减退、肾上腺皮质功能不全等。晚期累及下丘脑致尿崩、恶病质、嗜睡及体温改变等。混合瘤则兼有轻度肢端肥大症状及垂体功能低下表现。各型垂体瘤在鞍内压迫鞍膈时，均可引起前部头痛或眶后疼痛，当肿瘤突破鞍膈后，头痛即减轻或消失，但如肿瘤扩展影响到鞍旁三叉神经或颅底动脉等痛觉敏感组织时，仍可有疼痛。晚期肿瘤增大，进入脑室，常影响脑脊液循环致颅内高压而头痛。

2. 眼部症　状视力和视野变化取决于肿瘤生长方向以及视交叉、视神经和视束的受压情况。约 70% 的患者有双颞侧偏盲，早期为红色视野障碍，首先是周边视野受损，最后黄斑视力消失。倘若靠近视交叉边缘的黄斑纤维受压，也可先有双颞侧中心偏盲性暗点，后向周边扩大。因视交叉下方的神经纤维来自双侧视网膜的鼻下象限，故首先易出现双颞上象限缺损，当视交叉上方的鼻上象限纤维进一步受压后，始有完全的双颞侧偏盲。由于肿瘤生长不对称，偏盲亦不对称，当肿瘤进一步压迫视交叉外侧纤维时，则鼻上、鼻下象限相继缺损，以致全盲。眼底改变可以出现视神经原发性萎缩，通常发生在视力丧失之后，临床常见有明显偏盲，但视盘色泽正常，视神经萎缩程度和视觉丧失之间无平行关系。少数肿瘤突入第三脑室，引起颅内高压，导致视盘水肿。眼肌麻痹见于肿瘤扩展至海绵窦时，可产生完全或不完全的动眼神经麻痹或展神经麻痹，以上睑下垂较多见，有时为一侧眼球运动全部麻痹，可伴眼球突出。瘤卒中可出现急性眼肌麻痹。眼底检查早期正常，应用偏振激光扫描仪可以显示部分患者鼻侧视网膜神经纤维层变薄。晚期患者可见视神经颜色变淡，发生萎缩。

讨　论

垂体瘤是一种生长缓慢的颅内肿瘤，发病率为（0.4~8.2）/100 000，居颅内肿瘤的第 3 位。垂体前叶由 3 种细胞组成，即嫌色细胞、嗜酸细胞和嗜碱性粒细胞。临床上多将垂体肿瘤根据染色性质分类，但这种纯形态分类难以说明垂体腺瘤的不同临床病理性质，目前用电镜和免疫组织化学等方法检查，按分泌激素将垂体腺瘤分为：生长激素腺瘤、泌乳激素腺瘤、促皮质激素腺瘤、促甲状腺激素腺瘤和促生殖激素腺瘤等，因此，垂体瘤可以引起患者内分泌系统异常。视野缺损和视力下降是垂体瘤的主要症状，传统观点认为由于肿瘤对视交叉的直接压迫造成的，目前认为也与视交叉中部"窃血机制"有关，即视交叉与垂体的血液供应均来自颅底部的 Willis 动脉血管环，当垂体发生肿瘤时，它的血流量超出正常，借助共用血管窃走了大量血流，引起供应视交叉的血管分支中血流量减少，使中部微循环的薄弱环节首先受累，出现缺血，导致视交叉中部的交叉纤维供血障碍，表现出双颞侧视野缺损。也有研究认为，视交叉和肿瘤之间有纡曲走行的视交叉供血动脉如垂体前上动脉，当该血管受肿瘤压迫时，可能会引起视交叉下面中部及周围神经纤维缺血，导致视功能障碍。本患者为中年男性，近 3 个月感到眼前有黑影遮挡，伴有头痛，但无内分泌异常表现，眼科检查眼前节和眼后节均无病变，视神经盘边界清楚，色泽正常，视野检查显示双眼颞侧偏盲，然后进行头部 CT 检查，发现蝶鞍扩大，后床突骨质破坏，鞍口池有圆形肿物。该患者为以视野损伤为首发症状的垂体瘤，嘱其去神经外科诊治，患者术后组织学诊断情况不详。

脑垂体瘤的治疗属神经外科范围，手术切除肿瘤的入路有两种方式，即经蝶窦和经颅手术，对于巨型肿瘤都主张经颅或两种入路的联合手术。目前广泛应用的经口、鼻中隔、蝶窦入路的手术方法，由于应用显微手术，对垂体微腺瘤做选择性切除，保留正常垂体组织，使许多分泌性腺瘤患者术后恢复正常内分泌功能。近些年来，随着显微神经外科技术的发展，经颅内手术的安全性和准确性的提高，在开颅直视下手术，可以更清楚地显示肿瘤与视神经、视交叉、颈内动脉及垂体柄的关系，从而有利于保护上述重要结构，同时还可以应用激光等仪器，能更多地切除延伸到鞍上、鞍旁的肿瘤。

视力的最终预后取决于手术早晚，也和视野及眼底改变的程度有一定关系。视野和视力损害轻，手术后视力恢复较好，但视野严重损害或全盲并不一定提示最终视力预后极差。有的术后一两天内即开始恢复，少数需时数月始见进步。恢复顺序与发展顺序相反。视盘苍白者，如苍白后数周至数月始有视力下降，术后往往也可有明显改善，视盘颜色也可稍有恢复，明显萎缩者预后欠佳。视力下降至0.1以下时，术后视力难以恢复，甚至继续恶化。此外，少数在放射治疗后出现"空蝶鞍综合征"，视力减退加重，可能为视神经、视交叉陷入空蝶鞍内，引起继发性损伤所致，易误为肿瘤复发。

（哈尔滨爱尔眼科医院　张士元）

参考文献

[1] 宰春和. 神经眼科学[M]. 北京: 人民卫生出版社, 1995: 177–179.

[2] 李凤鸣. 眼科全书[M]. 北京: 人民卫生出版社, 1997: 3119–3124.

[3] 沈旻倩, 张宇燕, 叶纹. 垂体瘤患者视野缺损与视野检查浅析[J]. 国际眼科纵览, 2006, 30(4): 245–247.

[4] 李善泉, 周梁. 颅底疾病诊断与治疗[M]. 上海: 上海科学技术文献出版社, 2002: 336–351.

[5] 祖朝辉, 王颖, 阚志生, 等. 垂体瘤MRI影像学体征与视功能障碍[J]. 中华神经外科杂志, 2009, 25(8): 734–737.

[6] 施维, 钟勇, 董方田, 等. 垂体瘤患者视网膜神经纤维层厚度和视野变化参数相关性研究[J]. 中国实用眼科杂志, 2008, 26(1): 19–23.